W0181918

Dr. Matthias Manke
Leichtfüßig

Für meine Frau Melanie
Für meine Kinder Marlene & Max,
deren Diskussionsfähigkeit ich in puncto Schuhwerk
seit Jahren sehr schätze ;-)

DR. MATTHIAS MANKE

Leicht füßig

Was Füße über unsere Gesundheit verraten

LÜBBE

Dieser Titel ist auch als E-Book erschienen

Originalausgabe

Textredaktion: Swantje Steinbrück

Grafiken Innenteil: Dr. Matthias Manke

Umschlaggestaltung: Christin Wilhelm, www.grafic4u.de

Unter Verwendung von Motiven von

© Natee Jitthammachai/shutterstock, © iStock/PeterHermesFurian,

© Skylines/shutterstock 115859893

Satz: hanseatenSatz-bremen, Bremen

Coverfoto: © Thomas Haensgen

Druck und Verarbeitung: Druckerei C. H. Beck, Nördlingen

Printed in Germany

ISBN 978-3-7857-2653-2

2 4 5 3 1

Sie finden uns im Internet unter

www.luebbe.de

Bitte beachten Sie auch: www.lesejury.de

Inhalt

Obwohl alle Informationen und Empfehlungen in diesem Buch sehr sorgfältig geprüft wurden, wird für deren Richtigkeit und Vollständigkeit keine Gewährleistung oder Garantie übernommen. Vor allem aber ersetzen sie keinen sach- und fachkundigen Rat im Einzelfall. Ausgeschlossen ist jegliche Haftung des Autors bzw. des Verlages und seiner Beauftragten für Personen-, Sach- und Vermögensschäden.

Bei Links auf Webseiten Dritter sei auf den Stand zum Zeitpunkt der Erstveröffentlichung verwiesen. Für deren Inhalte übernehmen Autor und Verlag ebenfalls keinerlei Haftung.

Wenn in diesem Buch mehrheitlich die maskuline Form verwendet wird, so nur um der besseren Lesbarkeit willen. Ist von Ärzten, Patienten, Experten etc. die Rede, sind damit natürlich immer auch Ärztinnen, Patientinnen und Expertinnen gemeint, sofern nichts anderes aus dem Kontext hervorgeht.

Vorwort: Auf den Fuß gekommen

Indem Sie dieses Buch in den Händen halten, haben Sie bereits mehr Interesse an dem Körperteil Fuß bewiesen als die meisten Ärzte. Denn wir alle unterschätzen unsere Füße und deren wichtigen Funktionen. Aber warum sollten wir uns auch um etwas kümmern, das täglich außerhalb unseres Blickfeldes in Schuhen sein dunkles Dasein fristet? Erst wenn sie aufmucken, werden wir auf unsere Füße aufmerksam. Entweder beginnt es mit einem Schmerz, der sich allmählich entwickelt oder eines Tages nach dem Aufstehen plötzlich da ist. Oder wir bemerken, dass der Schuh, der bisher wie angegossen gepasst hat, auf einmal drückt. Laufen wir nun sofort zu dem Arzt unseres Vertrauens? Wohl kaum. Denn wir hoffen wie immer, dass das, was von allein kam, auch wieder von allein vergeht. Damit machen wir es allerdings in der Regel schlimmer. Denn eines sei schon jetzt verraten: Der Fuß signalisiert Schmerzen erst dann, wenn die körpereigenen Kompensationsmechanismen bereits erschöpft sind. Betrachten Sie jeden Ihrer beiden Füße also lieber wie eine kostbare Glaskaraffe. Jegliche Veränderung, die unvorteilhaft auf den Fuß einwirkt, ist wie ein weiterer Tropfen, der diese Karaffe füllt. Jahre-, möglicherweise jahrzehntelang bekommen Sie davon nichts mit. Doch mit einem Mal läuft die Karaffe über – und Sie haben wahrnehmbare Beschwerden in Form von Schmerzen oder Fehlstellungen. Leider gibt es kein Wundermittel, mit dem Sie Ihre »Fußkaraffe« auf der Stelle leeren können, um wieder beschwerdefrei durch die kommenden Jahrzehnte zu gehen …

Die wenigsten wissen, dass etwa ein Drittel aller Erwachsenen Fußbeschwerden hat. Woher auch? Der Fuß ist nicht salonfähig. Er ist das, was am Ende des Körpers den Boden berührt. Mit dem Fuß assoziiert man keine strahlend schöne Erscheinung, ist eher geneigt, an Schmutz, Sockenflaum, unangenehmen Geruch, pilzbefallene Fußnägel oder auffällige Fehlstellungen zu denken. Haben Sie schon mal daran gedacht, in geselliger Runde die eigenen Füße zu thematisieren? »Habt ihr auch so komische Krallenzehen wie ich?« oder »Wie habt ihr euren Fußpilz in den Griff bekommen?«, solche Fragen werden Sie auf einer Party kaum hören. Unser Fuß darf nur in schicken Schuhen auf die Party, um das Outfit seiner Trägerin bzw. seines Trägers optisch aufzuwerten. Und geht es doch mal um Krankheiten und körperliche Einschränkungen, ist der Rücken das Thema Nummer 1. Im Gegensatz zu unseren Füßen gilt der Rücken als gesellschaftsfähig. Eigentlich verwunderlich, da wir unseren eigenen Rücken erst recht nicht im Blickfeld haben.

Als Spezialist für den Bewegungsapparat kann ich inzwischen behaupten, dass viele von uns ihren Körper nicht richtig wertschätzen. Seien es nun die Füße oder der Rücken. Zu sehr vertrauen wir darauf, dass unser Körper im Laufe der Evolution sein Optimum erreicht hat. Hierbei vergessen wir aber, dass alles Vergängliche auf der Welt gepflegt werden muss. Wir gießen unsere Blumen, waschen unser Auto und putzen unser Haus – damit wir möglichst lange Freude daran haben. Doch kümmern wir uns – jenseits von Zähneputzen, Duschen und fünfmal täglich Obst und Gemüse – auch ausreichend um unseren Körper? Auf unseren Füßen laufen wir durchschnittlich 80.000 Kilometer durchs Leben. Das heißt, wir umrunden die Erde ganze zwei Mal zu Fuß. Wenn das keine Meisterleistung ist. Unsere Füße sind aber auch ein Meisterwerk der Natur, das unsere Vorfahren noch zu schätzen wussten – immerhin drohte bei einem Fußschaden unmittelbar der Tod. Als die Menschen noch jagten und von Ort zu Ort zogen, war die Fußgesundheit ein bedeutendes Thema. Wer nicht mehr mobil war, wurde entweder zurückgelassen oder von einem wilden Tier erwischt. Heute bauen wir auf die Errungenschaften der Medizin hinsichtlich Hilfsmittel und Therapiemöglichkeiten. Dabei ist nicht immer Verlass auf die wundersame Heilung durch den ärztlichen Spezialisten. Das gilt für den Fuß ebenso wie für alle anderen Leiden am Bewegungsapparat.

Ich bin nun fast zehn Jahre in der eigenen Praxis tätig. Anders als in der Klinik habe ich die Möglichkeit, meine Patienten über einen längeren Zeitraum zu begleiten. So sehe ich Veränderungen, die sich während der Behandlung einstellen. Und diese Veränderungen haben mich auch in puncto Füße zum Umdenken bewegt. Und zwar grundlegend. Im Rahmen meines Medizinstudiums musste ich auch das Fach »Orthopädie« belegen. Dort wurden dem angehenden Mediziner vier Monate lang einmal in der Woche die Grundkenntnisse der gesamten Orthopädie verklickert. Das Thema Füße wurde innerhalb von 90 Minuten abgehandelt: Welche Fußveränderungen gibt es? Und welche Möglichkeiten hat der Arzt? Aus der Fußvorlesung nahmen alle Studenten immerhin mit, dass es Einlagen gibt. Und ist durch Einlagen keine ausreichende Linderung zu erzielen, bleibt ja immer noch der operative Eingriff als Lösung. Nur ein Bruchteil der Studierenden, die diese Pflichtvorlesung besucht haben, entschied sich für eine Facharztausbildung zum Orthopäden. Wer nun meint, dass wenigstens die Facharztausbildung zum Orthopäden fundamentales Wissen zum Thema Fußgesundheit vermittelt, liegt leider falsch. Die Facharztausbildung erfolgt nämlich überwiegend im Krankenhaus, wo man natürlich nur mit Patienten zu tun hat, bei denen Schmerzen oder Fehlstellung so weit vorangeschritten sind, dass nur noch ein operativer Eingriff Abhilfe schaffen kann. Insofern habe ich viel über Fußoperationen gelernt und auch selbst viele operative Eingriffe an den Füßen durchgeführt. Gezwungenermaßen. Ein Freund der Füße war ich damals jedenfalls nicht. Vermutlich, weil die Füße meiner Patienten oft recht ungepflegt waren. Und so habe ich Füße operiert, ohne mir groß Gedanken darüber zu machen, warum es zu derartigen Veränderungen gekommen ist. Für uns junge Ärzte stellte sich gar nicht die Frage, ob diese Operationen auch hätten vermieden werden können. Diese Frage kam erst auf, als ich von der Klinik in die Praxis wechselte. Nun konnte ich nicht mehr einfach unterscheiden zwischen »Fuß gut? Keine OP« und »Fuß schlecht? OP erforderlich«.

Die wegweisende Erkenntnis, die ich in meiner Praxiszeit gewann, war jedoch die Tatsache, dass ich den Fuß nicht mehr nur isoliert betrachten darf.

Unsere Füße sind die Basis unseres Körpers, weshalb Veränderungen an ihnen zu Veränderungen im gesamten Körper führen können. Die Last unseres Körpers ruht auf ihnen, die Statik baut auf ihnen auf. Doch was machen die meisten Ärzte? Untersuchen und überwiegend symptomorientiert handeln. Schmerzt der Rücken, liegt die Ursache im Rücken nah; schmerzt es bei verschiedenen Bewegungen in der Schulter, ist wahrscheinlich eine Struktur im Schultergelenk gereizt. Warum nicht mal einen Blick auf die Füße riskieren? Umgekehrt können sich aber auch Veränderungen an den inneren Organen oder dem Stoffwechsel am Fuß manifestieren, sprich dort in Erscheinung treten. Für die Patienten hat es sich schon immer gelohnt, wenn wir Ärzte über den Tellerrand unseres eigenen fachärztlichen Radius hinaus schauen und auch mal an Ursachen aus anderen Fachbereichen denken. Mittlerweile weiß ich, dass unsere Füße einen entscheidenden Einfluss auf unseren Gesundheitszustand und somit auf unser Wohlbefinden haben. Wenn man seine Füße im Blick behält, kann man viele körperliche Probleme verhindern. Einige Erkrankungen lassen sich sogar an den Füßen diagnostizieren. So ist zum Beispiel der akute Gichtanfall der Großzehe im Regelfall der erste Hinweis auf einen erhöhten Harnsäurewert. Schwere Beine oder Füße wiederum können ein Hinweis auf Durchblutungsstörungen sein. Und Haut- und Nagelveränderungen aufgrund eines Pilzbefalls stellen eine langfristige Belastung des Körpers dar.

Mit diesem Buch möchte ich Sie für Ihre Füße sensibilisieren, da ich die Erfahrung gemacht habe, dass es das Anamnesegespräch (das Gespräch mit dem Patienten über das Entstehen seiner Beschwerden) leichter macht, wenn der Patient Gründe äußert, die mit den Beschwerden in Zusammenhang stehen könnten. Das Ziel muss es jedoch sein, gemeinsam die Ursache der Beschwerden auszumachen, um dann auch gemeinsam den Heilungsweg erfolgreich zu gehen. Das setzt voraus, dass der Patient bei der Therapie mithilft. Ärztliche Therapien können nämlich nur funktionieren, wenn die Bereitschaft des Patienten, mitzuarbeiten und den Anweisungen des Arztes Folge zu leisten (Patienten-Compliance), hoch ist. Nur so kann sich ein langfristiger Behandlungserfolg einstellen, der leichtfüßig macht!

1 Faszination Fuß

1.1 Als der Fuß das Laufen lernte

Wenn Sie sich schon einmal gefragt haben, was uns Menschen von den Tieren unterscheidet, haben Sie sicher nicht an unsere Füße gedacht, oder? Dabei ist die echte Zweibeinigkeit, also das permanente Laufen auf zwei Füßen, abhängig von unserem einzigartigen Fußaufbau. Ich möchte mit einer gewagten These beginnen, die ich stets im Rahmen einer Fußuntersuchung einfließen lasse: Demnach wurde die Entwicklung des Fußes vor langer Zeit erfolgreich von der Natur abgeschlossen. Seither ist eine allmähliche Rückentwicklung des Fußes zu beobachten. Schade eigentlich, denn die Evolution hat mit der Entwicklung des Fußes etwas Hervorragendes geschaffen. Die Vermutung liegt nahe, dass unseren Vorfahren erhebliche Vorteile daraus entstanden, dass sie von nun an auf zwei Beinen durchs Leben gehen konnten. Zudem vertritt die Wissenschaft die Ansicht, dass die Zweibeinigkeit an eine Leistungssteigerung unseres Gehirns gekoppelt ist. Lange wurde gegrübelt, wann diese entscheidende Veränderung vonstattenging, wann also die praktischen Greifwerkzeuge, wie sie heute noch die Affen haben, langsam ausgedient hatten und sich Füße und Hände zu entwickeln begannen. Diese Wissenslücke konnten Forscher 2011 schließen. Bis dahin war uns immerhin der Ardipithecus ramidus bekannt gewesen. Dieser Vormensch lebte vor etwa 4,2 Millionen Jahren und war bereits in der Lage, kurze Strecken aufrecht zurückzulegen. Doch die Betonung liegt auf kurz, denn der Aufbau seines Fußes unterschied sich kaum von dem der heutigen Affen. Ihre Füße waren als Greifwerkzeuge mit entsprechend großen Zehen ausgelegt, um sich problemlos in den Bäumen bewegen zu können, und somit bedeutend flexibler als unsere menschlichen Füße. Wo aber war die Verbindung zwischen dem Fuß dieses Vormenschen und unserem heutigen Fuß? Die Antwort gab uns ein einziger 3,2 Millionen Jahre alter Knochen, der Anfang 2011 in Äthiopien gefunden wurde. Dabei handelt es sich um den vierten Mittelfußknochen eines Australopithecus afarensis, jener Art, zu der auch die berühmte Vormenschdame Lucy gehört, deren unvollständiges Skelett – die Knochen der Hände und Füße fehlen leider – fast vier Jahrzehnte zuvor in der gleichen Gegend entdeckt worden war. Dieser Mittelfußknochen lieferte nun den Beleg dafür, dass Lucy und ihre Kollegen ebenso aufrecht stehen und gehen konnten wie wir Menschen. Denn dieser Knochen weist eine anatomische Besonderheit auf: Er ist so geformt, dass sich dadurch ein Fußgewölbe bilden konnte.

Und genau dieses Fußgewölbe ist unverzichtbar für ein Leben auf zwei Beinen. Insofern verwundert es auch nicht, dass Veränderungen des Fußgewölbes mit der Zeit zu Beschwerden im gesamten Körper führen können. Zunächst aber lassen Sie uns einen Blick auf die Entwicklung des normalen menschlichen Fußes werfen.

Bei einem gesunden Säugling ist alles niedlich – vor allem die zarten Füßchen mit den winzigen Zehen. Da die Zehen im Vergleich zum Gesamtfuß aber noch sehr klein sind, bezeichne ich Babyfüße als Knubbelfüße. In diesem frühen Stadium sieht man den entzückenden durch Fettpolster geschützten Füßchen wahrlich nicht an, dass sie knapp ein Viertel aller 206 menschlichen Knochen in sich tragen. Und was macht das Baby mit seinen Knubbelfüßen? Laufen jedenfalls noch nicht. Erst mal werden sie gründlich erkundet, indem Zehen wie Finger in den Mund gesteckt werden. Das Baby lutscht an den Zehen, und immer wieder wird kräftig gestrampelt. Denn Bewegung gehört zum Leben dazu – in jedem Alter. Wir bewegen uns als Baby und müssen uns auch noch im Rentenalter bewegen. Unser Körper ist auf Bewegung ausgelegt. So sind denn auch die spielerischen Übungen, die das Baby mit seinen Beinen und (nackten) Füßen macht, ein wichtiger Bestandteil seiner geistigen und motorischen Entwicklung. An dieser Stelle muss ich gleich mal auf das Thema Fußbekleidung kommen: Über unsere Füße nehmen wir eine Vielzahl von Reizen auf, die für eine gesunde Entwicklung und somit für ein gesundes Leben unverzichtbar sind. Unsere Füße brauchen Stimuli, damit Form und Funktionen beibehalten werden. Packen wir die Füße nun in Socken und Schuhe, entziehen wir ihnen die notwendigen Reize. Natürlich können wir nicht barfuß ins Büro und im Winter nicht ohne Stiefel draußen herumlaufen, dem Baby aber sollte man so oft wie möglich seine nackten Füßchen gönnen. Ein Babyfuß muss nicht verhüllt sein, wenn die Umgebungstemperatur angenehm ist. Schließlich ist er durch das Fettpolster ausreichend geschützt. Werden die Füße hingegen schon zu Beginn ihrer Bewegungskarriere ständig verhüllt, ist damit der Grundstein für eine unzureichende motorische und geistige Entwicklung gelegt.

Zunächst ist die Fußsohle des Säuglings vorn erheblich breiter als hinten und daher wie ein Dreieck. Zudem sieht der kleine Knubbelfuß aus wie ein Plattfuß, was dem Fußsohlenfett geschuldet ist. Dieser sogenannte Spitzysche Fettpfropf unterstützt das Fußgewölbe beim Laufenlernen.

Im Alter von etwa neun Monaten fängt das Baby an, sich an Stühlen, Tischbeinen und Regalen hochzuziehen und aufzustellen. Damit kommt zum ersten Mal Druck auf den kindlichen Fuß. Seine Form beginnt sich zu verändern und dem

Stand auf zwei Beinen anzupassen. Das Fußfett schwindet, während Muskulatur und Bänder durch die neuartige Belastung gekräftigt werden. Bei einigen Kleinkindern liegt die zweite Zehe auf der dritten Zehe, doch diese kleine Anomalie verwächst sich normalerweise gegen Ende des vierten Lebensjahres. Inzwischen hat sich die Fußgröße seit der Geburt verdoppelt. Von nun an verlangsamt sich das Wachstum auf durchschnittlich 0,9 Zentimeter im Jahr. Der Mädchenfuß ist dann im Alter von 14 Jahren ausgewachsen; die Füße der Jungs wachsen noch zwei Jahre lang weiter. Das erklärt auch, warum der Männerfuß im Verhältnis zur Körpergröße im Schnitt zwei bis drei Zentimeter größer ist als der Frauenfuß. Der Fuß ist übrigens das erste Teil des menschlichen Skeletts, das aufhört zu wachsen. Während des frühkindlichen Wachstums verändert sich auch die Beinachse. Da über die Beinachse die Belastung der angrenzenden Gelenke wie Fuß-, Knie- und Hüftgelenke bestimmt wird, können Abweichungen von einer geraden Beinachse langfristig zu Beschwerden führen. Bei normaler Lage im Mutterleib kommt das Baby zunächst mit einer O-Beinstellung auf die Welt, die sich im Regelfall innerhalb von zwei bis vier Jahren zurückbildet. Aber auch eine vorübergehende X-Beinstellung bei Zwei- bis Vierjährigen ist keine Seltenheit. Beinachsenveränderungen nach dem sechsten Lebensjahr hingegen sollten von einem Orthopäden begutachtet werden. Eine Bitte aus meiner Erfahrung als Arzt: Wenden Sie sich vertrauensvoll an den Kinderarzt oder Orthopäden, sobald Sie den Verdacht haben, dass am Fuß oder Bein Ihres Kindes etwas nicht stimmt. Lieber schauen wir Ärzte einmal zu viel als einmal zu wenig auf den Kinderfuß. Dafür ist die gesunde Entwicklung des Fußes einfach zu wichtig. Leider stellen wir Orthopäden jedoch fest, dass die elterliche Fürsorge die Füße ihres Nachwuchses betreffend nicht optimal ist. Aus diesem Grund hat der Berufsverband für Orthopädie und Unfallchirurgie (BVOU) die Aktion »Zeigt her Eure Füße« ins Leben gerufen. Engagierte Orthopäden besuchen Grundschulen, um die Füße der Schüler kostenlos zu untersuchen und gegebenenfalls eine Empfehlung für die Eltern auszusprechen. Denn der gesunde Kinderfuß ist die Basis für eine gesunde Körperstatik und somit für einen gesunden Bewegungsapparat im Laufe der Entwicklung.

1.2 Auf gutem Fuße oder: Der Idealfuß – Anatomie I

Unser Fuß ist ein wahres Meisterwerk der Evolution. Immerhin muss er auf einer relativ kleinen Fläche unser gesamtes Körpergewicht tragen. Beim Stehen werden etwa 70 Prozent von Ferse und Fußballen getragen, etwa 15 Prozent vom Fußaußenrand und etwa 12 Prozent von den Zehen. Dass kein Fuß dem anderen gleicht, weiß jeder, der sich schon mal am Strand oder im Schwimmbad umgeschaut hat. Insofern bin ich auch der Auffassung, dass es falsch wäre, von einem »Normalfuß« zu sprechen. Ich spreche lieber von dem »Idealfuß«, der es uns ermöglicht, gut zu Fuß zu sein. Um den Idealfuß zu verstehen, werde ich Sie auf eine kleine anatomische Reise mitnehmen ...

Haben Sie sich schon einmal Gedanken darüber gemacht, woraus der Fuß besteht und was man alles an ihm sehen kann? Ich verspreche Ihnen, mit diesem Wissen können Sie auf der nächsten Party Eindruck schinden. Allein die Frage, wie viele Knochen der menschliche Körper hat, bringt auch so manchen Mediziner ins Grübeln. Die richtige Antwort lautet: 206 Knochen umfasst unser menschliches Skelett normalerweise – bei anatomischen Varianten kann es auch mal ein Knochen mehr oder weniger sein. 26 davon finden wir in jedem Fuß (plus zwei sogenannte Sesambeine). Das macht zusammen 52 Knochen und somit knapp 25 Prozent aller Knochen aus. Das wird nur noch von unseren Händen getoppt, die jeweils noch zwei Knochen mehr haben. Die Evolution muss sich etwas dabei gedacht haben, eine so große Anzahl von Knochen auf so kleinem Raum unterzubringen ...

Unsere Fußknochen stehen über verschiedene Gelenke miteinander in Verbindung, wodurch eine gute Beweglichkeit gewährleistet ist. Zu den Fußknochen gehören die *Zehenknochen* (Ossa digitorum pedis), die *Mittelfußknochen* (Ossa metatarsi) und die *Fußwurzelknochen* (Ossa tarsi). Zehen- und Mittelfußknochen bilden den *Vorfuß*, die Fußwurzelknochen zusammen mit oberem und unterem Sprunggelenk den *Rückfuß*.

Das obere *Sprunggelenk* können Sie am Innen- und Außenknöchel erkennen. Hierbei handelt es sich allerdings nicht um zwei eigenständige Knochen, sondern um die jeweils unteren Teile von Schien- und Wadenbein. Haben Sie beim Lesen gerade unwillkürlich an Ihre Knöchel gefasst? Wenn ja: Super, denn Sie entwickeln schon ein Gefühl für Ihre Füße. Wenn nicht, dann warten Sie bis zum nächsten Kapitel, in dem wir uns der Selbstuntersuchung des eigenen Fußes widmen.

Das Sprunggelenk – fast unweigerlich denkt man an Umknicken und Bänderrisse – ist die Verbindung zwischen Fuß und Unterschenkel. Eine stabile Gelenkverbindung braucht allerdings mehr als zwei Knochen. Dafür sind Bänder, im Bereich des Sprunggelenkes die Außen- und Innenbänder, nötig sowie eine Gelenkkapsel.

Unser Rückfuß besteht aus Sprungbein (Talus), Fersenbein (Calcaneus), Kahnbein (Os naviculare), Würfelbein (Os cuboideum) sowie dem 1. bis 3. Keilbein (Os cuneiforme I bis III). Das Würfelbein und die Keilbeine sind immens wichtig für die Ausbildung unseres Fußgewölbes.

Unser Vorfuß wiederum setzt sich zusammen aus dem

1. bis 5. Mittelfußknochen (Ossa metatarsalia I bis V), den Zehenknochen (Ossa digitorum pedis) und den zwei Sesambeinen. Auch hier steht natürlich jeder Knochen mit seinem Nachbarknochen über ein Gelenk in Verbindung. Auch diese Gelenke können mitunter Beschwerden verursachen. Dazu kommen wir aber erst später ...

Neben seiner knöchernen Anatomie ist die Stellung des Fußes in Bezug zu Bein- und Körperachse bedeutsam. Während die O- und X-Stellung der Beinachse allgemein bekannt ist, dürften die Begriffe »Pronation« und »Supination« vor allem Läufern und Joggern vertraut sein. Als *Pronation* bezeichnet man die Drehung des Fußes um seine Längsachse, bei welcher der äußere Rand gehoben und der innere Fußrand gesenkt wird. Somit beschreibt die *Supination* des Fußes die Hebung des inneren Fußrandes bei gleichzeitiger Senkung des äußeren. An ausgelatschten Schuhen lässt sich übrigens gut erkennen, welche Fußstellung seine Trägerin/sein Träger hat. Achten Sie bei Ihrem nächsten Zoobesuch doch mal darauf, wie die Stellung der Affenfüße ist. Für den Gang der Affen ist eine Belastung über den Fußaußenrand charakteristisch, weil ihre Füße immer eine Supinationsstellung aufweisen. Bei uns Menschen hingegen steht der vordere Teil unseres Fußes normalerweise in einer Pronationsstellung.

> Kleine praktische Übung zur Veranschaulichung:
> Nehmen Sie ein Frotteehandtuch, das Sie nun zweimal quer falten. Damit simulieren wir nun die Statik Ihres Fußes: Ergreifen Sie die beiden Enden bzw. Kurzseiten des zusammengefalteten Handtuches und »wringen« Sie diese gegenläufig zueinander.

Das eine Ende steht für den Rück-, das andere Ende für den Vorfuß. Bei diesem Vorgang wird Ihnen auffallen, dass sich zunächst ein Bogen nach oben bilden wird und schließlich beide Enden gegenläufig zueinander stehen. Damit haben Sie mit Ihrem Handtuch soeben das typische Fußgewölbe gebildet. Erinnern wir uns an den prähistorischen vierten Mittelfußknochen ... Der ist nicht gerade, sondern birgt eine Drehung (Torsion) in sich. Ohne diese Drehung würden Vor- und Rückfuß in einer Geraden stehen, ganz ohne Stabilität für Quer- und Längsgewölbe. Erst durch die Drehung im Fuß (Vor- gegen Rückfuß) bildet sich das Spiralgewölbe, das dem Fuß gleichermaßen Stabilität wie Flexibilität verleiht. Als kleine Ergänzung an dieser Stelle: Selbst manche Mediziner verstehen das nicht!

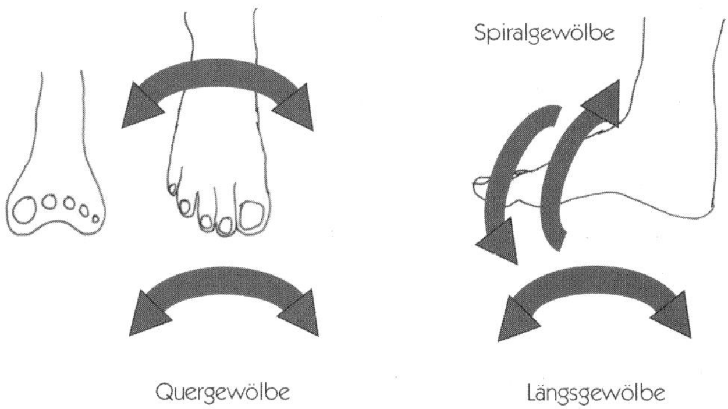

Dieses sogenannte Spiralgewölbe ermöglicht uns durch Drehung (Torsion) das Leben auf nur zwei Beinen. Äußerlich sehen wir ein Längs- und ein Quergewölbe. Das Längsgewölbe spannt sich vom Fersenbein bis zum Großzehengrundgelenk und sorgt für Stabilität. Das Quergewölbe befindet sich im Vorfuß zwischen den fünf Mittelfußköpfchen und ist besonders elastisch. Sind Längs- und Quergewölbe optimal ausgebildet, haben wir es mit einem »Idealfuß« zu tun, dessen innere Spirale ebenfalls perfekt ausgebildet ist. Unterschiedliche Muskelgruppen in Beinen und Füßen sorgen zudem für einen reibungslosen Bewegungsablauf beim Gehen: Aufsetzen, Dämpfung, Abrollvorgang, Abstoßen. Da Muskeldefizite zu einer falschen Beanspruchung und somit zu Fehlern im System »Gehen« führen, ist es wichtig, dass die entsprechenden Muskelgruppen trainiert werden. So arbeitet unsere Wadenmuskulatur kräftig beim Auftreten und Abstoßen, während die Schienbeinmuskeln die Pronationstellung im Vorfuß und die Supinationsstellung im Rückfuß halten. Die Muskulatur im Fußsohlenbereich wiederum ermöglicht dem Längsgewölbe die erforderliche Spannung, wohingegen die Vorfußmuskulatur das Quergewölbe unterstützt und sowohl als Stoßdämpfer wie auch als Abstoßfeder fungiert.

1.3 Der eigene Fuß

Vielleicht haben Sie sich ja schon mal gefragt, ob Ihr Fuß dem Idealbild eines Fußes entspricht. Oder haben Sie bereits die eine oder andere Abweichung festgestellt? Keine Sorge: In meiner täglichen Praxisarbeit sehe ich sehr selten einen Idealfuß. Aber jetzt mal Hand aufs Herz: Wann haben Sie Ihren Fuß zuletzt so richtig wahrgenommen? Ihre Hände sehen Sie und andere Menschen täglich. Entsprechend viel Aufmerksamkeit respektive Pflege wird ihnen zuteil. Bei den Füßen hört die Liebe aber offenbar auf. Viele Menschen gehen mit ihren Füßen jedenfalls alles andere als sorgsam und respektvoll um, was erst dem Fuß und dann auch dem Menschen nicht gut bekommt. Doch zurück zum Aussehen Ihres Fußes …

Es gibt drei verschiedene (normale) Fußtypen: *Der ägyptische Fuß* ist mit rund 60 Prozent am häufigsten in Europa vertreten. Er zeichnet sich durch eine annähernd gleiche Länge von erster Zehe (Großzehe) und der benachbarten zweiten Zehe aus. Der ganze Fuß erscheint hierbei sehr kompakt und ist meist mit einer kräftigen Muskulatur versehen. Die Zehen selbst wirken dabei relativ kurz, und das restliche Fußsohlenfett ist eher derbe als weich. Nun gibt es einige Psychoanalytiker, die dieser Fußform spezielle Charaktereigenschaften wie rebellisch und impulsiv nachsagen. Ich als Mediziner halte mich lieber an Fakten und freue mich als Musikfan, dass The Bangles in den 80er-Jahren einen Song über diese Fußform produziert haben: »Walk like an Egyptian«. Über den griechischen Fuß gibt es, soviel ich weiß, noch keinen Song, aber *der griechische Fuß* kommt ja auch nur am zweithäufigsten in Europa vor. Sein besonderes Merkmal ist die zweite Zehe, denn sie ist länger als die vier anderen. Da auch der entsprechende Mittelfußknochen oft verlängert ist, entsteht ein Belastungsproblem beim Abrollen. Deshalb ist diese Fußform auch äußerst ungünstig für bestimmte Belastungen wie Ballett. Und »Fußlesern« gilt seine Besitzerin/sein Besitzer aber wenigstens als ausgesprochen enthusiastisch, aktiv und gut gelaunt. Die dritte und Europas seltenste Fußform ist *der römische Fuß*. Dieser hat ein sehr breites, relativ gedrungenes Aussehen. Die ersten drei Zehen sind fast gleich lang, während die vierte und fünfte Zehe deutlich kürzer sind. Früher wurde dieser Fuß auch als Quadratfuß bezeichnet. Das empfanden viele Menschen allerdings despektierlich, weshalb wir heute vom römischen Fuß sprechen. Der »Römer« soll extrovertiert sein, eine positive Ausstrahlung haben und gut zuhören können. Ich persönlich habe zwar noch keinen Zusammenhang zwischen Fußform und Charakter feststellen können, aber für manche Erkenntnis braucht »Mann« ja bekanntlich etwas länger …

Sicher haben Sie längst Schuhe und Strümpfe ausgezogen und sich Ihre Fußform genau angeschaut.

Selbstuntersuchung

Für weitere Einblicke in Ihr Fußleben stellen Sie sich nun barfuß hin. Platzieren Sie hinter sich einen Spiegel auf dem Boden, in dem Sie den Verlauf Ihrer Achillessehnen betrachten können. Wenn sie keinen Spiegel zur Hand haben oder Ihnen das Betrachten im Spiegel schwerfällt, bitten Sie eine andere Person, Ihre Füße von hinten mit dem Handy zu fotografieren oder zu filmen.

Im Idealfall sehen Sie eine senkrecht verlaufende Achillessehne. Ist dies nicht der Fall, können Sie bereits Ihre erste Fußdiagnose stellen: Sie haben eine Knickfußkomponente. Das muss Sie aber nicht sofort beunruhigen. Denn solange Ihr Fuß diesen Zustand bei Belastung noch kompensieren kann, ist weder Hopfen noch Malz verloren. Um das zu testen, begeben Sie sich nun in den Zehenspitzenstand, zunächst auf beiden Beinen, dann nur auf einem Bein. Zeigt die Achillessehne bei dieser Belastung nun doch einen senkrechten Verlauf, wird Ihr Fuß noch ausreichend durch die umgebende Muskulatur stabilisiert.

Nehmen Sie jetzt ein etwa DIN-A3-großes Blatt weißes Papier, auf das Sie sich mit beiden Füßen stellen. Denn nun möchten wir abklären, welche Fußform Sie haben. Befeuchten Sie Ihre Fußsohlen mit Wasser oder bestreichen Sie sie mit Finger- oder Tuschfarbe. Empfehlen kann ich auch einen feuchten Sandstrand oder die trockenen Fliesen neben dem Pool, um einen gut sichtbaren Fußabdruck zu bekommen. Das Blatt Papier tut's aber auch – und hat zudem den Vorteil, dass Sie die Umrisse Ihres Fußes mit einem Stift nachziehen können. Also warten wir mit dem Strandurlaub lieber bis zur Ganganalyse …

Haben Sie Ihren Fußumriss nun vorliegen? Bei dem Idealfußabdruck sind alle drei Abschnitte des Fußes zu erkennen: Im Vorfußbereich sind es die Zehenendglieder sowie der gesamte Fußballen, im Mittelfußbereich hingegen ist nur der äußere Rand sichtbar (macht ein Drittel der Vorfußballengröße aus). Und der Rückfuß erzeugt wieder einen vollständigen Abdruck.

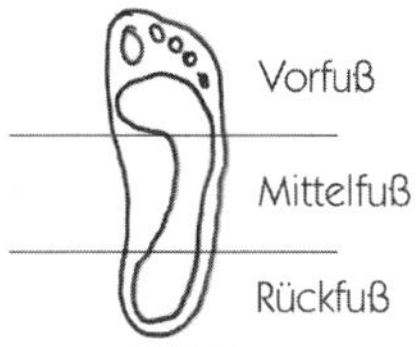

Idealfuß

Fällt der Mittelfuß allerdings breiter aus als ein Drittel, dann haben Sie einen Senkfuß.

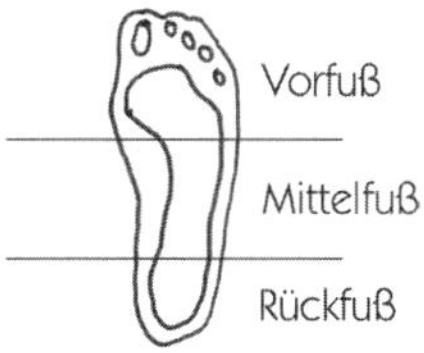

Senkfuß

Ist sogar der gesamte Mittelfuß auf dem Abdruck zu erkennen, dann sind Sie Besitzer eines Plattfußes.

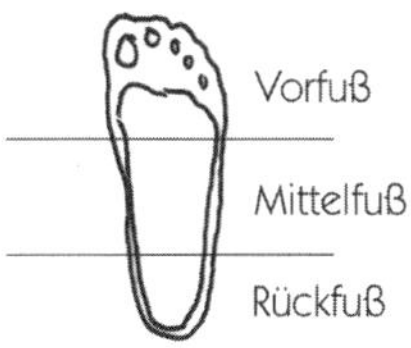

Plattfuß

Ihr Abdruck zeigt gar keine Auflagefläche im Mittelfußbereich, sprich, Ihr »Fußkunstwerk« ist zweigeteilt, dann dürfte dies an Ihrem Hohlfuß liegen. Oder Sie haben einen ausgeprägten Knickfuß, bei dem der Fußaußenrand vom Papier abhebt, weil der Fuß nach innen gekippt ist.

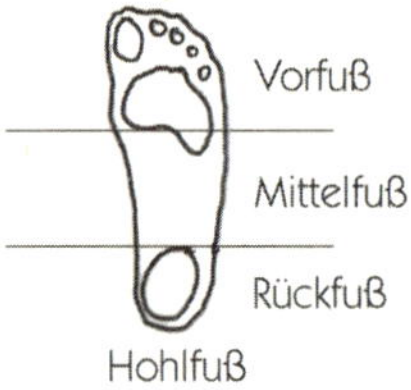

Je nach Ausprägungsgrad fügen wir Orthopäden die Adjektive dezent, mäßig, mittelgradig oder deutlich hinzu.

Wenn Sie Ihre Fußdiagnose absichern möchten, empfehle ich folgenden Test: Machen Sie sich ein Bild von der Innenseite (nicht Unterseite!) Ihres Fußes beim Stehen – wieder mit Spiegel oder Handy. Bei einem Idealfuß sieht man das bogenförmig gespannte Längsgewölbe, unter das im zentralen Mittelfußbereich problemlos der kleine Finger passen würde. Wenn nicht, dann haben wir es entweder mit einem Senkfuß oder, sollte nicht mal ein weiteres Blatt Papier darunter passen, mit einem Plattfuß zu tun. Bei einem Hohlfuß wiederum könnten Sie theoretisch den ganzen Finger wie durch einen Tunnel hindurchstrecken.

Glückwunsch! Sie haben jetzt schon mehr Zeit auf die Untersuchung der Füße verwendet, als so mancher Arzt es je tun würde.

Kommen wir nun zum nächsten Teil der Selbstuntersuchung …

Setzen Sie sich auf einen Stuhl und greifen Sie, wenn es geht, einen Fuß. Schauen Sie sich den Vorfuß von der Fußsohle aus an. Auch hier kann gegebenenfalls ein »Assistent«

entsprechende Handyaufnahmen machen. Beim entspannten »Idealfuß« bildet sich zwischen der ersten und fünften Zehe das sogenannte Quergewölbe, dessen Spitze zum Fußrücken zeigt.

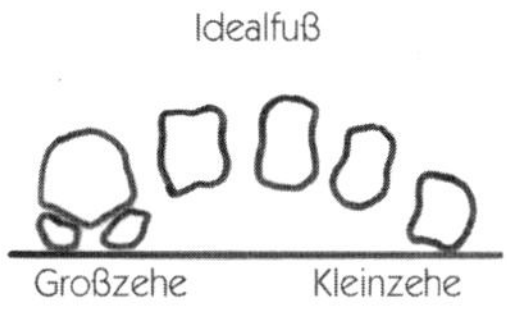

Ist dieses bogenförmige Quergewölbe abgeflacht oder gar nicht mehr vorhanden, liegt ein Spreizfuß vor. Bei einem ausgeprägten Spreizfuß ist das Gewölbe durchgetreten, und die Bogenspitze findet sich auf der Fußsohlenseite. Dann können Sie dort unter dem Fußballen auch meistens Hornhaut ertasten.

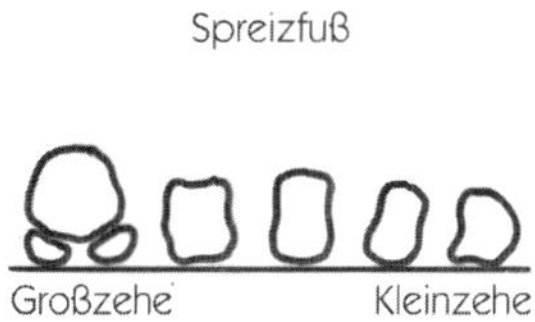

Nun sollten Sie schon mit großer Sicherheit Ihre grundlegende Fußform bestimmen können. Bei einer medizinischen Fußuntersuchung werden auch Zehenstellung und Fußnägelbeschaffenheit begutachtet sowie der Fuß abgetastet, um den Zustand der Haut, die Hauttemperatur, Druckempfindlichkeit, Sensibilität und mögliche Schwellungen festzustellen.

Übrigens: Im Rahmen einer Fußuntersuchung in meiner Praxis muss der Patient immer beide Füße freilegen, auch wenn nur ein Fuß schmerzt, da der Vergleich mit dem beschwerdefreien Fuß zur Sicherstellung einer Diagnose erforderlich ist.

Die Fußuntersuchung in der Praxis

»So kleine Füße – und stinken schon wie große!« Dieser Satz ist mir im Laufe meiner Tätigkeit schon ziemlich oft in den Sinn gekommen, und von einem Lächeln begleitet kommt er auch bei den Patienten gut an. Daher gleich zu Anfang meine »3 goldenen Regeln« für eine erfolgreiche Fußuntersuchung beim Orthopäden:

1. Bitte erscheinen Sie mit gewaschenen Füßen in frisch gewaschenen Socken.
2. Achten Sie darauf, dass Sie nicht mit feuchten Füßen in die Socken schlüpfen. Kein Orthopäde kämpft sich gern durch an der Haut klebenden »Sockenflaum«.
3. Gehen Sie nie davon aus, dass Ihr Arzt abgestumpft ist und schon alles gesehen und gerochen hat.

Aber da jede erfolgreiche Behandlung von Fußbeschwerden Teamsache ist, muss natürlich auch der Orthopäde die Regeln seiner Kunst befolgen. Es soll jedoch Kollegen geben, die bei einem Erstkontakt, also dem ersten Zusammentreffen von Arzt und Patient, orthopädische Schuheinlagen verschreiben, ohne einen gründlichen Blick auf die Füße geworfen zu haben. Handelt es sich womöglich um Hellseher? Mir ist es jedenfalls in all den Jahren meiner ärztlichen Tätigkeit nicht gelungen, per »Röntgenblick« durch das Schuhwerk des stehenden oder sitzenden Patienten hindurch eine sichere Fußuntersuchung durchzuführen. Und so bitte ich den Patienten häufig, das eine oder andere Kleidungsstück abzulegen. Dabei kommt es immer wieder vor, dass der (Neu-)Patient verwundert ist, weil er es bis dato nicht gewohnt war, sich bei einem Arzt freizumachen. Die moderne Gerätemedizin hinterlässt ihre Spuren: Statt eine gründliche Untersuchung am unbekleideten Patienten durchzuführen – wie man es die Medizinstudenten lehrt –, wird lieber zum Röntgen oder ins Kernspin (Magnetresonanztomographie, kurz MRT) geschickt. Die Diagnose beruht somit nur auf dem Anamnesegespräch und einer bildgebenden Untersuchung. Für viele Patienten mag das die akzeptierte Wirklichkeit sein, doch etliche gesundheitliche Probleme lassen sich damit nicht lösen. Gerade wenn es um den Fuß geht, suchen Schmerzgeplagte heute häufiger alternative Anlaufstellen auf. Verständlich, denn so mancher Physiotherapeut, orthopädischer Schuhtechniker oder Sportwissenschaftler hat zugegebenermaßen mehr Kenntnisse über Füße als der studierte Orthopäde. Dieser muss sich schon zum »Fußspezialisten« berufen fühlen und sich eigenständig entsprechend mehr Wissen aneignen. Alle anderen fahren weiter auf ihrer Schmalspurbahn und begnügen sich damit, die verschiedenen Fußformen zu kennen, die Sie bereits nach wenigen Buchseiten bestimmen können. Allerdings verwenden wir Ärzte zur Bestimmung der Fußform normalerweise Trittschaum in einer Faltschachtel: Der Patient tritt langsam erst mit dem einen, dann mit dem anderen Fuß in den Schaum, wodurch, anders als beim Papierabdruck, ein dreidimensionaler Fußabdruck entsteht. Zusätzlich kann man einen Fußscanner mit Druckpunktbestimmung nutzen, um die konkrete Belastung der Füße zu erfassen. Doch beide Untersuchungsmethoden bleiben eine Momentaufnahme. Insofern kann es sich bei komplizierteren Fußveränderungen lohnen, auf die Möglichkeit der dynamischen Fußdruckmessung zurückzugreifen (siehe Seite 43).

1.4 Gut vernetzter Fuß – Anatomie II

Ist Ihnen bewusst, dass Ihr Fuß ständig für Sie arbeitet, ohne dass Sie wirklich daran mitwirken müssen? Innerhalb des ersten Lebensjahres programmiert unser Körper den Fuß so, dass wir nicht mehr aktiv auf jeden Schritt achten müssen. Fast wie bei unserer Atmung. Von Geburt an bestehen gewisse Bewegungsautomatismen, die im Zuge der Evolution entstanden und die bei den entsprechenden Vorsorgeuntersuchungen vom Kinderarzt getestet werden. Neugeborene verfügen zum Beispiel über den sogenannten Schreitreflex. Stellt man ein Baby auf eine flache Unterlage und stützt es dabei mit den Händen ab, beginnt es voranzuschreiten. Dieser Reflex wird durch die Druckbelastung an der Fußsohle ausgelöst. Aber auch ein anderer Reflex wird dadurch hervorgerufen: der Fußgreifreflex. Das bedeutet, dass der Fuß automatisch versucht, den Untergrund zu erfassen. Das Gehen ist also tief in uns verankert – und ein zentraler Bestandteil unseres menschlichen Lebens.

Wie wir bereits gesehen haben, besteht unser Fuß aus vielen verschiedenen Strukturen wie Knochen, Bändern und Muskeln. Letztere setzen über ihren sehnigen Anteil am Knochen an und werden über die Fußnerven angesteuert. Nun hat unser Körper zu Beginn des Lebens die hochkomplexe Aufgabe, all diese unterschiedlichen Strukturen so zu koordinieren, dass wir eines Tages problemlos mit unseren Füßen durch den Alltag marschieren können. Und nicht nur das: Wir können auch springen, tanzen und klettern ... Welche Eigenschaft des Fußes ist Ihrer Meinung nach dafür verantwortlich, dass wir zu alledem in der Lage sind? Es ist das Fühlen. Das Fühlen und Registrieren von Veränderungen ist die Basis für eine optimale Funktion des Fußes. Das bedeutet, dass man seinen Fuß schwächt, wenn man ihn seiner Möglichkeit des Fühlens beraubt, zum Beispiel indem man selbst zu Hause noch in (Haus-)Schuhen herumläuft oder gar -sitzt. War Ihnen bewusst, dass das Fühlen der erste unserer fünf Sinne ist, der sich bei dem Fötus im Mutterleib ausbildet? Durch das Fühlen erhalten wir nämlich eine

Menge Informationen – über uns selbst wie auch über unsere Umwelt. Erinnern wir uns an das Baby, das seine Zehen und Finger in den Mund nimmt. Dieser Vorgang löst einen Empfindungsreiz an den entsprechenden Stellen aus, was wiederum die Entwicklung des Gehirns und die Ausschüttung von Wachstumshormonen bei dem kleinen Menschenkind fördert. Deswegen ist körperliche Nähe ein Muss, und zwar das ganze Leben lang. Der Fuß ist ein Körperteil, das überraschenderweise mit einer Vielzahl von Nervenzellen (mehr als an Rücken und Oberarm) ausgestattet ist, die auch im Erwachsenenalter stimuliert werden sollten. Diese Eigenschaft macht sich die Fußreflexzonenmassage zunutze (siehe Seite 247); und der Abschnitt über die Erotik des Fußes (siehe Seite 241) kommt ja auch nicht von ungefähr. Schließlich können uns angenehme Berührungen wie kein anderer Sinneseindruck in Entzücken, ja sogar in Ekstase versetzen.

Um so unterschiedliche Reize wie Druck, Vibration, Stellung, Temperatur, Berührung und Schmerz wahrnehmen zu können, stehen dem Körper verschiedene Empfindungszellen (Rezeptoren) in der Haut zur Verfügung. Die Haut ist aus drei Schichten aufgebaut: Das, was wir sehen, ist die *Epidermis*, die Oberhaut. In ihr liegen die bereits 1875 entdeckten *Merkel-Zellen* (Merkel-Körperchen), die als Druckrezeptoren unterschiedliche Drücke wahrnehmen und dieses Signal – wie alle anderen Rezeptoren auch – als elektrischen Impuls über das Rückenmark an das Gehirn weiterleiten. Unter der Epidermis liegt die Lederhaut, die als sogenannte Dermis Talg- und Schweißdrüsen sowie die Haarwurzeln enthält. Die Reizerfassung am Fuß über die Haarfollikelrezeptoren ist jedoch, anders als am Unterarm, nur minimal. In dieser Schicht sind zwei andere Rezeptorgruppen von Bedeutung: Mit den

Ruffini-Körperchen, die auch in den Gelenkkapseln zu finden sind, erfasst der Körper den Dehnungszustand der Haut und erhält somit wichtige Informationen über die Stellung der Gliedmaßen und Gelenke. Hingegen reagieren die *Meissner-Tastkörperchen* auf Druckveränderungen, und das nicht nur außerordentlich präzise, sondern auch auf kleinster Fläche. Diese Meissner-Körperchen sind unterschiedlich stark an verschiedenen Stellen unseres Körpers vertreten und erlauben uns, Reize voneinander zu unterscheiden. Das heißt: Wenn Ihr Gegenüber Sie gleichzeitig und nah beieinander (mit weniger als einem Zentimeter Abstand) mit zwei Kugelschreibern in die Fingerkuppe piekst, nehmen Sie auch zwei Piekse wahr. Anders sieht es zum Beispiel am Rücken aus. Hier ist die Dichte der Tastkörperchen weniger hoch, und es fällt einem schwer, zwischen einem und zwei gleichzeitigen Pieksen auf einem Zentimeter Strecke zu unterscheiden.

Die tiefste Hautschicht ist die Unterhaut (*Subcutis*), in der sich – neben Blutgefäßen und Fettzellen – die sogenannten *Vater-Pacini-Körperchen* befinden, die wiederum Berührungs- und Vibrationsreize aufnehmen.

Um die Anatomie der Bewegungsrezeptoren abzurunden, müssen wir uns auch das bei allen Wirbeltieren vorhandene *Golgi-Sehnenorgan* anschauen. Dieses Sinnesorgan befindet sich am Übergang zwischen Muskel und Sehne und ist – zusammen mit den Muskelspindeln, einem Sinnesorgan im Muskel – für die sogenannte Propriozeption der Muskulatur zuständig. Damit ist gemeint, dass das Golgi-Sehnenorgan unserem Gehirn berichtet, wie zum Beispiel der Fuß bzw. bestimmte Areale des Fußes im Raum stehen. Insofern handelt es sich um einen »Sinn« zur *Eigenempfindung* des Körpers im Raum. Ohne es müssten wir beim Laufen ständig unsere Füße beobachten und würden vermutlich ziemlich oft ins

Straucheln geraten. So aber verarbeitet unser Nervensystem sämtliche Informationen über Neigungswinkel und Position, die es von Golgi erhält, und sorgt dafür, dass wir entsprechend darauf reagieren.

> ÜBUNG
> Setzen Sie sich auf einen Stuhl und schließen Sie die Augen. Nun berühren Sie mit einem Ihrer beiden Zeigefinger einen Fuß. Wenn das klappt, funktioniert Ihre Eigenempfindung zumindest in groben Zügen.

Die Propriozeption, also Eigenempfindung erlernt unser Körper im Laufe unseres Wachstums. Ist ein bestimmter Bewegungsablauf erst einmal erlernt, kann unser Gehirn auf einen eingehenden Reiz die passende Reaktion folgen lassen. Erkrankungen und Verletzungen können sich negativ auf die Propriozeption auswirken, doch mit geeigneten Übungen lässt sie sich durchaus wieder aufbauen. In Kapitel 3 gehe ich näher darauf ein.

Wie wir alle wissen, ist der Fuß auch in der Lage, Temperaturen und Temperaturunterschiede zu erfühlen. Das ist besonders wichtig vor dem Sprung ins kalte Meer- oder Seewasser. Vorsichtig wird der Fuß hineingestreckt, um die Wassertemperatur zu testen. Wenn er uns über die eigens dafür zuständigen *Kälterezeptoren* mitteilt, dass das Wasser noch ziemlich kalt ist, überlegen wir uns das mit dem erfrischenden Bad womöglich noch mal. Und signalisieren unsere *Wärmerezeptoren* vor dem Entspannungsbad in der heimischen Wanne, dass das Wasser noch zu heiß ist, lassen wir noch etwas kaltes Wasser einlaufen. Spritzt uns hingegen kochendes Wasser auf die Füße, werden nicht nur die Wärmerezeptoren aktiv, sondern vor allem die *Schmerzrezeptoren*. Unser Körper verfügt über drei verschiedene Arten solcher »Schmerzfühler«. Die eine Art reagiert auf starke, spitze Reize, zum Beispiel wenn Sie wie ich neulich auf einen herausragenden Nagel treten. Wie man so eine Verletzung optimal versorgt, erkläre ich Ihnen im Abschnitt »Fußverletzungen«, aber ich verrate Ihnen schon jetzt, dass bei einer Wundinfektion die *stummen Schmerzrezeptoren* aktiv werden. Diese schlagen erst an, wenn eine örtliche Entzündungsreaktion deren Reizwahrnehmungsschwelle gesenkt hat. Die dritte Art wiederum schlägt Alarm bei starker Hitze oder wenn uns Säure auf den Fuß tropft (chemischer Reiz).

Es ist schon erstaunlich, wie viele verschiedene Rezeptoren für die unterschiedlichsten Reize sich an unseren Füßen befinden.

Die Kunst Ihres Nervensystems besteht nun darin, die wichtigen Reize herauszufiltern, sprich jene Reize, die die Unversehrtheit des Körpers gefährden. Alle anderen Reize werden unbewusst verarbeitet und dienen dazu, den Bewegungsablauf beim Gehen, Joggen oder Springen so zu gestalten, dass er fehlerfrei funktioniert. Wenn wir nicht gerade als Catwalk-Model brillieren wollen, machen wir uns kaum Gedanken darüber, wie wir Fuß vor Fuß setzen, zum Beispiel während wir im Freibad barfuß über die Wiese zum Schwimmbecken gehen. Denn das übernimmt die *Sensomotorik* unserer Füße, die höchst effizient arbeitet: Die unterschiedlichen Rezeptoren des Fußes erfassen jeden einzelnen Schritt, wobei auch ertastet wird, ob es sich um einen weichen englischen Rasen oder eher ein Stoppelfeld handelt. Und über die Dehnungsrezeptoren (Ruffini-Körperchen) und das Golgi-Sehnenorgan wird dem Gehirn permanent mitgeteilt, wie der Fuß beim Laufen steht bzw. stehen muss, damit man nicht umfällt. Wenn Sie jetzt auf einen unachtsam weggeworfene Pommespiekser im Gras treten, reagiert Ihr Gehirn sofort auf den Schmerzreiz. Es schickt einen Impuls an die entsprechenden Muskeln, die dem Fuß eine prompte Ausweichbewegung ermöglichen, ohne dass gleich der gesamte Körper ins Wanken gerät. Erst verzögert nehmen wir diese Reaktion überhaupt bewusst wahr. Die Sensorik ist also die Aufnahme von Reizen, die Motorik die Aktivierung und Aktion der Muskeln, die vom Gehirn blitzschnell auf den sensorischen Reiz hin in Gang gesetzt wird. Wenn es um die Therapie von Fußerkrankungen geht, werden wir häufiger auf die Sensomotorik treffen, so zum Beispiel bei orthopädischen Schuheinlagen und verschiedenen fußgymnastischen Übungen, die von der guten Vernetzung des Fußes mit dem Gehirn profitieren.

1.5 Und wie geht es sich bei dir? – Die Kunst des natürlichen Gehens

Diese Frage, so geläufig sie auf den ersten Blick daherkommen mag, hat Ihnen bestimmt noch nie jemand gestellt. Und wenn doch, so haben Sie vielleicht lapidar geantwortet: »Mit zwei Füßen und meistens geradeaus.« Die Richtigkeit dieser Aussage ist unbestreitbar, aber dem komplizierten Bewegungsablauf des Gehens wird sie nicht gerecht.

Wir wissen inzwischen, dass der Fuß eine spezielle Form hat, die das Gehen (auf zwei Beinen) ermöglicht. Dass es gelingt, verdanken wir allerdings der effizienten Vernetzung aller am Fuß vorhandenen Rezeptoren mit dem Gehirn, das den Gehvorgang steuert. Aber so wenig wie Fuß gleich Fuß ist, ist Gang gleich Gang. Dem medizinischen Laien fällt ein verändertes Gangbild aber meist erst dann auf, wenn es deutlich von der Norm abweicht. Solange sich eine Person zügig und ohne Humpeln oder Nachziehen des Beines bewegt, sehen wir keinen Grund, uns zu wundern. Das liegt daran, dass wir ein bestimmtes Bewegungsmuster abgespeichert haben. Tatsächlich ist der grobe Bewegungsablauf ja auch evolutionär vorgegeben. Unser individuelles Gangbild aber entwickelt sich infolge einer Vielzahl von Reizen, die über die beim Gehen stimulierten Fußrezeptoren zu unserem Gehirn gelangen. So bilden sich die feinen Nuancen im Laufe des Lebens aus und können sich – je nach Stärke eines neuen oder veränderten Reizes – in jedem Alter verändern.

Aber fangen wir vorne an ... Bei vielen Babys erkennt man zu Beginn Ihrer Gehkarriere einen *Zehen(spitzen)gang*, denn das Menschlein läuft auf den Vorfüßen, indem die Zehen flach auf dem Boden liegen. Des Öfteren kommen besorgte Eltern zu mir und lassen ihren Nachwuchs mit den Händen gestützt durch das Untersuchungszimmer »steppen«, obwohl der Kinderarzt bereits Entwarnung gegeben hat. Da bleibt mir nichts anderes übrig, als mich der Meinung meines Kollegen anzuschließen, denn meist handelt es sich um eine harmlose Erscheinung, die sich nach vier bis sechs Monaten in ein normales Gangbild wandelt. Anders sieht es aus, wenn der Zehengang noch bei der Einschulung vorliegt. In diesem Fall sollte ein Fachmann konsultiert werden, um prüfen zu lassen, ob eine Verkürzung der Achillessehne bzw. der Wadenmuskulatur vorliegt. Aber auch eine familiäre Ganganomalie infolge einer verzögerten Nervenreizung könnte ursächlich sein. Glücklicherweise verwächst sich diese fast immer bis zum achten Lebensjahr. Zudem neigen manche Kinder mit Konzentrationsstörungen dazu, in Belastungssituationen in den Zehengang zu schalten. Unter Umständen ist es aber auch nur eine komische, allerdings schädliche Angewohnheit. Daher mein ärztlicher Rat: Wenn Sie sich Gedanken über den Gang Ihres Kindes machen, fragen Sie – lieber früher als später – jemanden, der sich damit auskennt.

Ich frage meine Patienten auch immer vieles, wenn sie mit ihren Beschwerden zu mir kommen, so zum Beispiel, ob sie lieber barfuß oder mit Schuhen umhergehen. Meistens bekomme ich die Antwort, dass sich die Möglichkeit, barfuß zu laufen, gar nicht oft bietet. Tatsächlich ist Barfußlaufen offenbar aus der Mode gekommen. Dabei macht es für den Fuß einen großen Unterschied, ob er in einen Schuh gesperrt ist oder frei die Welt unter sich erkunden kann. Hierzu greife ich noch mal die Situation mit dem Pommespikser im Freibad auf. Sie erinnern sich: Sie waren gerade barfuß auf dem Weg über die Wiese zum Pool ... Und jetzt stellen Sie sich bitte vor, dass Sie den Weg in Turnschuhen zurücklegen. Was ändert sich dadurch für Ihre Füße? Stimmt, Sie bleiben glücklicherweise von dem Pommespikser-Schmerz verschont. Unglücklicherweise verpassen Sie aber auch alle anderen Reize, die der Fuß mit seinen Rezeptoren aufnehmen könnte. Er muss also nicht die Arbeit verrichten, für die er geschaffen ist. Haben Sie sich mal gefragt, warum an Ihrem Fuß nach mehr als drei Millionen Jahren immer noch fünf Zehen hängen? Die Natur hätte es doch auch gut mit uns meinen und auf die pilzanfälligen Zehenzwischenräume verzichten können. Dann hätten wir eine zusammenhängende, flexible Auflagefläche gehabt, und das Füßewaschen wäre noch schneller gegangen. Aber natürlich ist der Fuß genau so, wie er ist, bewegungstechnisch die beste Lösung. Gehen Sie doch mal wieder ganz bewusst barfuß – und zwar nicht nur zwischen Badezimmer und Bett –, und erleben Sie Ihren Gang. Vielleicht ist er der natürlichen Gangart ja sehr nah. Vermutlich aber haben im Laufe weniger Reize auf Ihren Fuß gewirkt, als gesund gewesen wäre, so dass Ihr Gang vom Ursprungsgang abweicht. Denn es gilt: Je weniger Reize auf den Fuß wirken, desto stärker ist unter Umständen die Abweichung. Schlimmstenfalls bildet sich ein komplett gegensätzlicher Gang heraus, der einen schädlichen Einfluss auf den gesamten Körper hat.

Das werden wir mit diesem Buch verhindern, zum Beispiel indem Sie nun das Entscheidende über die Funktion Ihrer Zehen lernen. Das, was bei Hunden und Katzen die Krallen übernehmen, bewerkstelligen unsere Zehen: Sie suchen den Kontakt zum Untergrund, reagieren auf jede Bodenunebenheit und bauen den notwenigen Halt zum Boden auf. Damit wird der Fuß in die Lage versetzt, sich im weiteren Bewegungsablauf sicher und kraftvoll vom Boden abzustoßen. Beim Barfußlaufen sind die Zehen permanent beschäftigt, ebenso wie das Quer- und Längsgewölbe des Fußes. Und alle großen und kleinen Fußmuskeln werden ununterbrochen trainiert. Das stabilisiert nicht nur den Fuß, sondern den gesamten Körper. Deshalb ist das Training der Fußmuskulatur in vielen Fällen eine so gute Therapiemöglichkeit – nicht nur bei Fußbeschwerden. Noch besser aber ist die Prävention: Beugen Sie Beschwerden und Erkrankungen vor, indem Sie herausfinden, mit welchem Gehen Sie Ihren Füßen und Ihrem Körper Gutes tun. Dafür nehme ich Sie jetzt mit in meinen letzten Strandurlaub auf Fuerteventura. Meine Frau und ich hatten extra ein Hotel direkt am Strand gebucht, um möglichst oft und unkompliziert barfuß durch den Sand laufen zu können. Während meine Frau sich voll auf Entspannung konzentrierte, machte ich – in Vorbereitung auf dieses Buch – meine Ganganalysen und schaute mir die Fußabdrücke der anderen Strandgänger an. Dabei stellte ich fest, dass es zwei Arten von Abdrücken gab: Die einen sanken mit ihrer Ferse tief in den Sand, bei den anderen war dieses Absinken nur schwach abgebildet. Die erste Gruppe lief also mit dem sogenannten *Hacken- oder auch Fersengang* über den Strand, die anderen waren *Ballengänger*. Manchmal änderte sich das Gangbild aber abrupt: Sobald ein Fersenläufer auf Lavagestein getreten war (Tut höllisch weh!), wurde er zumindest zeitweilig zum Ballenläufer. Auf diese Weise nutzte er die Eigenschaften seines Vor- und Mittelfußes, das Gewicht des Körpers sanfter auf den Boden zu bringen und bei einer Unebenheit schneller reagieren zu können.

Verlassen wir nun den warmen Sand und kehren zurück ins Freibad. Nachdem wir die Wiese hinter uns gebracht haben, müssen wir noch über harte Fliesen, bevor wir den Pool erreichen. Wenn Sie zu den Fersenläufern gehören, werden Sie es sofort hören. Machen Sie doch am besten sofort einen Selbsttest:

Stehen Sie auf und laufen Sie auf hartem Untergrund ohne Schuhe herum. Hören Sie dieses Klack-Klack, das ungebremste Aufschlagen der Ferse auf dem Boden? Klingt dieses Geräusch gesund? Bevor Sie antworten, machen wir den Gegentest. Gehen Sie, indem Sie Ihren Fuß immer mit dem Ballen aufsetzen. Nun hören Sie kein Klack-Klack mehr, und das Gehen wird viel weicher. Sie nutzen das Abfederungsvermögen Ihres Vorfußes, wodurch weniger harte Stöße auf Ihren Körper einwirken. Sie laufen leichtfüßig!

Warum eine härtere Gangart einlegen als nötig?

Es ist uns in die Wiege gelegt worden, leichtfüßig zu gehen. Nicht umsonst verfügt der Mensch nach der Geburt über ein ausgeprägtes Fettpolster an den Fußsohlen, das uns das Laufenlernen erleichtert und unseren kindlichen Fuß vor Verletzungen schützt. Dieses Fettpolster ermöglicht auch die Aufnahme einer Menge Reize, die wir zur Ausbildung eines gesunden Fußes mit einem gesunden Fußgewölbe benötigen. Zum Laufenlernen brauchen wir also einzig und allein unsere (nackten!) Füße und einen Boden, auf dem wir auftreten können. Was wir nicht brauchen, sind sogenannte Lauflernschuhe. Überhaupt ist festes Schuhwerk für Babys falsch, weil dann einfach viel zu wenige Reize an Babys Füßen ankommen. Reize, die das Gehirn zur Entwicklung einer tadellosen Sensomotorik benötigt. Während der nackte Fuß sich permanent den verschiedenen Untergründen anpassen muss, bekommt er im Lauflernschuh nur einen relativ gleichartigen Reiz. Zugespitzt könnte man von regelrechter Abstumpfung sprechen, denn das Gehirn bekommt viel weniger Informationen darüber, wie der Fuß auf und zu dem Boden steht. Neben der Sensomotorik wird dadurch auch die Propriozeption, die Wahrnehmung über die Stellung des eigenen Fußes im Raum, eingeschränkt. Je weniger Reize im Gehirn eintreffen, umso simpler ist die Antwort vom Gehirn zurück an den Fuß und den gesamten Bewegungsapparat. Schließlich erfordert das Gehen nicht nur die Steuerung des Fußes. Der ganze Körper muss im richtigen Rhythmus bewegt werden, um ein harmonisches Gangbild zu ergeben. Damit Ihr Oberkörper beim Gehen nicht wie wild hin und her pendelt, müssen Muskeln an allen Stellen des Körpers perfekt aufeinander abgestimmt funktionieren. Auch die von den Muskeln gesteuerte Kopfhaltung ist daran beteiligt.

Reize, die vom Fuß aufgenommen werden, haben somit Einfluss auf alle möglichen Strukturen unseres Körpers. Mit dieser vermutlich neuen Erkenntnis müssen Sie nicht sofort auf Ihre Schuhe verzichten, Sie sollten aber wissen, wie Schuhe den Bewegungsablauf beim Gehen verändern können – vor allem bei Fersenläufern. Setzt unser nackter Fuß beim Gehen als Erstes mit der Ferse auf, verteilt sich das Gewicht zunächst auf Fersen- und Sprungbein. Anschließend verläuft die Gewichtsverteilung über den Mittelfuß zum Vorfuß, wo die Großzehe die größte Last des Körpers tragen muss. Die Zehen suchen nun den Kontakt zum Untergrund und drücken sich dann von diesem ab, wobei die gesamte Fußmuskulatur arbeitet und sich anspannt (Stabilisierung des Fußes). Dabei ist der Abrollmechanismus an die Reizstärke gekoppelt, die der Fuß beim Aufsetzen der Ferse registriert und zum Gehirn weiterleitet: Je stärker der empfangene Reiz, desto stärker die Antwort an die Fußmuskulatur und die Spannung, die vom Fuß aufgebaut wird. Mit Schuhen ändert sich die Kräfte- und Lastverteilung beim Abrollvorgang: Durch die Sohle des Schuhs empfängt die Ferse beim Aufsetzen einen reduzierten Reiz, so dass die motorische Antwort mittels Muskelspannung entsprechend geringer ausfällt. Der Fuß bekommt also weniger Stabilität. Die Zehen können ihre eigentliche Funktion nicht mehr ausüben, und die Großzehe läuft Gefahr, noch mehr Belastung standhalten zu müssen.

Das Fatale ist, dass wir diese Veränderungen erst spüren, wenn aufgrund der langjährigen Vernachlässigung unserer sensomotorischen Möglichkeiten eine Beschwerdesymptomatik entstanden ist. Die »Gefahrenherde« lassen sich allerdings bereits im Anfangsstadium nachweisen. Daher mein fachärztlicher Rat: Gönnen Sie Ihrem Fuß eine Fußdruckmessung. Die Kosten dafür übernimmt zwar nicht immer die Krankenkasse, aber ihre Aussagekraft spricht für sich. In Medizinerkreisen gilt die Faustregel, dass etwa ein Drittel der Fußveränderungen genetisch bedingt ist und zwei Drittel auf die persönliche Lebens- und Bewegungssituation zurückzuführen sind. Mit andere Worten: In knapp 67 Prozent aller Fälle besteht die Möglichkeit, Beschwerden an den Füßen zu beeinflussen. Und nicht nur das: Da Veränderungen an den Füßen auch mit Veränderungen im gesamten Körper einhergehen können, haben wir die Chance, mittels *positiver* Veränderungen an den Füßen und am Gangbild Linderung bei mannigfaltigen Beschwerden zu erlangen.

Jetzt zur Abwechslung ein Gleichnis (bei mir als bekennender Fan von alten Amischlitten wie so oft mit Autobezug): Der Besitzer eines Kleinwagens fährt damit regelmäßig zum Markt, und da er seinen Freunden, Bekannten und Verwandten etwas Gutes tun möchte, nimmt er immer jemanden mit. Meistens sind sie zu fünft plus die Einkäufe vom Markt auf der Rückfahrt. Nach einigen Jahren wundert sich der Besitzer, dass das Fahrwerk »plötzlich« so komische Geräusche macht. Die Federung ist nicht mehr so komfortabel, und die Achse ächzt. Das Auto ist am Limit. Erst jetzt begreift sein Besitzer, dass die jahrelange Überbeanspruchung zu Schäden am Fahrwerk geführt hat. Auch »kräftig gebaute« Menschen, die ein Gewicht mit sich herumtragen, das die dynamischen Fußeigenschaften überfordert, schaden ihren Füßen.

Somit kennen Sie nun die beiden Ursachen für einen Spreizfuß: das Abstumpfen der sensomotorischen Eigenschaften des Fußes im Schuh und eine Überbelastung durch zu viel Körpergewicht. Der Spreizfuß ist mittlerweile weit verbreitet. Schuld daran sind unsere Lebensumstände. Im Umkehrschluss heißt das, dass wir etwas daran ändern und somit positiv Einfluss auf unsere Gesundheit nehmen können. Was wir dazu benötigen, sind Eigeninitiative und Disziplin. Doch diese Tugenden lassen sich nur mobilisieren, wenn auch die richtige Einstellung, sprich Einsicht vorhanden ist. Dass Einsicht der erste Weg zur Besserung ist, hat schon meine Mutter gepredigt. Als junger Mensch wollte ich das natürlich nicht immer wahrhaben und habe so manchen Fehler zwei- oder dreimal gemacht. Letztendlich aber behielt meine Mutter recht – und ich habe mein Verhalten (irgendwann) geändert. Auch bei meinen Patienten dauert es manchmal, bis sich die nötige Einsicht einstellt. Ist sie aber da, ist damit der Grundstein für eine erfolgreiche Behandlung gelegt.

Wie funktioniert eine (dynamische) Fußdruckmessung?

Die Basis ist eine Fußdruckmessplatte, in die Messsensoren eingebaut sind, welche die Belastung registrieren. Auf diese Weise erlangt der Arzt objektive Befunde über die Belastung der einzelnen Fußabschnitte beim Stehen. Die gespeicherten Bilder können zur Beurteilung einer Therapie herangezogen werden. Dieses Diagnoseverfahren gibt es auch als dynamische Fußdruckmessung, das heißt, die Messung wird während der Bewegung durchgeführt. Dabei geht der Patient zunächst mit dem einen, dann mit dem anderen Fuß über die Druckmessplatte. Diese registriert nun die entsprechenden Belastungen je nach Abrollvorgang. So ist gut zu erkennen, ob man mehr über die Ferse oder mehr über Vor- und Mittelfuß läuft und welche Zehen besonders belastet werden.

Apropos Belastungen ... Je nach Lebenssituation und beruflicher Tätigkeit verbringen wir zwischen 26 und 56 Prozent unseres Lebens auf unseren Füßen. Bei einer Frau mit einem Körpergewicht von 55 Kilogramm und einer Fußfläche von etwa 10 Quadratzentimetern bedeutet das eine Belastung von knapp 0,28 kg/cm. In Anbetracht der Tatsache dass wir unsere Last nie gleichmäßig auf beide Füße verteilen, kann der errechnete Wert bereits ohne Fußveränderung an verschiedenen Stellen größer sein als 0,6 kg/cm.

Neben den Druckwerten wird bei der dynamischen Fußdruckmessung auch die Kontaktzeit des Fußes mit dem Untergrund erfasst. Mithilfe dieser beiden Werte ist eine gezielte Aussage über Fußdeformität und Muskelaktivität möglich. Und das sind eben jene Parameter, die das Gangbild und die Stabilität des Fußes sowie des gesamten Körpers beeinflussen.

Bei einem Spreizfuß lastet das Körpergewicht auf den Mittelfußköpfchen im Vorfußbereich, statt vom elastischen Fußgewölbe abgefangen und flächig über den gesamten Fuß verteilt zu werden. Der Druck, der bei einer solchen Fußveränderung auf dem Ballen lastet, kann sich problemlos vervierfachen. Sofort denken wir wieder an den überstrapazierten Kleinwagen. Kurzum: Die dynamische Fußdruckmessung ist für uns Ärzte ein geeignetes Tool, um die Ursache für Beschwerden am Fuß und damit auch am gesamten Bewegungsapparat festzustellen.

1.6 Von den Zehen bis zum Kopf

Medizinern fällt es manchmal schwer, über den eigenen Tellerrand hinauszuschauen. So verfügt der Facharzt für Kardiologie über fundiertes Wissen rund um das Herz und seine Funktionen, der Urologe kennt das System Niere und Harnblase in- und auswendig, und der Neurologe weiß besser als jeder andere über das Nervensystem Bescheid. Leider lehrt meine tägliche Erfahrung, dass der Mediziner deshalb dazu neigt, die Ursache für Beschwerden seiner Patienten nur in seinem Fachgebiet zu suchen. In den meisten Fällen liegt Ihr behandelnder Arzt damit auch richtig. Dennoch gibt es Beschwerdebilder, bei denen die Ursache nicht immer sofort erkennbar ist. Hier fallen mir mehrere exemplarische Situationen ein, aber eine wiederholt sich besonders häufig: Mir stellen sich Patienten mit Schmerzen im Brustkorb vor. Diese Beschwerden sind zum Teil atemabhängig, verstärken sich also bei kräftigem Ein- und/oder Ausatmen. Aufgrund dieser Beschwerden haben sie sich auch schon in der Krankenhausambulanz vorgestellt oder wurden von ihrem behandelnden Hausarzt dorthin geschickt und zur weiteren Abklärung sogar stationär behandelt. Während ihres Krankenhausaufenthaltes wurden verschiedene Untersuchungen des Herzens und der Lunge vorgenommen, also jener Organe, die im Brustkorb liegen. Glücklicherweise wurde nichts Auffälliges gefunden. Der betroffene Patient kann sich jedoch nur bedingt darüber freuen, denn seine Beschwerden sind ja nach wie vor da. Immerhin wird ihm mitunter aber der gut gemeinte Rat mit auf den Weg gegeben, er solle sich mal an einen niedergelassenen Orthopäden wenden. Kommt dieser leidgeplagte Patient daraufhin in meine Praxis, kann ich mich getrost seiner manualtherapeutischen Untersuchung widmen, schließlich hat die Krankenhausdiagnostik ja gute, wenn auch nicht erfolgreiche Vorarbeit geleistet. Zunächst untersuche ich den Patienten auf Auffälligkeiten im Bereich der Körperstatik. Neben dem Verlauf der Wirbelsäule sind Beinachse, Stand und Füße wichtig. Meistens lenkt dies meine Aufmerksamkeit auf die Brustwirbelsäule hin. Gelenke an der Brustwirbelsäule oder am Übergang zwischen Brustwirbelsäule und Rippe können nämlich leicht verschoben stehen und daher zu einer Reizung mit Schmerzentstehung im vorderen Brustkorbanteil führen. Anschließend mobilisiere ich die verschobene bzw. »blockierte« Stelle. Danach sind die Beschwerden des Patienten oft schon gelindert, in seltenen Fällen ist er sogar sofort beschwerdefrei. Klingt wie eine Wunderheilung? Dabei handelt es sich jedoch nur um einen logischen Ursache-und-Wirkung-Zusammenhang aus der sogenannten Chirotherapie. Natürlich kann kein Arzt alles wissen, doch wer sich als Arzt die Möglichkeit vorenthält, die Ursache für ein Beschwerdebild auch an anderer Stelle des Körpers zu suchen, nimmt dem Patienten unter Umständen eine Therapiemöglichkeit.

Insofern können eben auch die Füße als Ursache für Beschwerden an anderen Stellen unseres Körpers in Frage kommen ...

Verschiedene Körperfunktionen wie das Stehen, der Herzschlag, die Atmung und die Verdauung müssen wir nicht bewusst steuern. Das übernimmt unser Gehirn, basierend auf der Sensomotorik. Dabei arbeiten die einzelnen Systeme interaktiv zusammen. Bei Angst beispielsweise erhöht sich die Herzfrequenz, und die Herzkranzgefäße weiten sich – das Herz arbeitet also tüchtig. Auch die Bronchien erweitern sich, und unsere Atmung wird schneller, um den Körper besser mit Sauerstoff zu versorgen. Gleichzeitig verringert sich die Durchblutung der Haut, während unsere Muskeln stärker durchblutet werden, so dass wir besser wegrennen oder kämpfen können. Der Reiz zur Ausscheidung von Harn und Stuhl wird ebenfalls oft vermindert, denn wer hat bei Angst noch Zeit für einen Toilettengang. Das Gehirn ackert auf Hochtouren, und all unsere Sinne sind geschärft. Ein System wirkt sich auf das andere aus, und unsere Reflexkreise sorgen dafür, dass der Körper harmonisch reagiert und im Gleichgewicht bleibt.

Unsere Füße und ihre Bedeutung für das Gesamtsystem Körper

Im Idealfall kommt bei einer Fußdruckmessung heraus, dass unser Körpergewicht gleichmäßig auf beide Füße verteilt ist. Haben wir zudem zwei Idealfüße, befindet sich das System in einem Gleichgewicht. Allerdings in einem »labilen«, wie man in Fachkreisen sagt. Labil deshalb, weil unser Körper von den Zehen bis zum Kopf von Muskelketten durchzogen ist. Jeder Muskel hat einen Gegenmuskel, die zusammen für eine Ausgewogenheit im entsprechenden Segment sorgen. Kommt es nun zu einer Veränderung im Körper, löst das auch eine Veränderung in den Muskelketten aus. Da wir nie absolut stillstehen, ist unser Muskelkettensystem unablässig in Betrieb und sein Gleichgewicht daher stets labil.

Hat nun ein Fuß wie so viele Füße eine Knickfußkomponente, übt das abgeflachte Fußgewölbe einen direkten Einfluss auf die Beinachse aus – und die Beinachse nimmt kompensatorisch eine X-Haltung ein: Die Kniegelenke berühren sich (im aufrechten Stand mit geschlossenen Beinen), während die Sprunggelenke deutlich voneinander entfernt stehen. Die Folge ist eine Überlastung der Kniegelenkstrukturen im äußeren Bereich (Außenmeniskus und Gelenkknorpel). Auf der Innenseite des Kniegelenkes wiederum wird die innere Seitenbandführung aufgedehnt, wodurch das Kniegelenk mit der Zeit instabil werden kann. Eine Etage höher ändert sich auch die Stellung des Hüftkopfes zur Hüftgelenkspfanne, was zu vorzeitigem Verschleiß in diesem Gelenk führen kann. Hinzu kommt, dass das Becken nach vorne abkippt, so dass sich die Lendenwirbelsäule reflexartig nach hinten biegt, also vermehrt ins Hohlkreuz geht (*Lordose*), um das Gleichgewicht wiederherzustellen. Da die Lendenwirbelsäule nur ein Teil der Gesamtwirbelsäule ist, probieren alle übrigen Anteile – Brust- und Halswirbelsäule – diese Veränderung auszugleichen: Im Brustwirbelsäulenbereich kommt es zu einem Rundrücken, wobei sich der Kopf nach vorne schiebt, was eine Verkürzung der Halsmuskulatur zur Folge hat. Je nach körperlicher Aktivität stellen sich daraufhin mehr oder weniger starke Verspannungen ein. Solche Verspannungen werden von den unterschiedlichsten Rezeptoren im Schulter-Nacken-Bereich aufgenommen und als Impulse an das Gehirn weitergeleitet. Diese Impulse können andere Regelsysteme beeinflussen und folglich Probleme und Beschwerden, zum Beispiel an Augen und Ohren, hervorrufen. Wenn wir also irgendwann Sehstörungen bekommen oder von Ohrenschmerzen oder -geräuschen geplagt werden, ohne dass entsprechende Fachärzte Auffälligkeiten feststellen können, dann ist es an der Zeit, die Ursache an anderer Stelle abklären zu lassen.

Dass unsere Füße mit dem gesamten Körper vernetzt sind und sich Veränderungen an ihnen somit auf den gesamten Körper auswirken können, wissen Sie jetzt. Und wahrscheinlich ahnen Sie schon, dass dieses System Fuß-Körper keine Einbahnstraße ist ...

Natürlich freue ich mich, dass Sie dieses Buch lesen, um mehr über Ihre Füße zu erfahren, allerdings hoffe ich, dass Sie nicht überwiegend mit dem Kopf nach vorne geneigt dasitzen, denn dann wäre ihre Nackenmuskulatur die ganze Zeit überdehnt, sprich überlastet. Wenn Sie diese Haltung zudem tagsüber stundenlang am PC-Bildschirm einnehmen, ohne für sportlichen Ausgleich am Abend oder Wochenende zu sorgen, laufen Sie Gefahr, einen Rundrücken auszubilden – mit all seinen Folgen: Hohlkreuz in der Lendenwirbelsäule, Becken kippt nach vorne, Hüftgelenke drehen sich verstärkt einwärts, Veränderung der Beinachse und schließlich der Fußstellung. Es erfolgt also eine permanente Regelung des Gesamtsystems von unten nach oben und von oben nach unten. Daher befindet es sich auch niemals im perfekten Gleichgewicht, vielmehr wird das Gleichgewicht nur angestrebt.

Haben Sie schon mal etwas von der Muskelpumpe gehört? Damit wird beschrieben, dass die Fuß- und Beinmuskulatur zusammen mit dem Venenklappensystem den Rückfluss des Blutes aus den Beinen zum Herzen unterstützt. Der Rückfluss erfolgt nämlich über die Beinvenen. Wichtig: Die *Arterien* liefern das Blut, und die *Venen* übernehmen den

Abtransport. Durch die Bewegung der Muskeln wird der venöse Blutstrom verstärkt. Umgekehrt kann es zu einer Verlangsamung des Blutstroms kommen, wenn die Muskulatur nicht optimal arbeitet. Da Fußfehlstellungen auch eine veränderte Aktivität von Fuß- und Wadenmuskulatur nach sich ziehen können, sind Durchblutungsprobleme keine Seltenheit. Insofern nimmt unsere Fußstellung bzw. -aktivität sogar Einfluss auf unser Kreislaufsystem. Versackt daraufhin das Blut im unteren Teil unseres Körpers, verändert sich unter Umständen auch die Haut an Füßen und Unter-, im fortgeschrittenen Stadium auch an den Oberschenkeln. Unser Körper mit all seinen Regelkreisen ist jedoch so brillant konstruiert, dass Ausfälle oder Einschränkungen bestimmter Muskeln durch die Aktivierung anderer Muskeln bzw. Muskelgruppen kompensiert werden. Das ist wie bei einem Flugzeug. Hier greifen die Systeme auch ineinander, so dass der Ausfall eines Systems nicht unbedingt zum Absturz der Maschine führen muss. Im Fall der Fälle sorgen Regelmechanismen dafür, dass eine andere Einheit an Bord den Fehler korrigiert. Praktisch beim Flugzeug ist, dass dem Piloten entsprechende Fehler angezeigt werden, so dass diese nach der Landung unverzüglich repariert werden können. Diese Funktion fehlt unserem Körper leider. Je nach Reiz- bzw. Änderungsimpuls registriert er die Veränderung und reagiert automatisch, für uns normalerweise nicht wahrnehmbar darauf. Erst wenn der Reiz eine bestimmte Schwelle überschritten hat oder bewusst wahrgenommen wird, bemerken wir die körpereigenen Kompensationsmechanismen. Um das zu verdeutlichen, richten wir unseren Blick auf den ambitionierten Hobbyfußballer. Er ist zwar schon etwas in die Jahre gekommen, trotzdem gibt er bei jedem Spiel alles – ohne Rücksicht auf seinen Körper. Bei der nächsten Abwehrsituation grätscht er in den Ball, wobei er mit dem rechten

Fuß umknickt. Nach wenigen Minuten ist der Fuß deutlich geschwollen und druckschmerzhaft. Verletzungsereignis und Beschwerden werden von dem Spieler natürlich bemerkt. Er lässt sich auswechseln, duscht und humpelt nach Hause, da der »Flunken« verdammt schmerzt. In diesem Moment nimmt der Spieler also auch sein verändertes Gangbild wahr; der Körper hat bemerkt, dass der rechte Fuß nicht mehr richtig belastet werden kann und aktiviert die anderen Muskeln so, dass er sich immerhin noch humpelnd fortbewegen kann. Und da ein Hobbyfußballer hart im Nehmen ist, sucht er keinen Arzt auf, sondern kuriert sein Fußleiden durch Nichtstun aus. Nach drei Wochen fängt er langsam wieder mit dem Fußballspielen an – und da er keine Schmerzen mehr spürt, steigt er schon bald voll in den normalen Spielbetrieb ein. Nur leider ist dem Spieler entgangen, dass er sich bei der engagierten Abwehraktion einen Bänderriss am Sprunggelenk zugezogen hat. Und so einer ist natürlich nicht innerhalb von drei bis vier Wochen ausgeheilt. Und da nun frühzeitig wieder eine Belastung auf Fuß und Sprunggelenk einwirkt, wird es auch nichts mit der vollständigen Heilung. Die Folge ist eine bleibende Instabilität des Sprunggelenks. Der Spieler nimmt diese aber nicht bewusst wahr. Stattdessen reagiert der Körper über die Regelkreise der Sensomotorik: Mithilfe einer stärkeren Aktivierung der Muskeln, die um dieses Gelenk herum liegen, versucht er die Instabilität zu reduzieren. Und effizient wie unser Gehirn ist, erhöht es natürlich nur die Spannung der Muskeln am rechten Fuß. Unsere Energieressourcen dürfen schließlich nicht verschleudert werden. Insofern erfährt der Spielerkörper ein muskuläres Ungleichgewicht in der untersten Etage. Da der Körper jedoch einen Gleichgewichtszustand anstrebt, muss eine Gegenregulation erfolgen. Dabei kann der Körper auf Muskelgruppen zurückgreifen, deren eigentliche Funktion nicht darauf angelegt ist. Unsere Rezeptoren registrieren überall im Körper minimalste Veränderungen, weshalb auch die Gegenreaktion minimal sein kann. Allerdings ist das Gefüge so empfindlich, dass daraus auf die Dauer eine gesundheitliche Beeinträchtigung entstehen kann, was für den begeisterten Hobbyfußballer das Ende seiner Karriere bedeutet.

> »Das Geheimnis der Medizin besteht darin, den Patienten abzulenken, während die Natur sich selber hilft.«
>
> (Voltaire, 1664–1778)

Auch wir Ärzte kennen die Selbstheilungsmechanismen des menschlichen Körpers. Was wir dabei aber manchmal aus den Augen verlieren, ist die Tatsache, dass Selbstheilungsmechanismen mit Kompensationsmechanismen gleichzusetzen sind. Daher ist das System nach einer gewissen Zeit nicht mehr in dem gleichen Zustand wie vor dem Verletzungsereignis. Es hat sich nur dahingehend verändert, dass der Schmerz nicht mehr wahrgenommen wird. Und genau da droht eine böse Falle. Ich spreche in diesem Zusammenhang gerne von einem Störfeld (die Neuraltherapeuten mögen Nachsicht mit mir haben). Wenn ein bestimmtes Körperareal nicht optimal, das heißt seiner eigentlichen Funktion entsprechend funktioniert, kann es ein Störfeld für den gesamten Organismus sein. Leider lässt es die knapp bemessene Zeit in unserem Gesundheitssystem meistens nicht zu, eine intensive Untersuchung, wie es die Ursache-Wirkung-Zusammenhänge unseres Köpers verlangen, vorzunehmen. Daher müssen die Spezialisten, die um eine Lösung Ihrer Beschwerdesymptomatik bemüht sind und entsprechend gründlich vorgehen, diese Untersuchung als Selbstzahlerleistung abrechnen, um den zeitlichen Aufwand finanziell abzubilden. Daran ist auch nichts Verwerfliches, immerhin zahlt der Kunde ja auch gerne mehr für qualitätsvolle Autoreifen oder Schuhe. Und in einem sind wir uns wohl alle einig: Wir haben nur diesen einen Körper, dessen Ressourcen nicht unendlich sind. Entweder gehen wir respektvoll mit ihm um oder dürfen uns nicht wundern, wenn er eines Tages rebelliert. Und wenn wir im Umgang mit unseren Füßen, dem Fundament unserer Mobilität, keine Vorsicht walten lassen, besteht, wie Sie nun wissen, die Gefahr, auch an anderen Stellen des Körpers Beschwerden zu entwickeln ...

2 Der Fuß im Schuh

2.1 Gut geschützt?

Da unsere Füße so ein großartiges Sinnesorgan sind, mit dem wir viele Eindrücke erfassen können und das zudem bestens mit unserem Körper vernetzt ist, sollte man meinen, es sei eine gute Idee, sie zu schützen, indem sie in Socken und Schuhe gepackt werden. Dabei tun wir unseren Füßen damit meist gar keinen Gefallen. Wenn Sie jetzt aufschrecken und denken, ich wolle Sie dazu auffordern, nur noch barfuß herumzulaufen, kann ich Sie beruhigen. Aber ich möchte Sie dazu bringen, über Ihr Schuhwerk nachzudenken. Wenn Sie Ihre Hände im Winter in Handschuhe stecken, sind sie gut gegen Kälte geschützt, gleichzeitig jedoch ist ihre Sensibilität stark reduziert. Mit den Handschuhen gehen Sie also einen Kompromiss ein – und ich bin ein Fan von Kompromissen. Ob privat oder beruflich: Den einzig wahren und richtigen Weg gibt es nicht. Auch beim Thema Schuhe streiten sich die Gelehrten. Wer die Widmung in diesem Buch zur Kenntnis genommen hat, der ahnt, dass ich selbst ziemlich oft Kompromisse beim Schuhwerk meiner Kinder eingehen muss. Denn für meine Tochter und meinen Sohn steht wie bei den meisten Menschen die Optik des Schuhs im Vordergrund. Da treffe ich mit meinen ärztlichen Rat- und Vorschlägen in der Regel auf taube Ohren und ein müdes Achselzucken. Also wundern Sie sich bitte nicht, wenn Sie nach der Lektüre dieses Kapitels Ihre Liebsten zum richtigen Schuhwerk bekehren möchten und die Resonanz im besten Fall ein überraschtes Kopfschütteln ist. Manchmal braucht es eben ein wenig mehr Zeit bis zur Erkenntnis ...

»Alle Ding' sind Gift und nichts ohn' Gift. Allein die Dosis macht, das ein Ding kein Gift ist.«

Mit diesem Satz hat sich einst der Arzt und Chemiker Theophratus Bombast von Hohenheim, besser bekannt als Paracelsus (1493–1541), vor Gericht gegen den Vorwurf verteidigt, er habe seinen Patienten Gift verabreicht. Ein weiser Satz, der sich auch wunderbar auf unser Leben mit Schuhen übertragen lässt: Mann bzw. Frau kann jeden Schuh tragen, sollte dabei allerdings auf Abwechslung achten und sich der Vor- und Nachteile des jeweiligen Schuhwerks bewusst sein. Laufen Sie hingegen tagein, tagaus in ungesundem Schuhwerk herum, laufen Sie Gefahr, Beschwerden zu entwickeln.

Dass Schuhe ihre Berechtigung haben, darin sind wir uns wohl alle einig: Sie schützen unsere Füße vor Kälte, Dornen, Scherben und sonstigem Ungemach des Alltags. Nur in Schuhen können wir uns schnell und sicher auf unbekanntem Terrain bewegen, ohne uns zu verletzen. Das wusste schon der Urmensch und wickelte sich Tierfelle um Füße und Waden. Ein neuzeitlicher Schuh kann aber noch mehr, zum Beispiel die Persönlichkeit unterstreichen und sogar das Bein optisch verlängern. Insofern hat der Schuh für viele Menschen neben seiner reinen Schutzfunktion auch eine – nicht selten wichtigere – modische Funktion. Fragen Sie mal meine Kinder! Schon seit jeher stand der Schuh in enger Verbindung zu gesellschaftlichem Status und der Gruppenzugehörigkeit seiner Trägerin/seines Trägers. Im alten Ägypten beispielsweise lief das einfache Volk ohne Schuhe durch den Sand, reiche Leute hatten immerhin Latschen aus Leder und die

Priester Papyrussandalen an den Füßen. Nur dem Pharao war es vorbehalten, prächtige Sandalen aus Gold- oder Silberblech zu tragen. Bei den alten Griechen und Römern gab es ebenfalls feste Vorschriften, wer welchen Schuh mit welcher Verzierung tragen durfte. Und während der Herrschaft Ludwigs XIV. durfte niemand außer dem Sonnenkönig selbst und seinen Höflingen Schuhe mit roten (übrigens ziemlich hohen) Absätzen anziehen. Verschiedene Schuhtypen für verschiedene Berufs- und sonstige Gruppen gibt es bis heute: Der Banker trägt glänzende Lederschuhe, der Arbeiter funktionelle Sicherheitsschuhe, Jugendliche definieren sich über ihre Marken-Sneakers.

Der Schuh, so wie wir ihn kennen, besteht aus zwei Teilen: aus dem Schaft, der sich häufig aus mehreren miteinander vernähten oder verklebten Einzelteilen oder Schichten zusammensetzt, und aus dem Boden, der mindestens aus einer Sohle besteht. Bereits Eismann »Ötzi«, der vor rund 5.300 Jahren lebte, hatte eine Art Schuhwerk an den Füßen, das mit seinem funktional optimierten Aufbau an das Leben im Hochgebirge angepasst war. Neben einem Schnürsenkel verfügte der Ötzi-Schuh über einen Schaft aus Rindsleder, dessen wasserabweisende haarige Seite nach außen zeigte. Die Sohle bestand aus einem isolierenden Bärenfell, dessen Haarseite wiederum nach innen lag, damit Ötzis Füße es möglichst warm hatten. Gras und Heu im Schuh bildeten eine zusätzliche Isolierschicht und polsterten den Fuß gut ab. Sogar an eine »Profilsohle« hatte der kluge Mann gedacht, denn an der Unterseite der Sohle wurde ein quer und überkreuz verlaufender Lederstreifen angebracht. Auch Schaft und Sohle wurden mittels Lederbändchen miteinander verbunden. So geschützt konnte Ötzi gut durchs Hochgebirge ziehen und war seinem Schuhwerk sei Dank in der Lage, schnell zu flüchten, wenn nötig. So ein Schuh ist also erst mal eine rein praktische Erfindung. Aber was hat Menschen auf die Idee gebracht, Schuhe mit Absätzen zu kreieren? Eindeutig geklärt ist diese Entwicklung zwar nicht, aber es gibt immerhin Theorien dazu. So könnten Absatzschuhe zum Beispiel das Reiten mit Steigbügeln erleichtert haben, weil sich der Absatz einhängen ließ. Aber auch die katastrophalen Zustände auf den Gehwegen mit Schlamm, Unrat und Pfützen könnten höheres Schuhwerk bewirkt haben. Zunächst griff man beim Gang auf den Markt, zum Nachbarn oder in die Wirtschaft auf den sogenannten Überschuh zurück, der im Grunde nur aus einer hohen Korksohle bestand und in den man mit dem eigentlichen Schuh hineinschlüpfte, bevor er mithilfe eines Lederriemens am Unterschenkel befestigt wurde. Erst im 16. Jahrhundert entwickelte sich der Absatz zu einem modischen Accessoire. In Spanien mit plateauartigen Sohlen beginnend verbreitete sich die sogenannte Chopine rasch nach England, Frankreich und Italien. Die schon damals modebewussten Venezianerinnen stolzierten auf bis zu einem Meter hohen Schuhen durch die Lagunenstadt, entweder von Gehstöcken oder Bediensteten gestützt.

Im 17. Jahrhundert ist der Absatz fest in die Schuhgesellschaft integriert. Frauen wie Männer nutzen ihn, um Gang und Körperhaltung zu beeinflussen. Den Frauen gelingt aufgrund der veränderten Beckenstellung eine Betonung ihres Dekolletés und ein vornehm-erotischer Gang, während die Männer in ihren Absatzschuhen größer und damit bedeutender erscheinen wollen. Heute heißen solche »Mach mich größer«-Treter Liftup-Schuhe, die den Absatz unsichtbar integriert haben und deren Hersteller mit Slogans wie »In drei Sekunden sechs Zentimeter größer« werben.

Und was hat sich die Damenwelt gefreut, als Schuhe auf den Markt kamen, die eine wunderschöne Gesäßform allein durchs Tragen dieser Wunderschuhe versprachen, nach dem Motto: Ich schlafe mich schlank und modelliere beim Gehen einen attraktiven Po. Zu schön, um wahr zu sein – doch für die Industrie hat es sich wahrscheinlich gelohnt ...

Der Schuh hat also schon eine ziemlich lange und bewegte Geschichte. Da könnte man vermuten, dass inzwischen der perfekte Schuh entwickelt worden ist. Aber vieles, das uns als fortschrittlich und für unsere Füße nützlich angepriesen wird, ist reines Marketing. Dass ein gesunder Schuh nicht teuer sein muss, ein schöner Schuh hingegen seinen stolzen Preis hat, merke ich immer dann, wenn ich meine Frau mal wieder beim Schuhshoppen begleite. Über meinen eigenen Schuheinkauf muss ich nicht viele Worte verlieren, denn wer seit Jahrzehnten mit Schuhgröße 49 und auf breitem Fuß lebt, hat es aufgegeben, in Schuhgeschäften erfolgreich zu sein. Die zwei oder drei Exemplare, die man im Laden findet, hätten selbst den Geschmack meines Großvaters nicht getroffen.

2.2 Wenn der Schuh stinkt

Der Markt für Schuhe (in Normgrößen) ist riesig. 2019 wird der Umsatz mit Schuhwerk allein in Deutschland voraussichtlich bei rund 13 Milliarden Euro liegen. Damit gehört Deutschland zu den wichtigsten Märkten weltweit. Der jährliche Umsatz mit Schuhen liegt bei etwa 160 Euro pro Kopf, wobei die meisten Schuhe, die in Deutschland verkauft werden, aus China und Vietnam kommen. Die dortigen Produktionsbedingungen sind nicht unser Thema, was mir als Orthopäde jedoch Sorgen bereitet, ist die Tatsache, dass der stationäre Handel zugunsten des Online-Handels zurückgeht. Die Folge: Noch weniger Fachberatung! Das heißt noch mehr Beschwerden an den Füßen und letztlich am gesamten Bewegungsapparat. Denn selbst der beste Schuh am falschen Fuß oder in der falschen Größe ist genauso schlecht wie ein minderwertiger Schuh. Nun möchte ich die großen Schuh-Exportländer nicht unter Generalverdacht stellen, aber gerade hier entstehen viele Exemplare, die gesundheitsgefährdend sind. Wenn ein deutscher Importeur im Durchschnitt nicht mehr als vier Euro für ein Paar Schuhe bezahlen muss, kann das nur auf Kosten der Qualität funktionieren. Daher mein Rat: Kaufen Sie Schuhe niemals, ohne sie vorher einer gründlichen Prüfung unterzogen zu haben. Dabei sollten Sie zunächst auf das *Material* achten. Vertrauen Sie dabei ruhig Ihrem Geruchssinn, denn ein Schuh aus gutem Material riecht natürlich und verursacht kein giftiges Beißen in der Nase. Betreten Sie einfach mal einen Schuhdiscounter mit geschärftem Riechorgan. Sie werden sofort merken, was ich meine. Vor allem Schnäppchen-Sneakers riechen oft unangenehm nach Kunststoff. Ich selber bin schon tüchtig auf die Nase gefallen, indem ich mir – gegen den Rat meiner Frau – vermeintlich gute Motorradstiefel über einen großen Online-Versandhändler bestellte. Dass der Verkäufer in Asien ansässig war, beunruhigte mich nicht. Voller Freude nahm ich das Paket drei Wochen später entgegen. Doch kaum hatte ich es geöffnet, stieg mir ein beißender Geruch in die Nase. Gute Lederstiefel riechen anders! Und so fackelte ich nicht lange, und die Stiefel landeten in der Mülltonne. Was da zum Himmel stinkt, ist ein Giftcocktail aus Weichmachern & Co. Sogar in synthetischen Kinderschuhen können gefährliche Substanzen wie Polyzyklische Aromatische Kohlenwasserstoffe (PAK) enthalten sein. Das Perfide daran: Die Giftstoffe werden durch die Socken hindurch über die Haut aufgenommen und können daher in vielen Fällen zu Hautausschlägen führen. Zudem ist wissenschaftlich bewiesen, dass PAK zu den krebserregenden Stoffen gehört. Aber auch Lederschuhe sind kein Gesundheitsgarant. Da beim Gerben der Tierhäute heute überwiegend Chrom-III-Salze eingesetzt werden (Chromgerbung), kann es durch unsachgemäße Produktionsmethoden zur Entstehung des gesundheitsschädlichen Chrom VI kommen. Dieser Stoff ist ein Allergen, das sich aufgrund der Oxidation noch lange nach der Produktion bilden kann. Wie die PAK, so können auch die Chrom-VI-Verbindungen zu schweren chronischen Hautausschlägen führen, wenn sie über den Fußschweiß vom Schuh durch die Socken in die Haut gelangen. Schlimmer noch ist der direkte Hautkontakt, wie er bei Ledersandalen und Ballerinas üblich ist. Die Entstehung schwerer Hautekzeme ist dabei keine Seltenheit. Schätzungen zufolge leiden in Deutschland mittlerweile über eine halbe Million Menschen unter einer Chrom-VI-Sensibilisierung. Weitere Gifte, die häufig in modischem Schuhwerk verarbeitet werden, sind Schwermetalle wie Cadmium und Blei oder auch das umweltschädliche Formaldehyd. Die gesundheitlichen Folgen können von Allergien über Müdigkeit und Schwächung des Immunsystems bis hin zu einem erhöhten Krebsrisiko reichen. Der Stoff Triclosan wiederum, der mitunter eingesetzt wird, um den Sportschuh bakterienresistent zu machen, kann bei dem Träger der Schuhe nicht nur Allergien und Leberschäden hervorrufen, sondern auch zu einer Antibiotikaresistenz führen.

Fazit: Wer billig kauft, gefährdet unter Umständen seine Gesundheit.

Lassen Sie sich also weder von der Optik noch vom Preis blenden. Vertrauen Sie lieber auf Ihren Geruchssinn.

2.3 Wenn der Schuh drückt

Sie haben sich per Mausklick für Ihren Traumschuh entschieden? Während Sie auf das Paket warten, stellen Sie sich bereits vor, mit welchen Outfits Sie den schicken Schuh kombinieren werden. Wenn das ersehnte Paket dann endlich eintrifft, ist Ihr Gefühl für die Passform womöglich getrübt. »Na ja, der Schuh ist zwar etwas eng, aber jetzt zurückschicken und noch mal tagelang warten? Der wird sich bestimmt noch weiten ...« Manch einer und manch einem mag auch Omas Spruch in den Sinn kommen: Wer schön sein will, muss leiden. Doch Vorsicht: In den seltensten Fällen wird der Schuh nach längerem Tragen besser, geschweige denn hundertprozentig passen. Stattdessen setzen wir unsere (Fuß-)Gesundheit aufs Spiel.

Als wir klein waren, gingen unsere Eltern natürlich in ein Schuhfachgeschäft, um uns Schuhe zu kaufen. Dort wurde das Kinderfüßchen erst mal fachmännisch vermessen, damals mit dem Messschieber (auch Schieblehre genannt), heute mit dem 3D-Scanner. Schließlich ging es darum, dass sich die kleinen Füße tadellos entwickeln. Irgendwann wurden wir größer und lernten, die Messmethoden der Schuhfachverkäuferin selber anzuwenden: In den erwählten Schuh schlüpfen und mittels Druck auf die Schuhspitze prüfen, ob die Zehen vorne anschlagen oder ob der Fuß noch eine Daumenbreite Luft im Schuh hat. Warum also kostbare Zeit verlieren und eine Fachverkäuferin ansprechen? Kritisch wird's, wenn das ausschlaggebende Kriterium eines Tages nur noch »Cool!« oder »Todschick!« lautet. Da kann so ein spießiges Argument wie »Fußgesundheit« nicht mithalten. Die Konsequenzen erleben meine Kollegen und ich täglich in der Praxis. Ich erinnere mich zum Beispiel an einen Fall, mit dem mein neuer Kollege, der bislang nur operiert hatte, konfrontiert wurde: Es handelte sich um einen 14-Jährigen, der in Begleitung seiner Mutter bei uns vorstellig wurde. Seit ungefähr drei Wochen litt er zunehmend unter Schmerzen in beiden Vorfüßen. Mein Kollege führte zunächst ein Anamnesegespräch mit dem Jungen und stellte schließlich – nach einer intensiven, aber unauffälligen Untersuchung der Füße – die Diagnose, dass eine Überlastung durch zu viel Sport vorliege, weshalb eine Sportpause nötig sei. Bei der Kontrolluntersuchung, die wenige Wochen später, erfolgte, waren die Beschwerden allerdings unverändert – trotz Schonung. Nun zog mein Kollege mich zu Rate. Da auf seine Untersuchungsmethoden am Fuß hundertprozentig Verlass war, konnte ich davon ausgehen, dass das Problem woanders liegen musste. »Hast du überprüft, ob die Sportschuhe zu eng sind?«, fragte ich nach. Hatte er noch nicht, holte es aber bei nächster Gelegenheit nach. Und siehe da: Der Schuh war zu klein. Glücklicherweise wurde das Problem noch rechtzeitig erkannt. Denn mit der Zeit führen zu kleine Schuhe zunächst zu Druckstellen und schließlich – wegen einer Schonhaltung, um den Schmerzen zu entgehen – zu einem veränderten Gangbild, was wiederum eine Fehlbelastung und damit frühzeitige Verschleißerscheinungen und Fehlstellungen hervorrufen kann.

Trotzdem zwängen sich die allermeisten Menschen ab dem Teenageralter in zu kleines oder zu enges Schuhwerk. Aber auch zu große Schuhe können dem Fuß Probleme bereiten. Deswegen wäre es auch ein Fehler, dem Kind einen deutlich zu großen Schuh zu kaufen mit dem Argument: »Es wächst ja so schnell …« Denn leider ist der Fuß ziemlich bequem veranlagt: Wenn er viel bekommen kann, ohne etwas dafür tun zu müssen, nimmt er es, obwohl er es eigentlich gar nicht gebrauchen kann. In der Hinsicht ist er nicht anders als viele von uns. Der Fuß nimmt also auch den ihm angebotenen Platz, obwohl er ihn nicht braucht und es ihn sogar schwächt: Da die Greiffunktion der Zehen in jedem Schuh, vor allem jedoch in Absatzschuhen, unnütz ist, wird sie eingestellt. Infolgedessen verkümmert die Fußmuskulatur, und das Fußgewölbe flacht ab. In dieser Hinsicht sind übrigens auch die so beliebten »löchrigen« Kunststofftreter eine Katastrophe. Kein Wunder also, dass nicht nur übergewichtige Kinder und Jugendliche immer häufiger einen (breiten) Spreizfuß haben.

Neben der Passform spielen auch die Dämpfung des Schuhs und die Festigkeit der Sohle eine entscheidende Rolle. So tut die scheinbar gesundheitsorientierte Weiterentwicklung des Schuhwerks unseren von der Natur perfektionierten Füßen leider gar nicht gut. Eigentlich sollte man ja erwarten, dass Verletzungen und Beschwerden dank modernster Schuhtechnik rückläufig sind, doch das Gegenteil ist der Fall: Wir Bewegungsmediziner stellen fest, dass die Anzahl von Beschwerden und Verletzungen im Fußbereich zunimmt. Keine Frage, sportlich aktiv zu sein, ist das A & O für ein gesundes Leben, in den falschen Schuhen aber ist Sport Fußmord. Denn die Industrie hält nicht unbedingt, was sie verspricht. Zur Veranschaulichung ein Blick aufs Auto: Damit wir auch auf unbefestigten Straßen sicher fahren können, haben Autos ein gefedertes Fahrwerk. Das wurde vom Autohersteller optimal eingestellt, um die Kontrolle über unser Gefährt auch in brenzligen Situationen zu gewährleisten. Würde ein weiteres gefedertes Fahrwerk unter dem bestehenden die Fahrsituation besser und sicherer machen und das ursprüngliche Fahrwerk schonen? Die Antwort ist selbstverständlich »Nein«! Vermutlich würde es das Fahren sogar unsicherer machen. Nicht anders verhält es sich mit unserem »Fahrwerk«, den Füßen, die mit ihrem Spiralgewölbe und einer Vielzahl von Bändern und Muskeln natürlicherweise über das beste Dämpfungssystem der Welt verfügen. Stecken wir dieses nun in

Schuhe mit einem zusätzlichen Dämpfungssystem, sind Beschwerden im Grunde vorprogrammiert, denn je mehr Dämpfung der Schuh anbietet, desto höher ist die Gefahr eines falschen Bewegungsablaufs, der wiederum Fehlbelastung der Füße und somit des gesamten Körpers zur Folge hat. Würden Sie in der Stadt barfuß über den Asphalt joggen, ist davon auszugehen, dass Sie über kurz oder lang einen harmonischen Laufstil annähmen. Ihnen bleibt nämlich gar keine andere Wahl: Würden Sie – statt über den Vorfuß(ballen) – nur über die Ferse abfedern, hätten Sie schon bald ziemliche Fersenschmerzen, denn die Ferse besitzt von Natur aus keinerlei Dämpfung. Wenn wir nun meinen, uns und unserer Ferse etwas Gutes zu tun, indem wir Schuhe mit einem Dämpfungssystem im Fersenbereich anziehen, fördern wir damit den widernatürlichen Fersengang. Bei jedem Auftreten stemmt sich die Ferse gegen die Laufrichtung und weit vor dem Körper gegen den Schuh. Zum einen geht dabei Energie für die Abstoßbewegung verloren, zum anderen setzen wir die Gelenke, Sehnen und Muskeln unseres auftretenden Beines jedes Mal einer Stauchbelastung aus. Unnötigerweise wird auch der Schrittabstand größer, wodurch wiederum der Körper gezwungen wird, eine starke Auf- und Abwärtsbewegung zu vollziehen, statt sich möglichst gleichmäßig und zielgerichtet in Laufrichtung zu bewegen. Beim Barfußläufer ist der Schrittabstand automatisch viel kürzer, so dass der Fuß viel näher vor dem Körper aufsetzt und die Bewegung des Oberkörpers weniger ausladend, sprich harmonischer ist. Ich will Sie nicht barfuß durch die Stadt flitzen sehen, aber Ihr Fuß sollte auch nicht wie auf Wolken fliegen. Eine gute Dämpfung verführt zum falschen Gehen und Laufen ... Auch meine Familie ist nicht davor gefeit. Als Vorschulkind neigte mein Sohn zum Zehenspitzengang, was ich als Orthopäde natürlich nicht durchgehen lassen konnte. Also machte ich ihn immer wieder darauf aufmerksam, hielt ihn dazu an, mit der Ferse aufzutreten, um auf diese Weise schließlich einen harmonischen Gang über den Vorfuß(ballen) zu erzielen. Zu diesem goldenen Mittelweg kam es jedoch nicht, stattdessen habe ich meinen Sohn zu einem Fersenläufer erzogen. Da Fersenläufer beim Fußball einer besonders hohen Belastung ausgesetzt sind, muss ich mich inzwischen regelmäßig mit den Fersenschmerzen meines Sohnes auseinandersetzen. Fersengang – gefördert von perfektionistischen Vätern und »gut« gedämpften Sportschuhen – in Kombination mit dem Wachstum während der Pubertät führt bei vielen fußballspielenden Kindern zu starken Beschwerden im Rückfuß. Aber auch zahlreiche erwachsene Fersenjogger leiden unter Problemen am Rückfuß, die sie mit vermeintlich toller Dämpfung im Joggingschuh nur verschlimmern.

Fazit: Wer Fußbeschwerden vermeiden will, steckt seine Füße am besten so oft wie möglich in passende oder gar keine Schuhe.

2.4 Schöne bunte Schuhwelt

Die deutsche Frau kommt im Schnitt auf zwanzig Paar Schuhe, und zwar ohne Sport- und Hausschuhe. Der deutsche Durchschnittsmann bringt es immerhin auf zehn Schuhpaare. Womit mal wieder meine Überdurchschnittlichkeit bewiesen wäre, denn aufgrund meiner Fußform und -größe neige ich dazu, gleich zwei Paar von einem passenden Schuh zu kaufen. Mit der Zeit haben sich so etwa 25 Schuhpaare angesammelt, viele davon allerdings noch neu und unbenutzt, weil ich wie die meisten Männer ein Paar Schuhe so lange trage, bis sie den Geist bzw. die Sohle aufgeben. Gute Lederschuhe hingegen halten bei guter Pflege Jahre, wenn nicht gar Jahrzehnte. Und im Gegensatz zu Rock oder Hose, Bluse oder Hemd haben Schuhe den Vorteil, dass sie auch noch passen, wenn wir an Gewicht zulegen. Bis sich eine Schuhgröße verändert, können nämlich Jahre vergehen.

Umso eifriger arbeiten die Schuhdesigner daran, uns mit immer neuen Formen und Modellen zum Kauf zu verleiten. Dabei sind natürlich nicht alle Arten auch gesund für unsere Füße. Einigen Schuhen sieht man es an, andere hingegen verbergen ihre nachteiligen Effekte auf Fuß und Körper recht geschickt. Aufgrund der Vielzahl an verschiedenen Schuhtypen kann ich nicht auf jeden einzelnen Schuhtyp eingehen. Allein bei den Damenschuhen komme ich auf gut vierzig: Ankle Boots, Badeschuhe, Ballerinas, Barfußschuhe, Bikerboots, Boots, Bootsschuhe, Brautschuhe, Budapester, Business-Schuhe, Chelsea Boots, Clogs, Cowboy-Stiefel, Dandy-Schnürer, Desert Boots, Dianette, Espadrilles, Flats, Flipflops, Ghillies, Gummistiefel, Halbschuhe, Hausschuhe, High Heels, Hochfrontpumps, Hüttenschuhe, Keilabsatzschuhe, Kitten Heels, Loafers, Mokassins, Moonboots, Overknees, Pantoletten (Mules), Peeptoes, Plateauschuhe, Pumps, Reiterstiefel, Riemchensandalen, Römersandalen, Sabots, Sandalen, Sandaletten, Schaftsandaletten, Schnürschuhe, Slings, Slipper, Sneaker, Spangenpumps, Stiefeletten, Stilettos, T-Strap-Schuhe, Trekkingschuhe, Turnschuhe, Weitschaftstiefel, Zehentrenner. Lieber konzentriere ich mich auf die verschiedenen Schuh*formen*, um Ihr Gespür für die jeweiligen Vor- und Nachteile zu schulen. Fangen wir an mit dem Normal- oder auch *Alltagsschuh*: Dieses Modell verzichtet idealerweise auf extravagante Formen, hat ein atmungsaktives Obermaterial und eine Sohle, die sich der Jahreszeit anpasst und weder zu dünn noch zu dick ist. Als Alltagsschuh empfehle ich atmungsaktive Lederschuhe vertrauensvoller Hersteller, natürlich ohne Chrombelastung. Achten Sie darauf, dass der Vorfuß nicht eingeengt wird. Insofern wirkt sich der *»Schnabelschuh«* mit seiner spitz zulaufenden Form besonders nachteilig auf Groß- und Kleinzehe aus und begünstigt somit die Entstehung einer Ballenzehe (Hallux valgus, siehe Seite 119), aber auch von Hühneraugen (siehe Seite 110). Immerhin werden die Füße ja auch permanent zusammengequetscht.

Plateauschuhe sind ebenfalls problematisch, weil der Abrollvorgang gestört ist. Der Fuß neigt dazu, auf den Boden zu platschen. Und das im Regelfall harte Plateau erzeugt beim Auftreten eine Stoßenergie in das jeweilige Bein, was wiederum zu schmerzhaften Veränderungen an Muskeln, Bändern und Gelenken führen kann. Außerdem besteht ein erhöhtes Verletzungsrisiko durch Umknicken.

Das gleiche gilt für *High Heels,* die dank des hohen punktförmigen Absatzes zwar ein langes Bein machen, dafür aber einen hohen Druck auf den Vorfuß erzeugen. Dadurch werden die Sehnen und Knochen in diesem Bereich um ein Vielfaches stärker belastet als in einem Normalschuh und die anatomischen Strukturen überstrapaziert. Die Folgen sind anfangs Vorfußbeschwerden, später dann Spreizfüße und Krallenzehen, da das Quergewölbe nicht mehr dagegenhalten kann. Da High Heels zudem oft eine spitze Form haben, entwickelt ihre Trägerin wahrscheinlich mit der Zeit eine Ballenzehe.

Sind *Turnschuh*träger also besser dran? Wer durchs Leben joggt, auf jeden Fall, insbesondere auf hartem Untergrund, denn dann ist eine Dämpfung von Vorteil. Allerdings sollte diese gleichmäßig unter dem Schuh verteilt sein und nicht überwiegend unter dem Rückfuß, denn unser körpereigenes Spiral-Dämpfungssystem befindet sich im vorderen Teil des Fußes. Rauben wir diesem den wichtigen Bodenimpuls, schwächen wir dadurch auf Dauer unsere Fußmuskulatur. Insofern sind (gedämpfte) Turnschuhe – aller Mode zum Trotz – nichts für den Alltag. Die Dämpfung im Schuh vermittelt uns zwar ein angenehmes Gefühl, doch wird die Fußmuskulatur jahrelang vernachlässigt, wächst die Wahrscheinlichkeit, dass es spätestens in der zweiten Lebenshälfte vorbei ist mit dem schmerzfreien Laufen. Rückfußdämpfung verführt darüber hinaus zum widernatürlichen Fersengang. Aber bringen Sie das mal einem pubertierenden Jungen oder einer jungen Frau bei ... Hinzu kommt, dass sich der Fuß in Turnschuhen mit Dämpfungssystem einige Zentimeter über dem Boden befindet, wodurch das Risiko umzuknicken steigt. Daher treten bei Turnschuhträgern immer häufiger auch Überlastungsschäden an Bändern und Sehnen im Fußbereich auf, unter anderem Instabilitäten sowie Reizungen der Achillessehne.

Eine gute Alternative sind *Sneakers,* wobei der Fuß nicht zu viel Platz haben sollte; sonst droht, wie wir wissen, der Spreizfuß. Der Vorteil von Sneakern liegt in der relativ dünnen und flexiblen Sohle, die es dem Fuß ermöglicht, wenigstens ein paar Impulse vom Untergrund aufzunehmen.

Insbesondere bei heißen Temperaturen bieten *Zehentrennersandalen* dem Fuß eine gute Belüftung und engen ihn nirgends ein. Der Nachteil: Der Raum zwischen dem ersten und zweiten Zehengelenk wird gespreizt, während der Fuß in bzw. auf der Sandale keinen richtigen Halt findet. So entwickelt sich ein schlürfender Gang, und die Zehen müssen ständig versuchen, den Fuß in der Sandale zu stabilisieren, indem sie die Krallenzehstellung einnehmen. Diese Zehenstellung hat leider weder einen positiven Einfluss auf die Fußmuskulatur, noch kann sie den Spreizfuß verhindern. Dafür sind Krallenzehen und Fersenschmerzen aufgrund der nicht vorhandenen Dämpfung im Rückfußbereich sehr wahrscheinlich.

Angesichts all dieser Nachteile müssten *Ballerinas* dem Fuß doch sehr entgegenkommen, schließlich ist dieser Schuh ja ein Hauch von nichts und daher eigentlich als Barfußschuh zu bezeichnen: Das Obermaterial ist dünn und flexibel, die Sohle flach. Leider übersehen wir dabei einen entscheidenden Makel: Der Gummizug an den Zehen und im Fersenbereich drückt den Schuh an den Fuß, damit der nicht runterrutscht. Dadurch werden die Zehen jedoch zusammengedrängt und gleichzeitig etwas angehoben, was den natürlichen Gang unmöglich macht. Wer zudem fälschlicherweise mit der Ferse auftritt, bekommt die Folgen in der Beinstruktur zu spüren.

Wer nun meint, auf Nummer sicher zu gehen, indem er sich sogenannte *Gesundheitsschuhe* mit leicht bogenförmig verlaufender Sohle zulegt – mich erinnern die immer an diese alten Tintenlöscherstempel –, den muss ich leider enttäuschen, denn auch sie verhindern einen natürlichen Gang. Diese Schuhe haben zwar den Vorteil, dass sie vermehrt die Muskulatur im Unterschenkelbreich aktivieren und somit Instabilitäten reduzieren können, trotzdem muss der Abrollvorgang über den Fersenbereich erfolgen, weshalb ich nicht viel von dieser Schuhform halte.

Und wie sieht es mit den wahren Barfußschuhen aus? Mit diesen soll man schließlich das Barfußlaufen nachempfinden können. Voraussetzung dafür ist eine sehr flexible, dünne Sohle und ein geringes Gewischt (maximal 350 Gramm).

Sogenannte Zehenschuhe umschließen außerdem jeden einzelnen Zeh. Hierin ähneln sie Handschuhen. Ich muss gestehen, dass ich die Träger dieser Schuhe anfangs ein wenig belächelt habe. Doch je mehr ich über Füße, ihre Bedürfnisse und Wirkungsweisen wusste, desto klarer wurde mir, dass so ein »komischer« Schuh durchaus Vorteile für seinen Träger hat. Heutzutage ist der Barfußschuh längst nicht mehr so auffällig – es gibt Modelle, die äußerlich kaum von herkömmlichen Schuhen zu unterscheiden sind. Wer Barfußschuhe tragen möchte, muss also weder seine Zehen einzeln betonen, noch zwangsläufig Neopren oder knallige Farben tragen. Wer sich nun fragt, ob der Fuß in einem Barfußschuh weniger geschützt ist: Die modernen Materialen bieten einen ausreichenden Schutz gegen Nässe oder scharfe Gegenstände. Doch selbst Barfußschuhe sind kein Allheilmittel. Vielmehr ist jeder von uns dazu aufgerufen, das für ihn perfekte Zusammenspiel von Schuhwerk und Gangart (siehe Seite 66) zu finden, um seine Gesundheit auf diese Weise positiv zu beeinflussen.

Neue Schuhe gefällig?
Die 6 goldenen Regeln des Schuhkaufs

1. *Die Schuhe müssen sich nach den Füßen richten!*
   Der schönste Schuh ist Gift für ihren Fuß, wenn er in Länge und Weite nicht hundertprozentig passt. Da sich die Zehen bei der Abrollbewegung um etwa 0,5 Zentimeter verschieben können, brauchen sie vorne entsprechenden Freiraum. Die Ferse hingegen muss fest umschlossen sein, damit der Fuß Halt im Schuh findet.
2. *Achten Sie auf Material und Verarbeitungsqualität!*
   Weiches Leder ist klimatechnisch besonders günstig. Es soll sich gut an den Fuß schmiegen und ihm ausreichend Platz in Höhe, Breite und Länge bieten. Der Schuh muss

bereits beim Anprobieren sitzen. Verlassen Sie sich nicht auf Sätze wie »Der weitet sich noch« oder »Der läuft sich noch ein«. Entweder passt der Schuh bei der Anprobe – oder er wird nicht gekauft. Auch ein online bestellter Schuh muss folglich wieder zurück zum Händler und darf Ihrem Fuß nicht aus Bequemlichkeit schaden.

3. *Die Schuhsohle muss flexibel und dünn sein!*
Machen Sie daher den Biegetest: Biegen Sie Fersenschluss und Schuhspitze aufeinander zu. Wenn sich die Sohle zu einem »U« formen lässt, ist der Schuh ausreichend flexibel.
4. *Je flacher der Schuh, umso besser!*
Zum einen erhöhen wir mit jedem Zentimeter Absatz die Last auf unserem Fußballen, zum anderen ist der natürliche Abrollvorgang gestört. Natürlich dürfen Sie auch mal auf einen hohen Schuh zurückgreifen – schließlich gibt es dafür genügend Anlässe. Aber behalten Sie stets Paracelsus im Hinterkopf: »Die Dosis macht das Gift.«
5. *Geben Sie sich nicht mit halben Sachen zufrieden!*
Beim Anprobieren sollten Sie sich nicht nur auf einen Fuß beschränken, um Zeit zu sparen. Schließlich sind unsere Füße fast nie gleich lang und gleich breit. Wenn Sie Rechtshänder sind, ist höchstwahrscheinlich auch Ihr rechter Fuß größer, beim Linkshänder ist es umgekehrt. Außerdem nehmen unsere Füße mit den Jahren an Breite und Länge zu. Daher klammern Sie sich bitte nicht zu sehr an Ihre Schuhgröße nach dem Motto: »Ich hatte schon immer Schuhgröße 38!« Ich kenne viele Frauen, die ihre Füße deshalb in viel zu kleine Schuhe quetschen. Ich kann diese gequälten Füße dann förmlich schreien hören ...
6. *Nutzen Sie den optimalen Zeitpunkt für die Anprobe!*
Die meisten von uns wissen, dass Füße im Laufe des Ta-

ges anschwellen. Insbesondere an heißen Sommertagen dehnen sie sich aus. Daher sollten Sie Schuhe am besten nachmittags oder zum Abend hin anprobieren. Grundsätzlich gilt, dass unsere Füße kurz nach dem Aufstehen am kleinsten sind.
Berücksichtigen Sie beim Anprobieren auch Ihre tägliche Stehbelastung, denn bei stehenden Tätigkeiten schwillt der Fuß stärker an als beim Sitzen. Und Ihre Schuhe sollen ja auch nach zehnstündigem Tragen noch bequem sein.

Indem Sie diese goldenen Schuhkaufregeln beherzigen, können Sie Ihrem Fuß bereits manchen Kummer ersparen.

2.5 Wie Schuhe unser Wohlbefinden beeinflussen

Dass unsere Füße auf die Gesamtstatik unseres Körpers wirken, wissen Sie bereits. So können Kopfschmerzen durchaus die Folge eines unversorgten Knickfußes sein. Insofern liegt es nahe, dass auch der Schuh Einfluss auf unsere Gesundheit ausüben kann. Und damit meine ich nicht nur Zehenveränderungen durch zu enge Schuhe oder Fehlbelastungen am Fußballen durch zu hohe Absätze. Denn jeder noch so niedrige Absatz – die Ferse steht höher als der restliche Fuß – wirkt sich auch auf die Geometrie des Körpers aus. Da sich der Körper stets in einem labilen Gleichgewicht befinden muss, um aufrecht stehen zu können, steuert er bei einer Erhöhung im Rückfußbereich automatisch gegen: Die Stellung von Sprung-, Knie- und Hüftgelenken verändert sich ebenso wie die Stellung des Beckens, was wiederum alle höher gelagerten Strukturen unseres Körpers beeinflusst. Sobald Sie einen Schuh mit Absatz tragen, verändert sich der geometrische Winkel zwischen Fuß und Schienbein. Idealisieren wir diesen Winkel im Barfußstand bzw. in einem Schuh ohne Absatz, so beträgt er etwa 90° (rechter Winkel). Würden wir den Körper in dieser Position von Fuß bis Kopf einsteifen, würden wir bei einer Absatzhöhe von mehr als drei Zentimetern sicher früher oder später nach vorne kippen, da sich der Winkel von 90° auf 70° reduziert. Der Körper geriete aus dem Lot. Um das zu vermeiden, reguliert der Körper die Winkelveränderung, indem sich Fuß- und Sprunggelenke überstrecken und sich die Kniegelenke leicht beugen. Diese Veränderung wiederum muss das Becken kompensieren und kippt ein wenig nach vorn, wodurch die Lendenwirbelsäule vermehrt ins Hohlkreuz geht. Das müssen nun Brust- und Halswirbelsäule mit den entsprechenden Muskeln ausgleichen. Diese unnatürliche, regelrecht verkrampfte Körperhaltung bleibt bestehen, bis der Absatzschuh wieder ausgezogen wird. So lange ist die Belastung der Körperstrukturen nicht im Lot: Gelenke befinden sich nicht mehr in ihrer natürlichen Position, in der sie das Körpergewicht bestmöglich verteilen können. Und die Muskelpartner stehen nicht mehr im Gleichgewicht zueinander, so dass es zu einer unterschiedlichen Belastung bzw. Anspannung der entgegengesetzten Muskelgruppen kommt (siehe Seite 46/81). An dieser Stelle bietet sich ein weiteres Auto-Bild an. Unser Auto braucht ein neues Fahrwerk. Nachdem es eingebaut wurde, ist die Werkstatt verpflichtet, die Spur des Autos zu überprüfen. Denn nur wenn die Spur optimal eingestellt ist, fährt der Wagen sicher und verschleißarm. Würden wir uns wissentlich mit einer Spurabweichung von 20° auf die Straße trauen? Eher nicht. Auch bei Ihrer Waschmaschine achten Sie darauf, dass diese ohne jeden Neigungswinkel auf dem Boden steht, um einen harmonischen Betrieb zu gewährleisten.

Auto und Waschmaschine schenken wir unsere Aufmerksamkeit – warum dann nicht auch unserem Körper? Weil so ein klitzekleiner Absatz wohl kaum eine so große Wirkung auf unseren Körper haben kann? Wie erheblich die Wirkung tatsächlich ist, beweist eine Gang- bzw. Laufanalyse: Der Proband geht auf einem Laufband, während seine Bewegungen von zwei Hochgeschwindigkeitskameras erfasst werden. Die eine Kamera filmt von der Seite, die andere ist hinter dem Probanden angebracht. Unterdessen kann der Proband seinen Bewegungsablauf in einem großen Spiegel vor ihm beobachten.

Mittels entsprechender Software lassen sich die zur Analyse erforderlichen Achsen in die Videobilder einbringen. Bei der Laufanalyse handelt es sich um ein technisch-wissenschaftliches Verfahren, mit dessen Hilfe das Gehen und Laufen beschrieben und auf seine Charakteristika hin untersucht werden kann. Unter anderem werden Schrittlänge, Gehgeschwindigkeit, Schrittfrequenz und Gelenkwinkel registriert, aber auch die auf die Gelenke einwirkenden Kräfte, die Muskelaktivität und der Energieverbrauch lassen sich damit bestimmen. Inzwischen wird dieses Verfahren auch in Sportgeschäften angeboten, um den passenden Laufschuh auswählen zu können. Bewegungsmediziner sind dank der Analyse in der Lage, Fußinstabilitäten und Gangstörungen samt ihren Auswirkungen auf den Körper festzustellen und unsere Therapie auf diese Weise zu dokumentieren. Dazu muss der Patient im Verlauf der Therapie mehrmals auf das Laufband. Wenn dieses Verfahren mit normaler Fußuntersuchung und Fußabdruckerstellung kombiniert und darüber hinaus eine statische Untersuchung von Fuß-, Bein- und Körperachsen durchgeführt wird, sind fundierte Therapieweisungen möglich. Dazu kann auch die Empfehlung einer speziellen Schuheinlage gehören, insbesondere wenn es um die Korrektur der Gangart bzw. des Laufstils geht.

Wenn ein Bein kürzer ist als das andere

Bei einer Ganganalyse wird relativ häufig eine Beinverkürzung festgestellt. Kein Wunder, denn bei mehr als einem Drittel aller Menschen sind Beinlängenunterschiede bis zu einem Zentimeter nachzuweisen. Doch es wäre falsch, jede Verkürzung direkt zu korrigieren, um den Soll-Zustand des Körpers wiederherzustellen, ohne zuvor deren Ursache abgeklärt zu haben. Beispielsweise kann eine funktionelle Verkürzung von Muskeln, Sehnen und Bändern vorliegen. Aber auch Gelenkblockierungen an der Wirbelsäule und des Kreuzdarmbeingelenks im Becken führen mitunter zu einem funktionellen Schiefstand. Beinlängenunterschiede sind selten angeboren (z. B. infolge einer Gefäßerkrankung oder eines Klumpfußes). Meistens resultieren sie aus Knochenbrüchen mit einem übersteigerten oder verzögerten Knochenlängenwachstum während der Heilungsphase, können aber auch die Folge einer langen Ruhigstellung oder einseitigen (Fehl-)Belastung sein. Achsfehlstellungen der Beine (O- oder X-Beine) können ebenfalls zu verschiedenen Beinlängen führen, insbesondere wenn diese Fehlstellungen einseitig oder beidseits sehr unterschiedlich sind. Solange der Körper sich noch im Wachstum befindet, versucht er den Längenunterschied in der Regel eigenständig auszugleichen, was ihm in den meisten Fällen auch gelingt. Ist der Körper nach der Pubertät ausgewachsen, kann unter Umständen nur noch ein operativer Eingriff den Längenausgleich herbeiführen – oder die entsprechende Versorgung per Schuh- oder Einlagenerhöhung. Aber auch wer als junger Erwachsener keinen Beinlängenunterschied aufweist, kann Jahrzehnte später davon betroffen sein. Stichwort Arthrose. Der Verschleiß in den Gelenken geht nämlich oft mit einer Verkürzung im Gelenkbereich einher.

2.6 Schuheinlagen können helfen – aber auch heilen?

Um es vorwegzunehmen: *Die* eine orthopädische Einlage, die alle Beschwerden des Bewegungsapparates verschwinden lässt, gibt es nicht. Einlagen haben den Zweck, ihren Träger dabei zu unterstützen, ihn von seinen Schmerzen zu befreien. Einlagen können also nicht die komplette Verantwortung für den Heilungsprozess übernehmen. Das heißt, Sie dürfen sich nicht nur auf Ihre Einlagen verlassen, sondern müssen aktiv an Ihrer Fußgesundheit mitwirken (siehe Seite 234). Dazu gehört nicht zuletzt, dass Sie Einlagen tragen, die auf das individuelle Beschwerdebild abgestimmt sind. Insofern unterscheiden sich Einlagen, die man im Schuhgeschäft oder in der Drogerie kaufen kann, grundsätzlich von jenen, die wir Ärzte auf Rezept verschreiben. An der Kasse im Schuhgeschäft werden Einlagen aller Art feilgeboten: Thermoeinlagen für die kalte Jahreszeit, Anti-Schweiß-Einlagen für den schwitzenden Fuß, Magnet-Einlegesohlen als alternative Behandlungsmethode bei Fußschmerzen und spezielle Weichschaumeinlagen, die ein weiches Gehen versprechen, indem sie Problemzonen wie Ferse oder Ballen abpolstern. Warum es sich lohnt, nicht sofort zuzugreifen? Weil unsere Füße vor Individualität nur so strotzen. Da zieht jede industriell gefertigte Einlegesohle, die nur hinsichtlich der Größe variiert, den Kürzeren. Sie haben keinen Einheitsfuß, also verpassen Sie ihm auch keine Einheitssohle, insbesondere dann nicht, wenn bereits Probleme am Fuß vorliegen. Natürlich ist es viel einfacher, eine Einlage von der Stange mitzunehmen, die Ihnen Heilung verspricht. Schließlich ersparen Sie sich so das lästige Anrufen in der Arztpraxis, und Sie müssen auch nicht wochenlang auf den Termin in der Arztsprechstunde und die anschließende Fertigstellung der Einlagen durch einen Schuhtechniker warten. Womöglich haben Sie dieses Procedere schon einmal erfolglos praktiziert und probieren jetzt eine Alternative aus. Wer soll Ihnen das verübeln? Ich bestimmt nicht. Wem nicht ausreichend geholfen wird, macht sich eben auf die Suche nach Wegen, um sich Linderung zu verschaffen. Auch meine Devise lautet: »Wer heilt, hat recht.« Bei der Fußtherapie lässt sich aber leider nicht jedes Problem über Glauben und Magneteinlegesohlen lösen. Natürlich können Magnetfelder eine positive Wirkung auf Stoffwechselfunktionen und Durchblutung haben, doch dazu ist eine höhere Magnetfeldstärke nötig, als sie Magneteinlegesohlen bieten. In vielen orthopädischen Praxen kommt daher die pulsierende Magnetfeldtherapie zum Einsatz, ein Verfahren, das auch ich im Einzelfall anwende. Ein wesentliches Behandlungselement bei Fußbeschwerden ist jedoch die orthopädische Schuheinlage, die in geeignetes Schuhwerk eingelegt oder geklebt wird. Ihre spezielle Form wird über den Abdruck mittels Trittschaum und/oder Fußscanner ermittelt und dann von einem Orthopädie-Schuhmacher angefertigt. Als Patient müssen Sie einen Teil der Kosten selbst tragen (gesetzliche Zuzahlung). Je nachdem, für welche Art Einlage Sie sich entscheiden, kann noch ein Aufpreis hinzukommen, da der von den Krankenkassen festgesetzte Betrag die Kosten des Schumachers nicht decken kann. Bei korrekter Diagnosestellung durch den Arzt und exakter Arbeit des Orthopädie-Schuhmachers hilft auf die Dauer auch die Basisvariante. Grundsätzlich gilt, dass moderne Materialien und Herstellungsverfahren teurer sind als die bekannten Kork-Leder-Einlagen, obgleich ich von deren Wirksamkeit bei speziellen Fußveränderungen nach wie vor überzeugt bin. Es empfiehlt sich, die unterschiedlichen Einlagentypen bei der Besprechung der jeweiligen Beschwerdebilder zu betrachten.

Nur Einlagen, die richtig angewendet werden, helfen

Die Versorgung mit Einlagen ist so lange sinnvoll, wie der Fuß im Schuh mit Einlage ausreichend Platz hat. Wird der Fuß zwar von unten entlastet, von oben aber umso mehr heruntergedrückt, geht jeder Therapieeffekt flöten. Daher sollten Sie Ihre orthopädischen Einlagen beim Schuhkauf unbedingt mitführen und vor jeder Anprobe in den Schuh stecken. Haben Sie hingegen ein neues Einlagenrezept vom Arzt erhalten, empfiehlt es sich, die (Alltags-)Schuhe zum Orthopädie-Schuhmacher mitzubringen, damit er die Einlagen optimal anpassen kann.* Bei Abholung der Einlagen sollten diese noch vor Ort im Schuh ausprobiert werden, um deren Sitz zu testen. Nehmen Sie sich dafür Zeit. Denn sollte es irgendwo drücken, steht Ihnen der Fachmann direkt zur Seite, kann Ihnen die korrekte Anwendung erklären und die Einlagen gegebenenfalls überarbeiten. Drei typische Anwenderfehler: Linke und rechte Einlage werden vertauscht; der Fersenteil wird nach vorne gelegt oder die Unterseite nach oben gedreht. Insofern fragen Sie den Fachmann lieber einmal zu viel als einmal zu wenig nach der richtigen Anwendung. Andernfalls läuft man nämlich Gefahr, dass sich die Beschwerden nicht bessern oder sogar verschlimmern.

Oftmals rufen Füße förmlich nach einer stützenden Einlage, doch nicht alle Patienten sind sofort begeistert, wenn ich eine Unterstützung mittels orthopädischer Schuheinlage empfehle. Viel lieber wollen sie die Verbesserung ihrer Fußsituation ohne Hilfsmittel schaffen. Dabei nutzen wir doch auch eine Brille, um besser sehen, und ein Navi, um den Weg zu finden. Warum dann so eine praktische Erfindung wie eine Einlage verschmähen? Zumal man sich und seinem

---

* | Die gesetzlichen Krankenkassen finanzieren zwei Paar orthopädische Einlagen pro Jahr.

Wohlbefinden damit auch keinen Gefallen tut, denn indem der Körper unnötig strapaziert wird, werden neue Beschwerden an anderen Organen provoziert.

Da die orthopädische Einlegesohle eine so wertvolle Hilfestellung für das körperliche Wohlbefinden ist, sollte sie auch pfleglich behandelt werden. Doch was manche Patienten bei der Kontrolluntersuchung aus dem Schuh angeln, erinnert eher an ein Stück altes Treibholz als an eine orthopädische Schuheinlage. Genauso wie ein Schuh, bedarf auch die Einlegesohle einer speziellen Pflege: Feucht gewordene Schuheinlagen sollten an einem gut belüfteten Ort getrocknet werden. Dazu nehmen Sie die Einlagen einfach über Nacht aus dem Schuh, damit diese atmen und die gespeicherte Feuchtigkeit ungehindert abgeben können. Das ist vor allem bei (Leder-) Sohlen wichtig, die auch dazu dienen, die Feuchtigkeit des Fußes aufzunehmen. Es spricht nichts dagegen, Einlagen aus Kunststoff regelmäßig mit Wasser und Seife zu reinigen. Bei Leder sollten Sie darauf verzichten. Wer seine Ledersohlen nicht über Nacht aus dem Schuh nimmt, um sie auslüften zu lassen, riskiert, dass sich Schimmel an der Ledersohle bildet, denn Mikroorganismen lieben Naturmaterialien. Bei einer Fuß- oder Nagelpilzerkrankung kann es zudem erforderlich sein, die Ledereinlagen zu desinfizieren.

In Waschmaschine und Wäschetrockner haben Einlagen allerdings nichts zu suchen, denn durch die thermische wie mechanische Belastung büßen sie ihre Form und Stabilität ein. Bei guter Pflege verlieren orthopädische Einlagen frühestens nach sechs Monaten Tragezeit ihre Form. Lassen Sie Ihre Einlage nun lieber mal überprüfen: Ist die Form noch stabil und die Oberfläche unbeschädigt?

Übrigens: Wenn Sie mit dem Einlagenrezept zum Orthopädie-Schuhmacher Ihres Vertrauens gehen, spricht nichts dagegen, dass Sie sich von diesem zu Qualität der Verarbeitung, Materialauswahl und -zusammensetzung sowie der Pflege von Einlegesohlen beraten lassen. Ich bin mir sicher, dass der Fachmann dazu gerne bereit ist, schließlich lässt sich leicht ein schlechtes Wort über den Einlagenhersteller und sein Produkt verlieren. Und wer möchte schon seinen guten Ruf aufs Spiel setzen?

Je nach Schuhtyp (z. B. Alltags- oder Turnschuh) sind unterschiedliche Materialien sinnvoll. Unter Umständen kann die Wahl auf ein Material fallen, bei dem eine Zuzahlung Ihrerseits nötig ist.

Kleine Materialkunde

- Eine Einlage aus *Kork/Leder* muss sich am Schuhboden abstützen, das heißt mit ihrer Gesamtfläche aufliegen, weil sie sonst bricht. Dieses Material lässt sich gut bearbeiten und hat bei regelmäßiger Belüftung einen angenehmen Geruch. Die Stabilität hingegen ist nur mittelmäßig, weshalb sich Einlagen aus Kork/Leder bei Durchnässung verformen können.
- Einlagen aus *Metall* sind selbsttragend, sind also so stabil, dass sie sogar bei voller Belastung ohne Unterfütterung funktionieren. Zudem überzeugen sie durch gute Änderungsmöglichkeiten. Ihr Manko: Sie sind sehr starr.
- Einlagen aus *thermoplastischen Kunststoffen* sind ebenfalls selbsttragend, lassen sich problemlos ändern und sind von mittlerer Festigkeit.
- Bei *Weichschaumeinlagen*, die sich am Schuhboden abstützen, erfährt der Fuß eine gute Dämpfung. Weichschaumeinlagen zeichnen sich durch hohe Elastizität, Form- und Materialstabilität im Zehen-/Ballenbereich aus.

- Immer beliebter werden Einlagen aus Faserverbundwerkstoffen, einem selbsttragenden Material-Mix mit variablen Festigkeiten. Die jeweiligen Materialeigenschaften und deren Vorteile werden je nach Bedarf an verschiedenen Stellen am Fuß eingesetzt. Dadurch sind sie aber nur eingeschränkt veränderbar.

Welche Einlagenart ist die richtige?

Die Art der orthopädischen Schuheinlage legt der Arzt nach gründlicher Untersuchung fest. So werden *korrigierende Einlagen* im Kindesalter eingesetzt, um das weitere Wachstum zu lenken. *Stützende Einlagen* wirken prophylaktisch. Sie sorgen dafür, dass Längs- und Quergewölbe des noch beweglichen Fußes optimal eingestellt sind, um eine Überbelastung zu kompensieren. Sind bereits irreversible Veränderungen eingetreten, greift man auf *bettende Einlagen* zurück.

Das bestmögliche Ergebnis erzielen Sie, wenn der behandelnde Arzt das korrekte Rezept und der Orthopädie-Schuhmacher die optimale Einlage fertigt. Da wir Ärzte jedoch zur Neutralität verpflichtet sind, werden wir Ihnen niemals von uns aus einen Schuhmacher unseres Vertrauens nennen, geschweige denn die erstellten Abdrücke direkt an einen Schuhmacher übergeben. Dennoch steht es Ihnen natürlich frei, uns nach einer Empfehlung zu fragen ...

Fazit: Orthopädische Schuheinlagen sind ein geeignetes Mittel, um Fußbeschwerden zu lindern. Doch solange der Fuß noch nicht eingesteift (kontrakt) ist, sollte man darüber hinaus alle Möglichkeiten nutzen, aktiv an der eigenen (Fuß-) Gesundheit mitzuwirken.

2.7 Des eigenen Fußglückes Schmied

Veränderungen an den Füßen verursachen bekanntlich nicht nur Fußschmerzen, sondern führen bisweilen zu Beschwerden in ganz anderen Körperregionen. Über die Sensomotorik wird unser System Körper permanent geregelt und justiert, um das (labile) Gleichgewicht herzustellen. Wer seiner Fußgesundheit wenig Aufmerksamkeit widmet, riskiert folglich Erkrankungen in allen höheren Etagen seines Körpers. Alle anderen sehen zu, dass sie alles vermeiden, was unseren Füßen schaden könnte, so zum Beispiel das tägliche Tragen von High Heels, den Fersengang mit erhöhter Stoßbelastung im Rückfußbereich, das Barfußlaufen, ohne zu wissen, wie der natürliche Gang funktioniert, oder auch das Tragen von »Hightechschuhen« ohne Sinn und Verstand. Denn all diese Fehler führen zu Fehlbelastungen von Muskeln und Gelenken, wodurch Dysbalancen entstehen, die unsere Gesundheit nachhaltig beeinträchtigen können. Jeder Muskel hat einen Gegenspieler – wir Mediziner sprechen von Agonist und Antagonist. Über die entsprechende Muskelaktivität steuern wir die Gelenke unseres Körpers. Haben Agonist und Antagonist die gleiche Muskelspannung, befindet sich das Gelenk, auf das sie einwirken, in der Normal- bzw. Ruheposition. Für den Körper bedeutet das, dass der Energieaufwand besonders niedrig und das Gleichgewicht am leichtesten zu halten ist. Wenn Sie aufrecht stehen, ist das Gewicht des Körpers zum Beispiel gleichmäßig auf beide Kniegelenke verteilt, die Gelenkfläche von Oberschenkelknochen und korrespondierendem Schienbein ist am größten, und die vordere und hintere kniegelenkstabilisierende Muskulatur hat die gleiche Muskelspannung. Auf diese Weise wird die Belastung optimal und großflächig abgefangen, während der Körper nur minimale Energie aufwenden muss. Sobald Sie sich nun in die leichte

Hockstellung begeben, indem Sie die Kniegelenke leicht beugen, merken Sie, wie sich der vordere Oberschenkelmuskel (Quadrizeps) mehr und mehr anspannen muss, um dafür zu sorgen, dass wir nicht einknicken und umfallen, während die Spannung des hinteren Oberschenkels nachlässt. Das wäre auch gar nicht so dramatisch, wenn sich nicht auch die Belastung im Gelenk geändert hätte: Mit zunehmender Beugung wird die Gelenkfläche kleiner und der Druck auf die Gelenkstrukturen somit deutlich stärker. Wenn dieser Zustand der Überbelastung längere Zeit andauert oder sich ständig widerholt, steigt das Risiko einer Arthrose im Kniegelenk. Mit Arthrose wird ein Gelenkverschleiß bezeichnet, der über das normale Maß hinausgeht. Die vier Arthrosestadien: Im Stadium eins wird die Knorpelschicht rauer und dünner; es können sich kleine oberflächliche Risse, sogenannte Fissuren bilden. Im Stadium zwei wird der druckelastische hyaline Knorpel durch Granulationsgewebe und minderwertigeren Faserknorpel ersetzt. Es kann zu kleinen Zysten, sprich Hohlräumen kommen, die zum Teil abgestorbenes Knorpel- und Knochenmaterial enthalten (Geröllzysten). Im Stadium drei bricht die Knorpeloberfläche an mehreren Stellen auf (Ulzerationen). Die Knorpelschicht ist jetzt bereits so rau und zerklüftet, dass man bei Gelenkbewegungen ein Reiben ertasten kann. Im Stadium vier ist der Gelenkknorpel in der Hauptbelastungszone fast vollständig aufgebraucht – es liegen sogenannte »Knorpelglatzen« vor. Unter Umständen bildet das Gelenk knöcherne Randwülste in der Hoffnung, damit noch Gewicht abzufangen. Zu diesem Zeitpunkt ist das Gelenk so maximal geschädigt.

Grundsätzlich gilt: Je höher die Belastung durch Fehlstellung, Überbeanspruchung oder auch Übergewicht, umso höher das Arthroserisiko. Was das für den Fuß im Schuh bedeutet, ist schnell erklärt: Wenn wir einen zu kleinen Schuh tragen, zwingen wir unsere Zehen in eine unnatürliche Position. Die normale Gelenkstellung wird aufgegeben, wodurch es zu einem muskulären Ungleichgewicht kommt. Während wir unser Kniegelenk nur strecken und beugen können, stehen uns bei einigen Gelenken am Fuß mehrere Bewegungsrichtungen zur Verfügung. Deshalb werden diese Gelenke auch nicht nur von zwei, sondern von mindestens vier unterschiedlichen Muskeln gesteuert. Je nach vom Schuhwerk vorgegebener Zehenstellung werden die Muskeln auf der einen Seite des Gelenkes verkürzt und auf der anderen Seite überdehnt. Bleibt dieses Ungleichgewicht über einen längeren Zeitraum bestehen oder wird immer wieder hervorgerufen, reagiert der Muskel mit entsprechender Sehne darauf – und aus einer zunächst funktionellen Längenänderung wird eine fixierte Änderung nach dem Prinzip: »Was nicht gebraucht wird, kann bedenkenlos reduziert bzw. eingestellt werden, um die Energieressourcen des Körpers zu schonen.« Ist etwas jedoch erst mal kontrakt (man spricht auch von fixiert), sind die Gegenmaßnahmen sehr mühsam und aufwendig. Bei einer Gelenkfehlstellung am Fuß kann auch das Gelenk selbst überlastet werden, weil die Belastung nicht mehr gleichmäßig auf die vorhandene Gelenkfläche verteilt wird.

Da nur ein Drittel der Fußveränderungen genetisch bedingt ist, sind wir zu zwei Dritteln aktiv an der Fußgesundheit beteiligt, sprich unseres eigenen Fußglückes Schmied. Tatsächlich sind die meisten Menschen selbst verantwortlich für ihre Fußbeschwerden und die damit verbundenen Auswirkungen auf Körper und Geist. Arthrose ist nicht heilbar, und ich bezweifle, dass in naher Zukunft eine passende Lösung dafür präsentiert wird. Sollte trotzdem jemand das Patentrezept gegen Arthrose finden, so dürfte er finanziell ausgesorgt haben. Die millionenschwere »Arthrosetherapie-Industrie« hingegen hätte ausgedient.

Doch bevor wir uns in Konjunktiven verlieren, konzentrieren wir uns lieber auf unsere Füße im Hier und Jetzt. Bevor Sie also zur Tat schreiten und sich aktiv ihrer (Fuß-) Gesundheit widmen, müssen Sie erst mal Veränderungen an Ihren Füßen erkennen und sollten bei Weitem nicht alles als naturgegeben hinnehmen. Hinterfragen Sie mögliche Veränderungen, und ziehen Sie im Zweifelsfall einen Fußspezialisten hinzu. Das Vertrauen in Ihren Fußspezialisten, dessen medizinisches Können und persönliches Engagement sowie Ihre Bereitschaft, (ggf. auch finanziell) an der erforderlichen Therapie mitzuwirken, sind die Säulen für eine erfolgreiche Zusammenarbeit zum Wohle Ihrer Gesundheit.

3 Wenn's nicht mehr rundläuft

3.1 Mehr als Muskeln und Knochen

Damit alle Strukturen am Fuß einwandfrei funktionieren, müssen sie mit Nährstoffen und Sauerstoff versorgt werden. Und alles, was beim Stoffwechsel abgebaut wird, ist auch wieder abzutransportieren. Deshalb sind unsere Füße durchblutet. Erwachsene haben fünf bis sieben Liter Blut im Körper, und im Ruhezustand braucht unser Blut eine Minute, um einmal durch den ganzen Körper zu fließen; bei körperlicher Anstrengung genügen ihm dafür sogar nur 20 Sekunden. Ist der Blutkreislauf gestört, kann sich das an Füßen und Unterschenkeln bemerkbar machen. Man unterscheidet zwischen dem großen und kleinen Blutkreislauf, wobei Letzterer auch als Lungenkreislauf bezeichnet wird, weil das sauerstoffarme Blut über die Lungenarterie von der rechten Herzkammer in die Lunge fließt, wo Kohlendioxid abgegeben und Sauerstoff aufgenommen wird. Das mit Sauerstoff angereicherte Blut fließt nun über die Lungenvene zurück zum linken Herzvorhof, um von dort in den großen Blutkreislauf überzugehen. Dieser beginnt in der linken Herzkammer, von wo aus das Blut in die Hauptschlagader (Aorta) gepumpt wird. Die Aorta verzweigt sich auf dem Weg in die unterschiedlichen Regionen unseres Körpers in immer kleinere Gefäße (Arterien), die das Blut in alle Organe transportieren. Je verzweigter diese Gefäße, umso dünner und feiner werden sie. Die feinsten Gefäße unseres Körpers sind die Kapillaren. Auf diese Weise kommt unser Gefäßsystem auf eine Gesamtlänge von sage und schreibe 100.000 Kilometer. Im Körpergewebe erfolgt schließlich die Abgabe von Sauerstoff und Nährstoffen im Tausch gegen Kohlendioxid und Abfallstoffe. Über die Venen erfolgt sodann der Rücktransport des Blutes zum rechten Herzvorhof. So fließen täglich etwa 9000 Liter Blut durch unsere Venen. In den Venen ist der Blutdruck übrigens deutlich niedriger als in den Arterien. Damit das venöse Blut dennoch zum Herzen zurückgepumpt werden kann, dient die Fuß- und Beinmuskulatur als natürliche Pumpe: Mit jeder Anspannung pressen die Muskeln das Blut gegen die Schwerkraft von der unteren Körperpartie in Richtung Herz. Dass dieses Blut nicht sofort wieder zurückströmt, dafür sorgen die zahlreichen Venenklappen. Diese arbeiten wie ein Rückschlagventil. Insofern ist es nicht verwunderlich, dass der aktive Gebrauch der Fuß- und Beinmuskulatur für unseren Blutkreislauf von entscheidender Bedeutung ist. Körperliche Aktivitäten wie Treppensteigen, Spazierengehen, Wandern, Schwimmen und Radfahren halten die Muskelpumpe am Laufen und verbessern so die Durchblutung.

Haben Sie schon mal den Pulsschlag an den Füßen ertastet? Auch wenn es schwieriger ist als am beugeseitigen Handgelenk, sollte es Ihnen mit ein bisschen Übung gelingen. Bei Verdacht auf Durchblutungsstörungen überprüft der Arzt den Pulsschlag an zwei Stellen: Die *hintere Schienbeinarterie* können Sie zwischen Innenknöchel und Achillessehne auf Höhe des Knochenvorsprunges am Ende des Schienbeines ertasten.

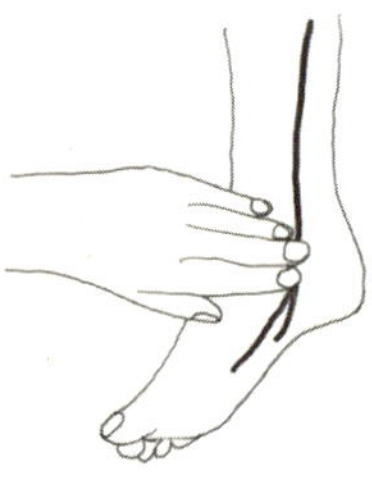

Die *Arterie des Fußrückens* verläuft zwischen dem ersten und zweiten Zehenstrang (großer Zeh und Zeigezehe) auf Höhe des Mittelfußes.

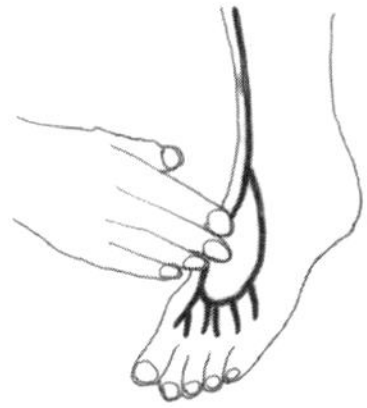

Am Fußrücken

Wenn Sie hier keinen Pulsschlag spüren, müssen Sie nicht in Panik verfallen. Es gehört schon Fingerspitzengefühl dazu, das auch manch Mediziner erst trainieren muss.

Die Haut samt Fußnägeln ist eine weitere wichtige Struktur an unserem Fuß, zumal sich viele dermatologische Erkrankungen am Fuß manifestieren, bevor sie für den Betroffenen erkennbar sind. Wenn ich im Rahmen einer Fußuntersuchung Veränderungen jenseits meines Fachgebietes feststelle, fordere ich den Patienten auf, einen entsprechenden Spezialisten aufzusuchen. Für Veränderungen im Bereich der Venen einen Phlebologen, wenn es die arteriellen Gefäße betrifft, einen Angiologen, mit Haut- und Nagelveränderungen ist der Patient beim Dermatologen gut aufgehoben. Glücklicherweise kennen sich Gefäßchirurgen mit Arterien und mit Venen aus. Unter Umständen muss ich aber auch einen Neurologen hinzuziehen, denn das Nervensystem im Fuß – Sie erinnern sich an die vielen Rezeptoren? (Seite 33) – ist leider ebenfalls anfällig für krankhafte Veränderungen.

Fazit: Füße spiegeln unseren Gesundheitszustand wider.

3.2 Alarmsignale am Fuß

Viele chronische Beschwerden sind vermeidbar, wenn ihre Ursache frühzeitig erkannt und behandelt wird. Insofern ist dieses Buch bitte nicht als Appell zur Selbstdiagnose zu verstehen. Vielmehr soll es Ihnen gute Hilfestellung bei einem bereits diagnostizierten Problem leisten. Die Diagnosestellung muss selbstverständlich ein Facharzt vornehmen. Vor allem bei starken Schmerzen, die plötzlich und ohne erkennbares Unfall- oder Verletzungsereignis eintreten, ist schnelles Handeln erforderlich. Und ich sage Ihnen: Gehen Sie lieber einmal zu viel als einmal zu wenig zum Arzt.

Die Vielzahl unterschiedlicher Strukturen an unserem Fuß ergibt ein entsprechend buntes Bild möglicher Symptome. Neben einem Schmerz können auch Schwellungen, Verfärbungen von Haut oder Fußnägeln, Gefühlsveränderungen und Kraftlosigkeit als Leitsymptom für eine Erkrankung auftreten. Da jede Veränderung in ihrem Kontext betrachtet werden muss (z. B. der Zeitpunkt des Auftretens), gehört die Anamnese (Was? Wann? Wo? Wie? Warum?) zu jeder Fußuntersuchung dazu. Ohne sie ist eine exakte Fußdiagnose nicht möglich. Das Dumme ist nur, dass die wenigsten Menschen jeden Tag einen prüfenden Blick auf ihre Füße werfen, weshalb Veränderungen entweder nicht frühzeitig registriert oder einfach ignoriert werden. Das erschwert unter Umständen sowohl die spätere Diagnose als auch die notwendige Therapie. Auch mit Blick auf die eigenen Füße lohnt es sich also, mit offenen Augen durchs Leben zu gehen, denn Füße können entscheidende Warn- und Alarmzeichen geben. In den folgenden Kapiteln schauen wir uns die verschiedenen Krankheitsbilder an. Dabei handelt es sich nicht nur um Beschwerden, deren Ursache im Fuß selbst liegt, sondern auch um Symptome, die durch Veränderungen von Organen oder Stoffwechselprozessen an anderer Stelle unseres Körpers hervorgerufen werden. So kann ein akuter Schmerz in einem Gelenk des Fußes ohne Unfallereignis der erste Hinweis auf eine beginnende Arthrose sein, allerdings kann ein Gichtanfall ebenfalls starke Schmerzen verursachen, vor allem im Großzehengrundgelenk. Die Kunst in der (Fuß-)Medizin besteht also darin, die eigentliche Ursache für das Symptom – in diesem Fall den Schmerz – zu finden. Damit das gelingt, muss der Arzt differentialdiagnostisch an die Sache herangehen, das heißt, eine abgrenzende Gegenüberstellung mehrerer Krankheitsbilder mit ähnlichen Symptomen vornehmen, um auf diese Weise die Krankheit eingrenzen und schließlich bestimmen zu können. Ähnliches machen viele meiner Neu-Patienten, indem sie die vorhandenen Symptome in die Internetsuchmaschine eingeben – und heraus kommt die wahrscheinlichste Diagnose. Das birgt gleich zwei Risiken: Zum einem halten Patienten oft hartnäckig an ihrer Netz-Diagnose fest, zum anderen lenken sie den Arzt womöglich auf eine falsche Fährte, da er durch die Schilderung bereits voreingenommen ist.

Differentialdiagnostisches Denken lernen wir Mediziner während des Studiums, aber erst die tägliche Anwendung im Praxisalltag und der wachsende Erfahrungsschutz schärfen dieses entscheidende Diagnosetool. Das bedeutet jedoch auch, dass ich mir als Therapeut manchmal eingestehen muss, bis dato nicht die optimale Therapie eingeleitet oder den wahrend Grund für eine Beschwerdesymptomatik noch nicht gefunden zu haben. Ich bin davon überzeugt, dass Ärzte und Therapeuten ohne die Fähigkeit zur Selbstkritik weder gut sein noch besser werden können. Der Fehler für einen ausbleibenden Behandlungserfolg muss nicht immer beim Patienten liegen. Wissen Sie, was mich im Praxisalltag ansporNT? Die Erfolgserlebnisse, die ich dem Patienten mit der richtigen Therapie ermöglichen kann. Um also Ihnen wie mir Gutes zu tun, gehe ich im Folgenden auf die einzelnen Veränderungen am Fuß ein und wie diese am besten zu therapieren sind. Nutzen Sie das Wissen aber nicht nur, um bereits vorhandene Leiden zu therapieren, sondern auch, um sich und Ihre Füße vor neuen Erkrankungen zu schützen.

> »Eine Krankheit zu heilen, die schon existiert, ist, als ob man einen Brunnen gräbt, nachdem man Durst bekommen hat.«
>
> (Chinesisches Sprichwort)

Oder um es mit dem berühmten deutschen Arzt Christoph Wilhelm Hufeland (1762–1836) zu sagen: »Vorbeugen ist besser als heilen.«

3.3 Kalte Füße

Hatten Sie schon mal kalte Füße? Und damit meine ich jetzt nicht das Gefühl von Furcht und Überforderung. Ich meine wirklich das Temperaturempfinden an den Füßen. Klar, wenn man in Slippern eine halbe Stunde lang bei Minusgraden an der Bushaltestelle ausharren muss, werden die Füße schnell zu gefühlten Eisklumpen. Das ist normal. Und ich kenne auch einige Frauen, die über kalte Füße klagen, vor allem abends im Bett. Ständig kalte Füße zu haben ist zweifellos lästig, in den meisten Fällen aber harmlos. Mitunter können allerdings ernste Erkrankungen dahinterstecken.

Die Ursache für kalte Füße liegt in einer Veränderung der Durchblutung: Wenn sich Blutgefäße verengen, verlangsamt sich der Blutfluss, und die Füße werden mit weniger Blut versorgt. Weniger Durchblutung bedeutet auch weniger Wärme. Verschiedene äußere Faktoren wie Kälte, Nässe, zu enge Schuhe und zu wenig Bewegung können zu einer Verengung der Blutgefäße führen. Sobald das Nervensystem eine niedrige Außentemperatur registriert, laufen Regulationsmechanismen an, die garantieren, dass die Durchblutung des Gehirns und anderer lebenswichtiger Organe konstant auf 37 °C gehalten wird. Dazu wird der Blutfluss in der Körpermitte gesteigert, während er drum herum reduziert wird. Da Arme und Beine nun weniger durchblutet sind, sind sie automatisch kälter. Damit das Gewebe dabei nicht leidet, wird die dortige Muskulatur aktiviert und beginnt, durch kleinste Bewegungen Muskelwärme zu erzeugen: Wir fangen an zu zittern. Auch ein feuchter Fuß (Schweißfuß) kann aufgrund der Verdunstungskälte auskühlen. Zu enges Schuhwerk wiederum drückt die Blutgefäße ab; die Wärmeleitung verlangsamt sich, und die Füße werden kalt. Kommt jetzt noch Bewegungsmangel hinzu – häufiges Phänomen bei Bürojobs –, reduziert das den Blutfluss zusätzlich.

Wenn nun aber trotz dicker Socken, gut gefütterten Schuhen, Thermoeinlagen und Wärmflasche im Bett und selbst bei hochsommerlichen Temperaturen Eisfüße den Spaß am Leben trüben, sollte ein Arzt aufgesucht werden. Dauerhaft verengte Blutgefäße – auch ohne Schmerzen! – können auf eine ernste Erkrankung hindeuten. Vier Ursachengruppen kommen hier in Frage:

1. Generelle *Durchblutungsstörungen* an den Beinen mit und ohne Gefäßverkalkung. In vielen Fällen kommen auch Empfindungsstörungen hinzu (siehe Seite 135).
2. Sehr *niedriger Blutdruck*. Der Blutdruck, der von einem ausgeklügelten System aus Hormonen, Gefäß- und Nervenaktionen gesteuert wird, ergibt sich zum größten Teil

aus der Kraft und Frequenz des Herzschlages und dem Durchmesser der Blutgefäße. Unter Umständen reicht der Druck des Blutes nicht mehr aus, um das Blut auch in den kleinsten Gefäßen, zum Beispiel in den Zehen, optimal zirkulieren zu lassen. Da auch die Nieren und Nebennieren an der Regelung des Blutdrucks beteiligt sind, sind auch hier Fehler im System denkbar.

3. Möglicherweise liegt auch das sogenannte *Raynaud-Syndrom* vor. Hierfür ist das anfallsweise Erblassen der Zehen (Raynaud-Phänomen) aufgrund krampfartiger Verengungen der Blutgefäße charakteristisch. Der verantwortliche Mechanismus ist bislang nicht geklärt, es wird jedoch eine Fehlregulation im autonomen Nervensystem vermutet. Das (sekundäre) Raynaud-Syndrom tritt oft als Begleiterkrankung auf; die Grunderkrankung ist also erst mal zu ermitteln. Aber auch Medikamente oder Chemikalien können die Krankheit auslösen ebenso wie äußere Einwirkungen, zum Beispiel Vibrationen. Zu den Patientengruppen gehören deshalb unter anderen Straßenbauer, die mit dem Presslufthammer arbeiten, aber auch Pianisten wegen des extrem häufigen Tastenanschlages. Typischerweise verläuft das Raynaud-Phänomen in drei Phasen: Durch einen Gefäßkrampf verengen sich die Arterien, was zu Gefühllosigkeit, Kälte- und Taubheitsgefühl sowie einer abnehmenden Beweglichkeit führt. Anschließend weiten sich die Venen als Reaktion auf das minderdurchblutete Gewebe. Das venöse Blut, das einen geringen Sauerstoffanteil mit sich führt, lässt die Haut bläulich verfärbt erscheinen. Die dritte und letzte Phase wiederum ist geprägt von besonders intensiver Durchblutung, gefolgt von Rötung, Schwellung, Kribbeln und Hitzegefühl. Frauen sind viermal häufiger von dem Raynaud-Syndrom betroffen als Männer.

4. Da Nerven und Hormone eine wichtige Rolle bei der Regulation von Kälte und Wärme spielen, können Störungen in diesen Strukturen den Blutfluss vermindern. Der diabetische Fuß beispielsweise ist durch eine Erkrankung der kleinen Blutgefäße (Mikroangiopathie) gekennzeichnet, eine Folge des Insulinmangels, da die dadurch bedingte hohe Blutzuckerkonzentration die Gefäßwände schädigt. Aber auch eine Unterfunktion der Schilddrüse kann aufgrund bestimmter Hormonwirkungen die Durchblutung drosseln und sollte vor allem bei Frauen abgeklärt werden. Scheuen Sie sich also bitte nicht, Ihre kalten Füße mal dem Hausarzt vorzustellen, wenn kein Hausmittel mehr nützt.

Um die Durchblutung anzuregen, gibt es zahlreiche Möglichkeiten: Dicke Wollsocken und warme Kleidung (inklusive Mütze) sollten bei kalten Temperaturen selbstverständlich sein. Die Winterstiefel sollten aus atmungsaktivem Material hergestellt sein, um eine verstärkte Fußschweißbildung mit entsprechender Verdunstungskälte zu vermeiden. Aktive Fußgymnastik aus dem »Fuß-Gym« (siehe Seite 255) hält die Fußmuskeln fit und führt dank verstärkter Durchblutung und Muskelwärme zu einem warmen Fuß. Sportliche Betätigung, Saunagänge und Wechselduschen, Kneippbäder sowie Fußmassagen helfen ebenfalls. All diese Möglichkeiten versorgen unsere Füße mit vielen Reizen, was ihnen guttut.

3.4 Dicke Füße und Beine

Sie kennen das bestimmt auch: Den ganzen Tag unterwegs, und abends sind Füße und Knöchel geschwollen, die Haut spannt sich, die Beine fühlen sich schwer an. Könnte es sein, dass Sie besonders viel gesessen oder gestanden haben? Denn dann läuft die Muskelpumpe, die das venöse Blut zurück zum Herzen pumpt, auf Sparflamme. Durch den Bewegungsmangel kommt es zur Ansammlung von wässriger Flüssigkeit im Körpergewebe – den sogenannten Ödemen (das altgriechische Wort für Schwellung). Was sich so einfach liest, ist ein ziemlich komplizierter Mechanismus. Damit sich Flüssigkeiten in den ihnen zugedachten Bereichen im Gleichgewicht befinden, müssen bestimmte Druckverhältnisse im Körper herrschen. Ein großer Teil des Körperwassers befindet sich innerhalb der Körperzellen, während sich der andere Teil in den Zellzwischenräumen und Blutgefäßen befindet. Wie wir bereits wissen, erfolgt die Sauerstoff- und Nährstoffabgabe in den Kapillaren, wo das arterielle in das venöse System übergeht. Der venöse Kapillaranteil saugt die nährstoffarme Flüssigkeit auf und führt sie über das sauerstoffarme Blut zum Herzen zurück. In unmittelbarer Nähe zu den Kapillaren befinden sich die Lymphgefäße, die ebenfalls einen Teil der Flüssigkeit (Lymphe) sowie verschiedene Eiweiße aus dem Gewebe aufnehmen und in die Venen zurückbefördern. Eine Störung im Venen- und Lymphsystem kann also dazu führen, dass der normale Flüssigkeitsaustausch nicht mehr richtig funktioniert und Flüssigkeit im Gewebe zurückbleibt. Je nach Ausprägung der Ödeme und dem Zustand im System spricht man von einer Störung oder einem Stau. Langes Sitzen oder Stehen schwächt das System, da sich der Druck durch die Blutstauung in den venösen Gefäßen erhöht, so dass sich der Flüssigkeitsaustausch verlangsamt.

Auch bei sommerlichen Temperaturen neigen wir zu dicken Füßen und Beinen. Da unser Körper seine Kerntemperatur von 37 °C konstant halten möchte, werden neben einer gesteigerten Schweißproduktion (für die Verdunstungskälte) die Venen erweitert, damit sie möglichst viel Wärme abgeben können. Die Folgen sind leider ein geringerer Blutrückfluss und eine Stauung in den venösen Gefäßen. Gehen die Ödeme über Nacht wieder zurück, sind sie nicht unbedingt als Erkrankung zu werten. Dennoch sollten Maßnahmen ergriffen werden, um sie gar nicht erst entstehen zu lassen. Dazu zählen körperliche Bewegung und das Hochlagern der Füße.

Aufmerksam sollten Sie werden, wenn die Ödeme über mehrere Tage oder in immer kürzeren Abständen auftreten. Denn nicht nur äußere Umstände wie Bewegungsmangel können sie hervorrufen, sondern auch innere Erkrankungen. Störungen im Venensystem wie Krampfadern begünstigen die Ödem-Entwicklung ebenso wie Probleme in den Arterien durch Kalkablagerungen (Arteriosklerose) oder Gefäßverschlüsse. Auf die jeweiligen Entstehungsmechanismen und Krankheitsbilder gehe ich in den entsprechenden Abschnitten näher ein. Es kann aber auch der Motor des Blutkreislaufes selbst betroffen sein: das Herz. Wenn die Pump- beziehungsweise Sogleistung des Herzens aufgrund einer Muskelschwäche (Herzinsuffizienz) eingeschränkt ist, steigt zwangsläufig der Druck in den Beinvenen. Auch Störungen im Stoffwechsel – mit Veränderungen im Wasser-, Mineral- und Eiweißhaushalt – beeinträchtigen den geordneten Flüssigkeitsaustausch. So neigt der Diabetes-Patient zu Ödemen, aber auch Patienten mit Nieren- und Leberstörungen. Weitere mögliche Ursachen sind eine einseitige Ernährung und Eiweißmangel sowie übermäßiger Alkoholgenuss. Ödeme gelten übrigens auch als eine häufige Nebenwirkung von Medikamenten. Als Orthopäde muss ich da Kortison und Antirheumatika (NSAR) wie Ibuprofen nennen. Sie hemmen das Ausscheiden von Flüssigkeit über die Niere, wodurch das Flüssigkeitsgleichgewicht ins Wanken gerät.

Treten Ödeme nur an einem Bein/Fuß auf, stecken häufig Störungen im Gefäßsystem (Vene, Arterie, Lymphgefäß) dahinter, aber auch Tumore und Infektionen können dafür verantwortlich sein. Erkrankungen der inneren Organe wie Herz, Leber, Nieren und Schilddrüsen führen meist zu beidseitigen Ödemen.

Eine Sonderform ist das Lipödem. Hierbei handelt es sich um eine Fettverteilungsstörung bei Frauen, deren Ursache noch nicht abschließend geklärt ist. Sie tritt symmetrisch an Hüften, Po und Beinen auf, in vielen Fällen auch an den Armen. Das Lipödem tritt immer erst nach der Pubertät auf und kann sowohl korpulente als auch schlanke Frauen treffen. Im Verlauf drückt das Lipödem auf die Gefäße vor Ort, was zu einer Durchblutungsstörung mit entsprechendem Lymphödem führt. In dem Fall sprechen wir von einem Lipo-Lymphödem. Während bei »normalen« Ödemen die Ursache behandelt werden muss, kann bei einem Lipödem nur eine symptomatische Therapie mit Lymphdrainage und Kompressionsstrümpfen erfolgen. Langfristige Besserung bringt jedoch nur die operative Fettabsaugung (Liposuktion).

3.5 Wenn die Wade krampft

Dass es während oder nach einer sportlichen Belastung durchaus mal zu einem Wadenkrampf (Crampus) kommen kann, hat wahrscheinlich jeder von uns schon am eigenen Leib erfahren. Plötzlich schmerzt der Unterschenkel, die Muskulatur ist steinhart, und die Zehen krümmen sich zusammen. Intuitiv dehnen wir die Wadenmuskulatur, indem wir unseren Fuß mit den Händen in Richtung Schienbein drücken – oder wir stehen auf und laufen umher, so gut es geht. Treten Wadenkrämpfe jedoch öfter und vor allem nachts auf, macht man sich verständlicherweise Gedanken über die Ursache. Viele Wadenkrampf-Geplagte greifen dann zu Magnesiumtabletten aus der Drogerie oder Apotheke – und verschaffen sich damit tatsächlich Linderung. Denn Magnesiummangel ist eine der Hauptursachen. Hellhörig werde ich als Arzt allerdings, wenn mich ein Patient darüber informiert, dass er trotz zusätzlicher Magnesiumeinnahme keine Besserung spürt. Die Muskelaktivität ist nicht nur auf Magnesium, sondern auch auf andere Mineralstoffe wie Natrium, Kalium und Kalzium angewiesen, die in gelöster Form (Elektrolyte) im Körperwasser vorliegen. Damit die biochemischen Prozesse im Muskelgewebe reibungslos ablaufen können, muss ein bestimmtes Verhältnis zwischen den Elektrolyten in der Blutbahn, den Körperzellen und den Zellzwischenräumen bestehen. Leider gibt es viele Möglichkeiten, warum der Elektrolythaushalt aus dem Gleichgewicht geraten kann. Wenn wir stark und lange schwitzen und zu wenig Flüssigkeit zu uns nehmen, verlieren wir Elektrolyte, bis sich der Mangelzustand unter Umständen sogar auf die Muskelaktivität auswirkt. Bei anhaltendem Elektrolytmangel baut unser Körper rapide ab. Magnesium hat ebenso wie Kalzium einen besonderen Einfluss auf die Reizweiterleitung zwischen Nerv und Muskel. Bei einem Mangel ist aber nicht etwa die Weiterleitung gestört, sondern der Filter im System. Das Magnesium bewirkt nämlich, dass nicht jeder Reizimpuls an den Muskel weitergeleitet wird. Es fungiert also als eine Art Türsteher. Funktioniert dieser Filtermechanismus nicht richtig, wird plötzlich jeder Reizimpuls an den Muskel gelassen – und der reagiert darauf mit Krämpfen, weil er permanent ackern muss. Häufig ist eine unausgewogene Ernährung daran schuld, aber auch Alkoholsucht, Essstörungen und der Missbrauch von Abführmitteln begünstigen einen Mangelzustand. Schwangere müssen übrigens ebenfalls ihren Elektrolythaushalt im Auge behalten. In den seltensten Fällen handelt es sich um einen angeborenen Mangel.

Sind all diese Ursachen ausgeschlossen? Dann muss eine weitere Diagnostik erfolgen. Immerhin können auch der Magen-Darm-Trakt, die Nieren und verschiedene Stoffwechselstörungen eine Elektrolytverschiebung und somit Wadenkrämpfe auslösen. So ist womöglich die Aufnahme von Nährstoffen im Magen-Darm-Trakt gestört. Erkrankungen, die dazu führen, sind zum Beispiel der Morbus Chron, eine chronisch-entzündliche Darmerkrankung, und die Zöliakie (Glutenunverträglichkeit). Entzündungen der Bauchspeicheldrüse (Pankreatitis) kommen ebenfalls als Ursache für eine verminderte Aufnahme von Nährstoffen im Magen-Darm-Trakt in Frage. An der Ausscheidung von Elektrolyten sind hauptsächlich die Nieren beteiligt: So werden viele Stoffwechselprodukte über den Urin ausgeschieden; die Nieren regeln aber auch den Wasser-Salz-Haushalt, den Säure-Basen-Haushalt und den Blutdruck, indem sie bestimmte Hormone bilden. Je älter die Nieren sind, desto eher schwächelt ihre Funktion. Bei einer fortgeschrittenen Nierenschwäche (Niereninsuffizienz) kommt es in vielen Fällen zu Muskelkrämpfen. Auch eine Unterfunktion der Nebenniere, genauer gesagt ihrer Rinde (Nebennierenrindeninsuffizienz), kann sich – infolge von Kalium- und Natriummangel – als Wadenkrämpfe bemerkbar machen. Da die Nebennierenrinde wichtige Hormone wie Kortisol produziert, die unter anderem den Mineralhaushalt beeinflussen, haben Menschen, die über einen längeren Zeitraum hinweg Kortisonpräparate nehmen, ebenfalls ein erhöhtes Risiko, an einer Nebenniereninsuffizienz zu erkranken. Durch negative Rückkopplung stellt die Nebennierenrinde die eigene Hormonproduktion immer mehr ein. Insbesondere der Mangel an sogenannten Glukokortikoiden, zu denen auch das Kortisol gehört, begünstigt das Auftreten von Krämpfen. Auch der gestörte Insulinspiegel im Rahmen einer Diabetes-mellitus-Erkrankung (Typ I und II) wirkt sich bei schlechter medikamentöser Einstellung negativ auf den Elektrolytstoffwechsel aus. Und da die Nebenschilddrüsen das Parathormon produzieren, das ebenfalls maßgeblich am Elektrolythaushalt beteiligt ist, führt deren Unterfunktion wiederum zu Wadenkrämpfen.

Der Vollständigkeit halber sei auch der Diabetes insipidus genannt. Diese Erkrankung hat nichts mit der Zuckerkrankheit zu tun. Vielmehr kommt es zu großen Mengen eines verdünnten Urins. Schuld daran ist entweder die Hirnanhangsdrüse, die zu wenig von dem Hormon ADH (auch Vasopressin genannt) produziert, oder die Nieren sprechen kaum noch auf das Hormon an. Die vermehrte Urinausscheidung geht mit erhöhten Salz- und Elektrolytverlusten einher. Diabetes insipidus kann auch durch die Einnahme bestimmter Medikamente wie Abführ-, Bluthochdruck- und Verhütungsmittel verursacht werden.

Mit zunehmendem Alter werden Wadenkrämpfe häufiger. Es wäre jedoch falsch, diese nur auf eine der genannten Erkrankungen zurückzuführen. Schließlich spielen auch die Lebensgewohnheiten eine große Rolle: Wer sich mit zunehmendem Alter weniger bewegt und Sport nur noch aus dem Fernsehen kennt, der sorgt dafür, dass die Muskelsubstanz abnimmt und verbleibende Muskeln sich verkürzen. Ebenso kann eine Fehlstellung infolge einer Arthrose in Hüft-, Knie- oder Sprunggelenk zu Muskelkrämpfen führen. Wer sich also auch im Alter fit hält und regelmäßig bewegt, übt damit einen positiven Effekt auf die Muskulatur und den gesamten Körper aus. Und da an fast jeder aktiven Bewegung unsere Füße beteiligt sind, gehören gesunde Füße fraglos zu den Säulen eines langen bewegten Lebens.

3.6 Haut und Nägel

Wenn's auf den Nägeln brennt: Verformungen und Verfärbungen

Fußnägel sind etwas Wunderbares. Nicht nur, weil man sie in allen möglichen Farben anmalen kann. Ohne Fußnägel hätten unsere Zehenkuppen nämlich keinen Schutz. Und auch unser Zehentastsinn wäre weniger fein, weil Fußnägel – mechanisch betrachtet – einen wichtigen Widerstand zur empfindsamen Zehenspitze darstellen; die einzelnen Reize verpuffen also nicht einfach, sondern intensivieren sich dank des Fußnagels. Dieser liegt auf dem Nagelbett auf und ist ausreichend fest mit ihm verbunden. Was bei uns die Fußnägel, sind in der Tierwelt die Klauen, Hufe oder Krallen – was je nach Pflegezustand der Zehennägel durchaus noch zu erkennen ist. In der Vorzeit dienten die »Nägel« vor allem als Kratz-, Ritz- und Greifwerkzeug. Der Fußnagel ist ein Abkömmling der Oberhaut (Epidermis) und besteht aus bis zu 150 unregelmäßig übereinandergeschichteten Lagen von Hornzellen. Bei einem Baby ist der Nagel etwa 0,5 Millimeter, bei einem Erwachsenen etwa 0,75 Millimeter dick. Wenn wir auf einen unserer Fußnägel blicken, sehen wir jedoch nur 70 Prozent der gesamten Nagelplatte. Die restlichen 30 Prozent liegen versteckt unter der Nagelfalz in der Nageltasche.

Die Bildung des Nagels, die sogenannte Onychisation, findet in der nicht sichtbaren Nagelwurzel (Nagelmatrix) statt. Während das durchschnittliche Wachstum eines *Finger*nagels mit etwa 1 Millimeter pro Woche angegeben wird, benötigt der *Fuß*nagel für 1 Millimeter etwa einen Monat. Das Stück, das wir beim Nagelkürzen abschneiden, ist also vor über 12 Monaten in der Nagelmatrix entstanden und seitdem zum Nagelrand gewandert. Die individuelle Wachstumsgeschwindigkeit des Nagels ist allerdings von diversen Faktoren wie Alter, (Mangel-)Ernährung, Verletzungen und Nagelerkrankungen abhängig.

Jede Zehe ist eigenständig an das Nerven- und Blutkreislaufsystem angeschlossen. Gleichzeitig sind die Zehen aber auch am weitesten vom Herzen entfernt und somit die letzten Strukturen, die von Blutkreislauf und Nervensystem erreicht werden. Insofern finden wir in den Zehen/Nägeln auch keine ausgeprägten Versorgungsstrukturen, was bedeutet, dass die Regeneration eines geschädigten Zehs besonders langsam ist. Versorgende Gefäße und Nerven finden sich vor allem in der Nagelfalz, sind aber sehr fein und daher sehr fragil. Der Nagel selber ist nicht mit Blutgefäßen ausgestattet.

Ob eine unausgewogene Ernährung, Durchblutungsstörungen oder Pilzbefall, der Nagel reagiert, indem er sein Erscheinungsbild verändert. Manche Veränderungen haben harmlose Ursachen wie häufiges Waschen. Andere Auffälligkeiten hingegen sollten rasch abgeklärt und entsprechend behandelt werden. Im Rahmen einer Fußuntersuchung nehme ich oft nebenbei krankhafte Nagelveränderungen wahr und schicke den Patienten zur Weiterbehandlung an den entsprechenden Spezialisten. An der Nagelplatte kann es zu allen möglichen Veränderungen kommen: *Brüchige Fußnägel* sind unschön und stören mitunter erheblich, sind aber meist harmlos. Wer unter brüchigen Fußnägeln leidet – etwa 20 Prozent der deutschen Bevölkerung hat mit brüchigen Nägeln zu kämpfen, wobei Frauen dreimal häufiger davon betroffen sind als Männer –, der sollte diese aber nicht einfach ignorieren oder mit Nagellack überpinseln. Da für eine derartige Veränderung auch Ursachen in Frage kommen, die unbehandelt schwerwiegendere gesundheitliche Folgen haben, ist eine Abklärung beim Dermatologen zu empfehlen. Im besten Fall sind Ihre brüchigen, in der Regel sehr trockenen Fußnägel genetisch bedingt und werden mit zunehmendem

Alter eventuell (gesundheitlich unbedenkliche) Längsrillen bilden. Dann müssen Sie nichts weiter unternehmen. Die Ursache könnte aber auch der häufige Kontakt mit bestimmten Stoffen sein. Kommen die Fußnägel besonders oft mit Wasser in Berührung, wird Haut und Nagel Feuchtigkeit entzogen. Wer gerne und viel schwimmt, kann sich kaum davor schützen. Diese austrocknende Wirkung haben aber auch etliche Seifen und Nagellackentferner. Auch die Qualität der Pediküre kann über Wohl und Wehe ihrer Fußnägel entscheiden. Verzichtet man zum Beispiel beim Kürzen der Nägel auf eine hochwertige Feile und nutzt stattdessen Knipser oder Schere, besteht die Gefahr, dass im Nagel feine Risse entstehen, die den Nagel leichter einreißen oder brechen lassen. Ein Nährstoffmangel kann als Ursache in Frage kommen. Fehlen die Vitamine B und C sowie Biotin, Folsäure oder Cobalmin, sind brüchige Nägel oftmals vorprogrammiert. Ebenso sieht es aus, wenn der Mineralstoffwechsel gestört ist und es dem Körper an Eisen und Zink mangelt. Eisenmangel geht übrigens nicht nur mit brüchigen Nägeln, sondern meist auch mit Symptomen wie Abgeschlagenheit, Müdigkeit, Blässe und Kopfschmerzen einher. Eine Blutuntersuchung bringt Klarheit! Noch ein Tipp an alle Eltern: Nagelveränderungen bei Ihrem heranwachsenden Kind sind unter Umständen die Folge einer Essstörung und sollten daher im Auge behalten werden. Von vorschnellen Verdächtigungen ist jedoch abzuraten. Schließlich können auch Medikamente und verschiedene Erkrankungen unsere Fußnägel in Mitleidenschaft ziehen. Das gilt insbesondere für Hauterkrankungen wie die Schuppenflechte (Psoriasis) und Ekzeme, aber auch die Unterfunktion von Nebenschilddrüse und Schilddrüse. Anzeichen für eine (Neben-)Schilddrüsenunterfunktion sind neben längsgeriffelten (Fuß-)Nägeln Begleitsymptome wie Gewichtszunahme und niedriger Blutdruck, Hauttrockenheit, Frieren, verlangsamter Herzschlag, Erschöpfungs- oder Ermüdungserscheinungen.

Anders als bei brüchigen Nägeln weisen *Nagelverformungen* grundsätzlich auf eine Erkrankung, in seltenen Fällen auch auf eine vorausgegangene Verletzung hin.

Der Uhrglasnagel beispielsweise ist leicht bläulich, wölbt sich stark nach außen und tritt meistens in Kombination mit sogenannten *Trommelschlegelzehen* auf, bei denen die Endglieder der Zehen ebenso rundlich sind wie die Nägel.

Diese Verformung hängt oft mit einer Herz- oder Lungenkrankheit, manchmal auch mit der Stoffwechselkrankheit Mukoviszidose zusammen. Bestimmte Lebererkrankungen und Blutarmut (Anämie) können jedoch ebenfalls eine derartige Verformung der Zehennägel hervorrufen.

Ein *Krallennagel* hingegen tritt meist an der Großzehe auf und überwiegend bei älteren Menschen. Er zeichnet sich durch eine starke Verdickung und krallenartige Krümmung aus. Zu den Ursachen gehören Durchblutungsstörungen, Verletzungen an der Nagelmatrix und Nervenschäden, manchmal handelt es sich auch um Vererbung.

Für den *Tüpfelnagel*, der auf eine Schuppenflechte (Psoriasis) hindeuten kann, ist eine unebene Oberfläche mit stecknadelgroßen Grübchen typisch.

Haben Sie schon genug von Veränderungen an den Fußnägeln? Ich hoffe nicht, denn wir sind noch lange nicht am Ende. Damit es aber nicht zu eintönig wird, kommt jetzt Farbe ins Spiel. Verfärbt sich der Nagel, sollte man das nicht auf die leichte Schulter nehmen, denn Verfärbungen können durchaus auf eine Erkrankung hinweisen. So haben die sogenannten *Weißnägel* entweder weiße Punkte oder flache weiße Querrillen. Manchmal sind sie sogar komplett weiß, was für eine (selten vorkommende) Vererbung und damit angeborene Veränderung spricht. Als Ursachen für Weißnägel kommen neben Verletzungen (Nageltrauma) und Nagelpilz (siehe Seite 105) auch Alkoholmissbrauch und Leberzirrhose (führen zu Mangelerscheinungen) sowie Vergiftungen (z. B. mit Blei oder Kohlenmonoxid) in Frage.

Bräunliche und schwarze Nägel wiederum entstehen meist infolge einer Verletzung, bei der es zu einer Blutung im Nagelbett kommt. Möglicherweise handelt es sich aber auch nur um ein Muttermal im Nagelbett. Aufmerksam sollten sie werden, wenn ein derartiger Punkt ohne vorausgegangenen Unfall entsteht und immer größer wird. Dann sollte der Facharzt unbedingt abklären, ob schwarzer Hautkrebs (malignes Melanom) vorliegt.

Bläuliche Nägel können auf sauerstoffarmes Blut hindeuten und mit einer Herzschwäche (Herzinsuffizienz) oder einer schweren Lungenerkrankung zusammenhängen.

Gelbliche Flecken auf dem Nagel entstehen, wenn sich die Nagelplatte vom Nagelbett löst, sei es als Folge von Nagelpilz oder Schuppenflechte. Bei einer Schuppenflechte sind die gelblichen Flecken typischerweise rötlich-braun umsäumt, weshalb man auch von »Ölflecken« spricht.

Half-and-half-Nails sind nach unten hin weißlich und an den Fußnägelspitzen rötlich-braun verfärbt. Sie können auf eine schwere Nierenerkrankung zurückgehen.

Form- und Farbveränderungen am Fußnagel sind also häufig Ausdruck von krankhaften Veränderungen an anderer Stelle im Körper. Insofern gehen Sie lieber auf Nummer sicher, indem Sie einen Spezialisten zu Rate ziehen. In den meisten Fällen wird er eine einfache Erklärung für den unschönen Fußnagel mit Form- und Farbveränderung finden: Pilzbefall. Der »gemeine« Nagelpilz tritt häufig zusammen mit Fußpilz auf.

Der Kampf gegen Fuß- und Nagelpilz

Wenn Füße schon nicht salonfähig sind, dann gehört der Erfahrungsaustausch über Fuß- und Nagelpilz erst recht in die Tabuschublade. Dabei handelt es sich um ein häufiges Krankheitsbild unserer Zeit; in den Industrieländern ist fast jeder Dritte davon betroffen. Und fast genauso viele Menschen schämen sich dafür. Auch ich muss mich als Fuß- und Nagelpilz-Betroffener outen. Zum Glück habe ich die Mikroben inzwischen besiegt. Irgendwann hat es Klick gemacht – und die nötige Einsicht, um die teilweise sehr aufwendige Therapie erfolgreich durchzustehen, war da ... Und es lohnt sich wirklich, denn mit gesunden Nägeln lebt es sich einfach leichter. Häufig gehen Betroffene dem öffentlichen Auftritt ihrer Füße aus dem Weg, indem sie Barfuß-Aktivitäten und Sandalen meiden. Ein Pilzbefall ist allerdings nicht nur unschön anzuschauen, es ist auch eine chronische Erkrankung, die den Körper insgesamt schwächt und daher behandelt werden muss. Bei einem Pilz handelt es sich um einen Mikroorganismus, der mit dem bloßen Auge nicht zu erkennen ist. Sogenannte Fadenpilze (Dermatophyten) befallen Hornsubstanz wie Haut, Haare und Nägel. Was wir allerdings sehen, ist das von ihnen verstoffwechselte Gewebe, also der veränderte Fußnagel oder die veränderte Hautpartie. Pilze kommen überall in unserer Umwelt vor. Und solange unser Immunsystem einwandfrei arbeitet, sind wir bestens vor krankhaftem Pilzbefall geschützt.

Pilze verfügen über bestimmte Mechanismen, um den Säureschutzmantel der Haut gezielt zu überwinden und sich an den Hautzellen anzuhaften. Einige perfide Pilzarten tarnen sich sogar als körpereigene Zellen und täuschen damit unser Abwehrsystem. Ist unsere Haut gesund, geht die Hautflora mit ihren natürlichen Bakterien unverzüglich gegen die Pilzsporen vor. Äußere und innere Umstände bzw. Veränderungen können jedoch das natürliche Gleichgewicht auf unserer Haut stören, sodass die Pilzsporen mittels ihrer Zellfäden (Hyphen) in die Hornschicht eindringen und sich dort vermehren. Zu den äußeren Umständen gehören unsere Socken und Schuhe, in denen der Pilz perfekte Lebensbedingungen vorfinden kann: Es ist dunkel und warm – und bei synthetischem Socken- und Schuhmaterial findet keine effektive Belüftung statt. Folglich staut sich die Feuchtigkeit um den Fuß. Wenn jetzt noch ein saures Milieu (hoher pH-Wert) vorliegt, dann hat der Pilz sein ideales Mikroklima. Insofern war ich als Pilz-Opfer prädestiniert: Die langen Dienste im Krankenhaus in schlecht belüftetem Schuhwerk spendeten meinen Füßen Wärme, Feuchtigkeit und Dunkelheit. Hinzu kamen Stress, wenig Schlaf und viel zu viel Fast Food, was zu einer (Über-)Säuerung meines Organismus führte. Die Grundvoraussetzungen für meine ganz persönliche Pilz-Brutstelle waren also gegeben – und so dauerte es nicht lange, bis sich entsprechende Veränderungen an meinen Füßen bemerkbar machten. Bei mir war es der Stress, bei anderen sind es Stoffwechselerkrankungen oder Durchblutungsstörungen, die das Infektionsrisiko steigern.

Bei Fußpilz ist in den meisten Fällen der Zehenzwischenraum befallen, da sich die Feuchtigkeit hier besonders leicht sammelt und staut. Ist der Zehenzwischenraum aufgrund einer Fuß- oder Zehenfehlstellung besonders eng, wird die Pilzinfektion dadurch begünstigt. Obwohl der Pilz für uns Menschen an sich ungefährlich ist: Der unbehandelte Befall kann die natürliche Abwehr der Haut so sehr schwächen, dass die Gefahr steigt, an einer bakteriellen Infektion, zum Beispiel mit Streptokokken, zu erkranken.

Wer unter Fußpilz leidet, muss zudem damit rechnen, dass ihn auch der Nagelpilz heimsucht – und der ist leider viel schwieriger zu therapieren als der Hautpilz. Deshalb gilt: Je eher Sie einen Arzt aufsuchen, desto besser! Allerdings ist eine Fußpilzinfektion anfänglich nicht eindeutig auszumachen. Erst nach längerem Befall treten die typischen Symptome auf: Da das Wachstum der Pilze in die tiefergelegenen Hautstrukturen zu einer Aktivierung des Immunsystems führt, kann es zwischen den Zehen oder an den Fußsohlen anfangen zu jucken und zu brennen. Die Haut rötet sich. Ebenso sind Bläschen oder Pusteln, aber auch kleine schmerzende Einrisse (Fissuren) möglich. Zu einer vermehrten Schuppung kommt es, weil sich die Hornhaut schneller erneuert. Das Fatale: Diese Schuppen, in denen die Pilzsporen unter Umständen wochenlang überleben, können die Infektion auf eine andere Person übertragen. Daher tummeln sich ganze Pilzheerscharen an Orten, an denen viele Menschen barfuß laufen (öffentliche Schwimmbäder und Saunen, Hotelzimmer und Umkleidekabinen etc.). Das bedeutet aber nicht, dass Sie diese Orte von nun an meiden sollten wie der Teufel das Weihwasser, um eine Pilzinfektion zu verhindern. Schließlich haben wir ja ein so gutes Abwehrsystem, dass der Kontakt mit einer infizierten Schuppe nicht zwangsläufig zu einer Infektion führt. Es wird erst dann brenzlig, wenn wir unser Abwehrsystem (wissentlich) schwächen, so dass sich die Hyphen in unserer Oberhaut vermehren können. Neben den synthetischen Fasern in Socken und Schuhen, die die Hautatmung behindern, und verengten Zehenzwischenräumen durch einen zu engen Schuh sind auch Druckstellen, an denen die Haut wundgerieben wird, als Eintrittspforte für eine Pilzinfektion wie geschaffen. Außerdem kann die körpereigene Schutzbarriere durch zu häufiges Reinigen der Füße mit Seifen, Duschgels, Badezusätzen und Sprays angegriffen werden. Und natürlich begünstigt auch jede Beeinträchtigung unseres Immunsystems – ob nun durch Medikamente, eine Erkrankung, unausgewogene Ernährung oder einen stressigen Lebensstil – die Pilzinfektion.

Zu den Risikogruppen gehören unter anderem Sportler. Nicht nur, dass der Schweiß im Schuh für ein pilzfreundliches Milieu sorgt, Sportler halten sich auch besonders oft in Gemeinschaftsduschen und Umkleidekabinen auf. Gefährdet sind auch all jene, die aus Sicherheitsgründen stundenlang in schlecht belüfteten, manchmal auch einengenden Arbeitsschuhen herumlaufen müssen. Die größte Risikogruppe aber sind Diabetiker. Etwa 70 Prozent von ihnen leiden unter Fuß- und Nagelpilz, weil die Zuckerkrankheit häufig zu Veränderungen an Blutgefäßen und Nerven führt und somit das Immunsystem beeinträchtigt.

Typisch für den Fußpilz sind Jucken und Brennen; der Vollständigkeit halber muss ich aber auch die Mokassin-Mykose erwähnen: Anfangs ist die Haut nur trocken und gerötet. Da die Entzündungsreaktion nicht sonderlich stark ist, werden die Beschwerden oft anderen Ursachen wie Schuhen, Strümpfen, Wasch- oder Pflegemittel zugeschrieben. Im weiteren Verlauf kommen jedoch Symptome wie stärkere Schuppung und Verhornung auf der Fußsohle hinzu, zum Teil mit Rissbildung. Bei ausbleibender Behandlung breiten sich diese Symptome über die Fußkanten bis zum Fußrücken aus. Daher die Bezeichnung Mokassin-Mykose.

Kompliziert und gefährlich wird es, wenn der Fußpilz auf den Fußnagel übergreift. Da die Pilzbesiedlung vielfach von den Zehenzwischenräumen ausgeht, ist der Weg zum Nagel nicht weit. Und so kann sich die Infektion über das Nagelbett bis hin zur Nagelmatrix ausbreiten. Damit ist ein gesundes Nagelwachstum nicht mehr möglich. Die verstärkte Verhornung unter der Nagelplatte lässt den Nagel immer dicker und brüchiger werden, was auch die Nagelpflege erschwert. Beim Schneiden oder Feilen entsteht übrigens oft ein muffig-modriger Geruch.

Hat sich der Pilz erst einmal eingenistet, bleibt einem nichts anderes übrig, als gezielte Maßnahmen zu ergreifen, die den Schmarotzer dauerhaft aus unserem Organismus entfernen. Denn Pilzbefall heißt, dass unser Körper ausgenutzt wird und dadurch Schaden nehmen kann: Wir öffnen Viren und Bakterien freiwillig die Tür und laden sie ein, in unserem Körper zu leben und sich zu vermehren. Indem wir an juckenden Stellen kratzen, erlauben wir es dem Pilz sogar, weitere Stellen unseres Körpers zu infizieren. Der Pilz lässt sich nämlich gerne per Finger und Fingernägel verteilen. Sorgen Sie deshalb dafür, dass Fußpilz keinen Freifahrtschein bekommt, indem sie beim kleinsten Verdacht auf eine Infektion ihren Hausarzt oder Dermatologen aufsuchen. Im Anfangsstadium wird der Pilzbefall mit einer speziellen Creme behandelt; ist der Befall bereits fortgeschritten, empfiehlt es sich, die Pilzart identifizieren zu lassen, um die Therapie optimal darauf auszurichten. Dazu werden Hautschuppen von den infizierten Arealen abgeschabt, um sie dann unter dem Mikroskop zu untersuchen. Ergänzend kann eine Pilzkultur angelegt werden, wobei der Pilz auf speziellen Nährböden und bei bestimmten Temperaturen bebrütet wird; denn aus der gewachsenen Kolonie kann auf die Pilzart geschlossen werden. Die Therapie einer Fuß-, insbesondere aber einer Nagelpilzinfektion kostet Zeit und Nerven. Verplempern Sie also bitte keine kostbaren Ressourcen, indem sie versuchen, den Pilzbefall ohne ärztlichen Beistand zu bekämpfen. Damit legen Sie der erfolgreichen Therapie unnötig Steine in den Weg.

Bei der Behandlung unterscheidet man zwischen einer lokalen und einer systemischen Therapie. Lokal heißt, dass am Ort des Befalls mit sogenannten Antimykotika (Cremes, Gels, Lösungen oder Sprays) gearbeitet wird. Diese Mittel enthalten Wirkstoffe, die das Wachstum von Pilzen eindämmen oder sie abtöten. Sind bereits Fußsohlen, Ballen, Fersen und Nägel befallen, werden ergänzend Tabletten verschrieben, die systemisch wirken. Hierbei handelt es sich um Breitband-Antimykotika, die meist Terbinafin, Itraconazol, Miconazol oder Bifonazol enthalten. Diese Stoffe gehen zwar häufig mit Bauchschmerzen und Appetitlosigkeit, Hautausschlägen und Juckreiz, Glieder- und Gelenkschmerzen oder höheren Leberwerten einher, doch sobald der Nagelpilz zugeschlagen hat, gibt es oft keinen anderen Ausweg. Schließlich muss der Wirkstoff die Nagelplatte überwinden, um den Pilzerreger zu erwischen. Als lokale Maßnahme kann man über die Tabletten hinaus ein harnstoffhaltiges Wirkstoffpräparat anwenden, das die Nagelplatte aufweicht und es dem Antimykotikum auf diese Weise ermöglicht, zum Pilzerreger zu gelangen und ihn zu bekämpfen. Ein Nagelpilzbefall, bei dem auch die Nagelmatrix (Nagelwurzel) in Mitleidenschaft gezogen ist, lässt sich nicht in sechs bis acht Wochen behandeln. Der Grund liegt auf der Hand bzw. im Nagelwachstum. Bei einem Längenwachstum von einem Millimeter pro Monat vergeht mehr als ein Jahr, bis das befallene Areal ausgewachsen ist. Die Therapie erfordert also viel Geduld und Disziplin von dem Betroffenen, zumal sie konsequent, teilweise täglich durchgeführt werden muss.

Die allerbeste Therapie gegen Fuß- und Nagelpilz aber ist die Prophylaxe. Dazu muss man nur ein paar Dinge bei der Fußhygiene beachten (siehe Seite 234).

Blind und schmerzhaft: das Hühnerauge

Das Hühnerauge (Clavus), manche sprechen wegen seines Aussehens auch vom Krähen- oder Elsterauge, ist weit verbreitet. Sehen können wir nichts mit unserem »Fußauge«, dafür aber fühlen: Es schmerzt. Das Hühnerauge ist eine Hornschwiele und entsteht durch chronischen Druck auf knochennahe Haut. In seiner Mitte weist es eine besonders starke Verhornung auf, die von einem weißlichen, bisweilen rötlichen Rand umgeben ist. Unterhalb der Haut läuft die Verhornung kegelförmig zu, daher die Bezeichnung Sporn. Dass unser Fuß ein Hühnerauge bildet, dürfen wir ihm nicht verübeln; in der Regel versucht er ja nur zu kompensieren, was wir mit unserem falschen Schuhwerk anrichten. Der Fuß empfängt über seine Druckrezeptoren die Information, dass das Scheuern und Drücken an einer bestimmten Stelle so stark ist, dass die Haut Schaden nehmen könnte. Die Verhornung ist also nur eine Schutzmaßnahme. Dummerweise braucht die Verhornung aber auch ihren Platz, sodass der Druck sich weiter verstärkt.

Insgesamt werden sechs Hühneraugen-Arten unterschieden:

1. Das *Clavus durus* ist ein hartes Hühnerauge, das in erster Linie an der Fußsohle (bei einem Spreizfuß), aber auch an der Zehenoberseite (Krallen- und Hammerzehen) auftreten kann.
2. Das *Clavus mollis* ist ein Hühnerauge, das meistens zwischen den Zehen auftritt. Auch wenn das lateinische »mollis« mit »weich« zu übersetzen ist: Das Hühnerauge selbst ist leider hart und derbe.
3. Das *Clavus neurovascularis* ist von kleinen Blutgefäßen und Nerven durchzogen.
4. Beim *Clavus papillari* liegt unter der Hornschicht entweder ein Bluterguss oder eine gallertartige Schicht.
5. Das *Clavus neurofibrosis* ist gekennzeichnet durch eine verstärkte Nerven- und Bindegewebsfaserung.
6. Das *Clavus subungualis* liegt unter dem Nagel.

Ein Hühnerauge schmerzt manchmal so stark, dass das Gehen unmöglich ist. Wenn das Schmerzempfinden aufgrund von Diabetes oder einem Nervenleiden herabgesetzt ist, kann es passieren, dass die Behandlung viel zu lange verschleppt wird und die betroffene Zehe schlimmstenfalls amputiert werden muss. Das Mittel der Wahl ist also ein frühzeitiger Therapiebeginn. Zuallererst gilt es, jeden weiteren Druck zu vermeiden. Der betroffene Fuß braucht ausreichend Platz bei gleichzeitig gutem Halt im Schuh. Nur so kann dem Hühnerauge dauerhaft entgegengewirkt werden. Eine vorhandene Fußfehlstellung oder -deformation sollte mittels orthopädischer Schuheinlage korrigiert und die Anti-Spreizfußübung aus dem »Fuß-Gym« (siehe Seite 259) aktiv durchgeführt werden. Ist das Hühnerauge noch klein, können Sie selbst fußpflegerische Maßnahmen durchführen: Tauchen Sie den betroffenen Fuß einige Minuten lang in warmes Wasser. Anschließend können Sie die aufgeweichte Verhornung mit einem Bimsstein oder einer speziellen Feile vorsichtig abschaben. Hierbei ist jedoch peinlichst darauf zu achten, dass man es nicht übertreibt und sich eine Hautverletzung zufügt. Denn über diese könnten Bakterien und Pilze in die Haut eindringen. Diese Prozedur müssen Sie vermutlich immer wieder über mehrere Wochen hinweg vornehmen, bis die Hornhaut spürbar zurückgegangen ist. Es empfiehlt sich, den Fuß nach jeder Abtragungsaktion mit einer rückfettenden Creme zu verwöhnen, um die Haut geschmeidig zu halten und weitere Verhornung zu vermeiden. Unterstützend wirken auch die »Hühneraugen-Pflaster« aus der Apotheke. Häufig enthalten sie den Wirkstoff Salizylsäure, der – aufs Hühnerauge geklebt – ebenfalls die Verhornung aufweicht. Leider passiert es häufig, dass durch unsachgemäßen Gebrauch auch gesunde Hautareale unter das Pflaster geraten und aufgeweicht werden.

Allen Risikopatienten wie Diabetikern und Personen mit einer Polyneuropathie empfehle ich, die Anti-Hühneraugen-Pflege von einem Podologen/einer Podologin (Fachkraft für medizinische Fußpflege) durchführen zu lassen. Auf diese Weise lässt sich ein chirurgischer Eingriff in den meisten Fällen vermeiden.

Der Schweiß- und Stinkefuß

Dass unsere Füße schwitzen, ist vollkommen normal. Der Schweiß kommt aus speziellen Drüsen, die an Fußsohlen und Handinnenflächen in besonders hoher Anzahl vertreten sind. So besitzen wir an den Füßen bis zu 600 Schweißdrüsen pro Quadratzentimeter. Als wir Menschen noch ausschließlich barfuß unterwegs waren, sorgte der Schweiß an den Füßen für eine verstärkte Griffigkeit und ermöglichte damit eine sichere Flucht. Das erklärt auch, warum wir bis heute in Stresssituationen zu einer verstärkten Schweißproduktion an Händen und Füßen neigen.

Unsere Schweißdrüsen an den Füßen produzieren im Laufe eines Tages so viel Flüssigkeit, dass Sie damit problemlos ein Schnapsglas füllen könnten. Das tun unsere Hände übrigens auch, nur merken es die wenigsten von uns, weil die Hände besser belüftet sind. Das Schwitzen dient auch zur Temperaturregulierung: Indem der Schweiß auf der Haut verdunstet, kühlt diese ab. Schweiß ist also wichtig – und eigentlich auch geruchlos. Das ist auch der Grund, weshalb Sie es in einer Sauna längere Zeit aushalten, ohne allein vom Gestank der anderen Saunagänger betäubt umzukippen. Schweiß besteht zu 99 Prozent aus Wasser und zu einem Prozent aus anderen Stoffen wie Eiweiß, Harnstoff und Milchsäure. Was also führt zu den berüchtigten »Käsefüßen«, die einige von uns – und damit leider auch andere – plagen. Schuld an der penetranten Geruchsentwicklung ist die jeweilige Hautflora. Die Bakterien auf unserer Haut ernähren sich von den im Schweiß enthaltenen Stoffen, wobei verschiedene Abbau- und Zersetzungsprodukte entstehen, vor allem aber Buttersäure. Können Sie sich noch an den typischen Geruch von »Stinkbomben« erinnern? Sobald sich Schweiß ansammelt, so dass die Bakterien auf unserer Haut sich gütlich tun können, kommt es automatisch zu einer erhöhten Buttersäureproduktion. Schuld an der Schweißansammlung ist eine mangelnde Belüftung durch schlechte Socken und/oder Schuhe. Tipp Nummer eins gegen Fußgestank: Barfußlaufen. Auf diese Weise werden unsere Füße nämlich optimal belüftet. Da das natürlich nicht immer möglich ist, heißt es: Augen auf beim Socken- und Schuhkauf. In geschlossenen Schuhen sollte man aus Fußklima- und Hygienegründen immer Socken mit einem hohen Anteil an Schaf- oder Baumwolle tragen. Aber auch Funktionssocken, bei denen ein besonderer Materialmix den Feuchtigkeitstransport nach außen unterstützt, sind empfehlenswert. Und die Socken täglich zu wechseln sollte so selbstverständlich sein wie Zähneputzen. Denn die Bakterien warten nur darauf, dass Sie ihnen mit länger getragenen Socken einen perfekten Lebensraum zur Vermehrung bieten. Machen Sie den Bakterien den Garaus, indem Sie die Socken am Ende des Tages in die Waschmaschine stecken und bei 60 °C waschen. So stellen Sie sicher, dass es auch in der Sockenschublade zu keiner Bakterienfortpflanzung kommt.

Neben den Socken spielt das Schuhwerk eine wichtige Rolle bei der Stinkefuß-Vorbeugung. Offenes Schuhwerk ist natürlich besonders geeignet. Sollten Witterungsverhältnisse oder ein Anlass festere Schuhe verlangen, ziehen Sie Schuhe mit einem hohen Echtlederanteil an. Leder hat bekanntlich die Eigenschaft, Flüssigkeit aufzunehmen und auch wieder abzugeben. Da es sich um Tierhaut handelt, ist es unserer Haut sehr ähnlich und atmungsaktiv. Somit hat Leder im Wettlauf mit synthetischem Material immer die Nase vorn. Da gutes Leder jedoch seinen Preis hat und ein Schuh aus asiatischer Produktion bereits für wenige Euro zu haben ist, verwundert es nicht, dass immer mehr Menschen zu der günstigen Variante greifen. Umso bedenklicher finde ich es, wenn die Jugend aus rein optischen Gründen in Schuhen herumläuft, die aus fußmedizinischer Sicht wegen ihres synthetischen Materials Schrott sind, aber ein kleines Vermögen kosten. Da sich die Schweißzusammensetzung während der Pubertät (wie auch in den Wechseljahren) verändert, liegt es nahe, die stylischen Schuhe so selten wie möglich zu tragen, um penetranten Fußgestank zu vermeiden. Und selbst wenn Sie nur noch in Lederschuhen durch die Welt gehen, will der vom Schuh aufgenommene Schweiß irgendwann verdunsten. Deshalb sollten Sie den Schuhen nach einem Acht-Stunden-Tag eine – am besten 24-stündige! – Ruhepause gönnen, damit sie sich vollständig regenerieren können. Sollte danach immer noch ein Schweißgeruch aus dem Schuh aufsteigen, bietet es sich an, ein Schuhdeo bzw. Desinfektionsspray zu verwenden. Während das Deo für einen angenehmen Geruch sorgt, tötet das Desinfektionsspray die im Schuh verbliebenen Bakterien ab. Weitere Maßnahmen finden Sie im Kapitel »Wellness für Ihre Füße«.

3.7 Knochen und Sehnen

Bekannter Vertreter: Der Spreizfuß

Der Spreizfuß (Pes transversus) ist die gängigste Fußveränderung in Industrieländern.

Auch wenn anfänglich keine Beschwerden vorhanden sein müssen, so können doch mit der Zeit starke Schmerzen im Vorfußbereich entstehen. In vielen Fällen tritt der Schmerz erstmals bei einer übermäßigen Belastung des Vorfußes auf: nach einer durchtanzten Nacht auf hochhackigen Schuhen, beim ungewohnten Barfußlaufen im Strandurlaub oder nach einer mehrstündigen Wandertour im Gebirge. Generell können die Beschwerden nach längerem Stehen oder Laufen auftreten, wobei der Schmerz je nach Belastungsdauer stärker oder schwächer ist. Die Betroffenen sind meist älter als 40 Jahre, allerdings sind die Veränderungen am Fuß inzwischen auch vermehrt bei Kindern festzustellen.

Die von Schmerz geplagten Patienten kommen zu mir in die Praxis und erzählen, sie hätten das Gefühl von »durchgetretenen Füßen«. Bei der Fußuntersuchung zeigt sich eine veränderte Beschwielung unter den Mittelfußköpfchen. Während bei einem Normalfuß die Beschwielung unter dem 1. und 5. Mittelfußköpfchen stärker ist, findet man dies bei einem Spreizfuß verstärkt unter den Köpfchen 2 bis 4.

Diese sind dann auch besonders druckschmerzhaft – und nicht selten könnte der Patient bei meinem »sanften« Untersuchungsdruck an die Decke springen. Im fortgeschrittenen Stadium leitet unser Körper eigenständig Maßnahmen ein und bildet an den druckbelasteten Stellen eine punktuelle Hornhautverdickung – die sogenannte Dornwarze. Was gut gemeint ist, wird für den Betroffenen jedoch zur zusätzlichen Qual. Denn die kegelförmige Verdickung drückt wie eine Nadel gegen den Knochen und erzeugt damit einen noch stärkeren Schmerz. Wenn sich ein Spreizfuß bildet, sind wir in den meisten Fällen selbst schuld, weil wir unseren Vorfuß einer vermehrten Druckbelastung ausgesetzt haben. Zu den inneren Faktoren, die eine Rolle spielen, gehört unter anderem das Körpergewicht. Je mehr Gewicht unsere Füße tragen müssen, desto mehr wird unser Fußquergewölbe belastet, bis es irgendwann nachgibt. Ein ausgeleierter Bandapparat und geschwächte Muskeln begünstigen die Veränderung des Fußes. Zu den äußeren Faktoren gehört natürlich unser Schuhwerk. Insbesondere hohe Absätze führen dazu, dass sich die ausgewogene Gewichtsverteilung zu Ungunsten des Vorfußballens verschiebt und auf die Mittelfußköpfchen ein immenser Druck ausgeübt wird. Ist der Schuh außerdem vorne spitz zulaufend oder insgesamt zu kurz, potenziert sich der Druckzustand nochmals. So wird die Großzehe in einem spitzen Schuh nach außen abgedrängt, wodurch er bei der Abrollbewegung nicht mehr als zentrale Stütze zur Verfügung steht. Automatisch müssen die Mittelfußköpfchen der anderen Zehen diese ungewohnte Funktion übernehmen. Eine ähnliche Tortur ist es für die Zehen, wenn sie in einem zu kurzen Schuh zusammengedrückt werden. Die Zehen krümmen sich, um dem Anpressdruck zu entgehen, so dass die Köpfchen der Mittelfußknochen gegen den Boden gedrückt werden, während die Zehenoberseiten gegen den Schuhspann drücken und damit auch noch Hühneraugen den Weg ebnen. Vermutlich wundert es Sie angesichts dieser Faktoren kaum, dass Frauen ab einem bestimmten Alter häufiger von Spreizfüßen und Großzehenveränderungen betroffen sind als Männer.

Um einen schmerzhaften Spreizfuß zu therapieren, stehen verschiedene Möglichkeiten zur Verfügung, wobei wir zwischen aktiven und passiven Verfahren unterscheiden. Alles, was das Schuhwerk betrifft, zählt zu den passiven Verfahren, kostet den Patienten also weder Mühe noch Zeit, aber Geld.

Nehmen Sie doch noch mal den Umriss Ihres Fußes (siehe Seite 24) zur Hand. Nun stellen Sie Ihren Lieblingsschuh auf den »Fußabdruck« und zeichnen den Umriss Ihres Schuhes in einer anderen Farbe nach. Entspricht der »Schuhabdruck« dem »Fußabdruck«? Dann können Sie sich glücklich schätzen, denn Ihr Fuß hat ausreichend Platz. Ist er aber enger oder viel breiter, wirkt sich das nachteilig auf den Fuß auf. Zu eng heißt, dass der Fuß gequetscht wird, zu weit bedeutet, dass der Fuß sich ausdehnen kann, da Zehen und Muskulatur inaktiv sind. Bei der Betrachtung des Schuhes sollte man auch einen Blick auf die Sohle werfen: Wenn sie stark durchgetreten ist oder an Elastizität verloren hat, besteht die Gefahr, dass Sie früher oder später Beschwerden bekommen.

Ziel der Spreizfuß-Therapie ist es, das abgeflachte Gewölbe wieder aufzurichten, um eine gleichmäßige Druckverteilung zu gewährleisten. Eine orthopädische Schuheinlage kann dabei gute Dienste leisten, denn die stützende Einlage aus weichem Material unterstützt das Fußlängsgewölbe an der Innenseite leicht und hebt die Mittelfußköpfchen mithilfe einer kleinen Erhöhung (Pelotte) an. Wichtig: Die Pelotte sollte auf keinen Fall direkt unter den gereizten Köpfchen sitzen, da sonst zusätzlicher Druck entsteht. Dennoch wird durch die Einlage eine unnatürliche Situation hergestellt, indem die Pelotte auf Muskelstrukturen drückt, die normalerweise kaum Druck erfahren.

Eine weitere Möglichkeit, dem Spreizfuß entgegenzuwirken, ist die Bearbeitung des Schuhwerks durch einen Orthopädie-Schuhmacher: In Höhe des Vor- und Mittelfußes bringt er unter der Sohle eine Auflage an, die den schmerzenden Bereich ausspart. Und im Schuh selbst wird eine Aussparung bzw. Weichpolsterung eingearbeitet, die den Abrollvorgang erleichtert. Die sich aus dieser Schuhzurichtung ergebende Form ähnelt mit ein wenig Fantasie einem Schmetterling, was ihr den Namen »Schmetterlingsrolle« eingebracht hat.

Orthopädische Einlagen und Schuhzurichtungen laufen im Krankenkassensystem unter dem Begriff »Hilfsmittel« und können daher in bestimmtem Umfang vom Arzt verschrieben werden. Ein Hilfsmittel allein kann jedoch keine endgültige Heilung herbeiführen. Nur in Verbindung mit der Einsicht, dass man seinen Fuß vernachlässigt hat, und der Absicht, aktiv dagegen vorzugehen, sind die Heilungschancen gut. Mit Blick auf den Spreizfuß heißt das: Überschüssige Pfunde müssen runter und die Fußmuskeln trainiert werden. Vor allem ein Spreizfuß ohne oder mit nur mäßigen Beschwerden spricht noch sehr gut auf eine funktionelle Therapie an. Die entsprechenden Fuß-Übungen finden Sie im Kapitel »Fuß-Gym« (siehe Seite 259).

Aus der Bahn geworfen: Die Ballenzehe

Die Ballenzehe (Hallux valgus) beschreibt eine Verbiegung der Großzehe zum Fußaußenrand hin.

Um diese Veränderungen im Großzehenbereich zu verstehen, unternehmen wir noch einmal einen kurzen Ausflug in die angewandte Anatomie ...

Die Großzehe und der benachbarte erste Mittelfußknochen sind für die Statik des Fußes enorm wichtig. Nicht umsonst hat die Evolution dafür gesorgt, dass das Großzehengrundgelenk größer ist als die übrigen vier Grundgelenke. Um die Belastung beim Abrollvorgang des Fußes optimal abzufangen und ein perfektes Widerlager bei der Abstoßbewegung zu sein, muss die Großzehe gerade stehen. Unter dem Mittelfußköpfchen der Großzehe liegen zwei kleine Knöchelchen, die sogenannten Sesambeine, in ihren Gleitlagern. Zahlreiche wichtige Muskeln und Bänder stehen mit den beiden Sesambeinen in Kontakt. Beim Abrollvorgang der Großzehe übertragen sie die Kraft der Großzehe auf den Boden.

Die meisten Betroffenen hatten bei der Geburt noch eine gerade Großzehe. Was also führt zu der merkwürdigen Abweichung, die einen deutlich negativen Einfluss auf die Fußstatik hat? Auch hier müssen wir zwischen inneren und äußeren Faktoren unterscheiden. Es ist bewiesen, dass die Ballenzehe vererbt wird, besonders bei Frauen. Das sollte

Sie anspornen, weitere schädliche Faktoren im Leben Ihres Fußes zu minimieren. Trainierte Bänder und ein Normalgewicht sind auf jeden Fall von Vorteil ebenso wie alles, was sonstigen Fußfehlstellungen wie einem (Knick-Senk-) Spreizfuß entgegenwirkt. Der wichtigste äußere Faktor ist, Sie ahnen es, wiederum das Schuhwerk. Ein todschicker Schuh, der vorne spitz zuläuft, quetscht die Großzehe nach außen und die Kleinzehe nach innen. Wahrscheinlich kommt der Kleinzehe dabei ihre geringe Größe zugute, denn sie kann den auf sie ausgeübten Druck erfahrungsgemäß besser kompensieren und ändert deshalb, wenn überhaupt, kaum ihre Stellung. Da für den Spreizfuß und das Schuhwerk das gleiche gilt wie für die Ballenzehe, geht der Spreizfuß fast immer einer Ballenzehe voraus. Die Ballenzehe entwickelt sich allmählich, aber unaufhaltsam, wenn man nicht frühzeitig mit einer Therapie beginnt. Da mit einer beginnenden Ballenzehe keine Beschwerden verbunden sind, bleibt das rechtzeitige Eingreifen allerdings oft aus. Und so schiebt sich die Großzehe weiterhin peu à peu zu den mittleren Zehen, wobei sich gleichzeitig eine Wölbung an der Fußinnenseite herausbildet. Hier kann es zu Schwielen oder auch einer Schleimbeutelentzündung kommen. Erst bei fortgeschrittener Fehlstellung fängt es unter dem 1. Mittelfußköpfchen an zu schmerzen: Da das Mittelfußköpfchen zur Seite wandert, verlassen die Sesambeine ihr Gleitlager und bleiben zurück. Das tut weh. Gleichzeitig entsteht ein muskuläres Ungleichgewicht, wodurch eine verkürzte Sehne weiter in Richtung Fehlstellung zieht. Je weiter sich Mittelfußköpfchen und Sesambeine voneinander entfernen, desto ausgeprägter ist die Ballenzehe. Und je länger diese Fehstellung besteht, desto wahrscheinlicher wird eine Abnutzung der Sesambein-Gleitlager. Deshalb kann die Großzehe beim Abrollvorgang nicht mehr wie gewohnt die Kraft über die Sesambeine auf den Boden übertragen. Diese Aufgabe müssen nun die anderen vier Zehen übernehmen. Im Endstadium der Ballenzehe weist daher oft der gesamte Vorfuß Zehenfehlstellungen auf, was starke Schmerzen verursacht.

Keine andere Fußerkrankung lässt sich so gut diagnostizieren wie die Ballenzehe. Genauso gut kann man ihr aber auch vorbeugen, indem man auf Schuhe umsteigt, die allen Zehen ausreichend Raum und dem Fuß guten Halt im Schaftbereich gewähren. Bei Bedarf kann man den Schuh auch an der entscheidenden Stelle weiten lassen. Darüber hinaus bieten sich wie bei einer Spreizfußbehandlung stützende Einlagen mit Pelotte oder Schmetterlingsrolle an. In jedem Stadium können auch sogenannte Lagerungsschienen sinnvoll sein. Gab es früher ausschließlich starre Schienen, die man nur nachts tragen konnte – daher der gebräuchliche Begriff Nachtlagerungsschiene –, gibt es mittlerweile spezielle Schienen mit Gelenk-Schienensystem, die die normale Beweglichkeit des Fußes nicht einschränken. Diese korrigieren die Zehenfehlstellung, schützen und entlasten den schmerzenden Ballenbereich und unterstützen den Fuß beim Abrollvorgang. Aber auch hier gilt: Verlassen Sie sich nicht nur auf die entsprechenden Hilfsmittel, sondern arbeiten Sie aktiv an Ihrer Fußgesundheit mit, indem sie Übungen aus dem »Fuß-Gym« anwenden.

Als letzte Therapieoption steht dem Betroffenen die operative Versorgung seiner Ballenzehe zur Verfügung. Inzwischen wurden mehr als 150 unterschiedliche Operationsverfahren entwickelt, von denen etwa zehn Eingriffe standardmäßig durchgeführt werden. Jede Operation birgt aber auch Risiken und Komplikationen. Darum lohnt es sich, erst mal alle konservativen Therapiewege zu beschreiten.

Rötlich und geschwollen: Die Schleimbeutelentzündung am Großzehenballen

Die Schleimbeutelentzündung (Bursitis) am Großzehenballen ist in der Regel die schmerzhafte Folge einer zu hohen Druckbelastung. Der Schleimbeutel, eine Art flüssigkeitsgefülltes, unterschiedlich großes Säckchen, liegt über Knochenvorsprüngen in der Nähe von Gelenken. Schleimbeutel können schon bei der Geburt vorhanden sein oder sich erst im Laufe der Jahre aufgrund ständiger Reibung entwickeln. Der Schleimbeutel am Großzehengrundgelenksballen kann im Zusammenhang mit einem Spreizfuß (mit und ohne Ballenzehe), aber auch allein Beschwerden bereiten. Äußerlich sichtbare Zeichen sind eine Rötung und eine Schwellung, die oft druckschmerzhaft ist. Im akuten Stadium lässt sich auch eine Überwärmung ertasten; unter Umständen tritt sogar Flüssigkeit aus. Das Tragen eines Schuhs tut dann sehr weh. Wieder sind falsche, sprich zu enge oder handwerklich schlecht gearbeitete Schuhe mit innen verlaufenden Nähten am Großzehenballen verantwortlich. Damit sich die Haut auf dem Knochen nicht wundscheuert, kam die Natur auf die Idee, hier einen Schleimbeutel zu positionieren. Dieser lässt die Bewegung zwischen Haut und Knochen zu, ohne dass es zu Verletzungen an der Haut kommt. Doch sobald der Druck zu massiv wird, kann er ihn nicht mehr kompensieren, entzündet sich, lagert Flüssigkeit ein und schwillt schmerzhaft an. Eine akute Schleimbeutelentzündung sollte ärztlich behandelt werden. Denn dort, wo Flüssigkeit aus dem Körper entweicht, können Keime in den Körper eindringen. Und sobald es zu einer bakteriellen Infektion des Schleimbeutels kommt, ist seine operative Entfernung (und gegebenenfalls eine Verkleinerung der darunterliegenden Knochenkante) fast unumgänglich.

Wirken Sie der Entzündung also lieber möglichst früh

entgegen: Weitere Schuhe oder Sandalen nehmen den Druck, entzündungshemmende Salben und Medikamente fahren die Schmerzreaktion herunter.

Weniger Beweglichkeit, dafür mehr Schmerz: Die versteifte Großzehe

Wenn das Großzehengrundgelenk verschleißt (Arthrose), spricht man von einem Hallux rigidus, der versteiften Großzehe. Während an den Zehen zwei bis fünf nur selten echte Verschleißerscheinungen auftreten, ist das Großzehengrundgelenk aufgrund seiner mechanischen Belastungssituation beim Gehen prädestiniert dafür. Wenn Sie sich mit nackten Füßen auf den Boden stellen und langsam losgehen, werden Sie feststellen, dass sich der Fuß beim Abrollvorgang nach oben hin abknickt. Dabei wirken auf das überstreckte Großzehengrundgelenk die größten Kräfte – und können es schädigen. Eine wirkliche Alternative gibt es aber leider nicht. Sie können ja mal versuchen, das Gelenk beim Gehen steif zu halten; dann werden sie automatisch über den Außenfuß laufen und diesen zudem komplett anheben müssen, um vorwärtszukommen. Da das Abrollen über den großen Zeh jedoch evolutionär gewünscht ist, müssen verschiedene Faktoren dafür verantwortlich sein, wenn wir nicht mehr schmerzfrei über das Großzehengrundgelenk laufen können. Verschaffen wir uns darum erst mal einen Überblick über die Entstehung einer Arthrose. Dabei handelt es sich um einen Gelenkverschleiß, der über das altersübliche Maß hinausgeht. Grundsätzlich können alle Gelenke unseres Körpers von solchen arthrotischen Veränderungen betroffen sein. In Deutschland ist das Kniegelenk besonders häufig betroffen. Grundsätzlich ist zwischen der primären und der sekundären Arthrose zu unterscheiden. Bei der primären Arthrose wird eine anlagebedingte Minderwertigkeit des Gelenkknorpels angenommen. Die sekundären Arthrosen hingegen entstehen durch mechanische Überbelastung, entzündliche Veränderungen oder Stoffwechselstörungen (Hyperurikämie und Alkaptonurie, siehe Abschnitt 3.5). Typischerweise besteht ein Gelenk aus einer Verbindung von zwei Knochen, wobei die Gelenkflächen der beteiligten Knochen mit einem hyalinen Knorpel überzogen sind. Dieser ist ein gefäßarmes Gewebe, weshalb der Stoffaustausch nicht über Blutgefäße, sondern über Diffusion erfolgt: Die Nährstoffe wandern dank eines Konzentrationsgefälles langsam durch verschiedene Gewebe. Sind gefäßarme und somit bradytrophe Gewebe wie ein Gelenkknorpel verletzt, heilen sie so gut wie nicht. Im Vergleich dazu kann unsere gut durchblutete Haut nach einer Verletzung innerhalb von zwei Wochen wieder heilen – das gelingt unserem Gelenkknorpel nicht.

Der Knorpel und die Gelenkflüssigkeit, die zwischen den beiden Gelenkkörpern liegt, sorgen dafür, dass die Gelenkkörper ohne übermäßige Reibung aneinander vorbeigleiten und das Gelenk wie geschmiert läuft.

Was bei einer Arthrose im Einzelnen passiert und welche Stadien es gibt, hatten wir bereits im Kapitel »Der Fuß im Schuh« besprochen (siehe Seite 53).

Arthrose ist immer ein fortschreitender Prozess, der sich zwar eindämmen lässt, doch ein Mittel, das arthrotische Veränderungen rückgängig machen kann, gibt es bislang nicht. Und während kleinere Knorpelverletzungen im Hüft- und Kniegelenk operativ in Angriff genommen werden können, ist unser Knorpel am Großzehengelenk ein kostbarer Schatz, den wir hegen und pflegen sollten. Alles, was ihn schädigen könnte, ist also zu vermeiden. Bereits Verletzungen im Kindes- und Jugendalter können schwerwiegende Konsequenzen haben. Auch Sport kann Knorpelmord auf Raten sein. Denken Sie doch mal an eine auf den Fußspitzen tanzende Primaballerina. Was auf den ersten Blick so federleicht wirkt, ist in Wirklichkeit die übelste Maximalbelastung der Zehen. Die ständige Stauchung der Zehengelenke, insbesondere im Goßzehengrundgelenk, macht den Gelenkknorpel kaputt. Auch andere Sportarten wie Fußball beanspruchen das Großzehengelenk über die Maßen. Fußballschuhe sind zwar so konstruiert, dass sie die Zehen schützen sollen, aber wenn man Hunderte Male vor den Ball tritt – oder wie ich auch öfter in den Boden –, sind kleinere Verletzungen, die den Knorpel schädigen, unvermeidbar. Zudem kann ein Bruch am Großzehengrundglied oder dem ersten Mittelfußköpfchen dazu führen, dass sich die Gelenkverhältnisse statisch ändern. Das Gelenk läuft unter Umständen nicht mehr harmonisch, wodurch der Knorpel an einer bestimmten Stelle besonders belastet wird.

Die Großzehengrundgelenksarthrose kann lange Zeit symptomfrei verlaufen. Typisch ist aber der spätere Wechsel zwischen schmerzhaften und schmerzfreien Phasen. Bei Überlastung kommt es mitunter zu einer aufflammenden Entzündungsreaktion; in diesem Fall spricht man von einer *aktivierten Arthrose*. Diese führt eher dazu, dass ein Arzt aufgesucht wird, als die Tatsache, dass die Beweglichkeit abnimmt. Je länger die Arthrose besteht, umso mehr steift das Gelenk ein, und aufgrund der wülstigen Randosteophyten wird das Gelenk immer dicker. Wenn die für den Abrollvorgang benötigte Streckung von 70° nicht mehr erreicht wird, versucht der Körper, dies über ein verändertes Abrollverhalten zu kompensieren, was sich nachteilig auf die Gesamtstatik unseres Körpers auswirken kann.

Die Therapie der versteiften Großzehe besteht aus verschiedenen Elementen:

1. Beugen Sie jeder Überbelastung vor.
2. Zur Behandlung einer aktivierten Arthrose können entzündungshemmende Medikamente (z. B. mit dem Wirkstoff Ibuprofen oder Diclofenac) eingenommen werden.
3. Für eine gezielte Entlastung des Großzehengrundgelenkes eignen sich Schuhzurichtungen mit einer kleinen Rundung für die Großzehe (Ballenrolle) oder orthopädische Schuheinlagen. Mithilfe der erwähnten Ballenrolle im Schuh kann der Fuß abrollen, ohne dass die Zehe zu stark überstreckt wird. Eine stützende Einlage ist oft mit einer »Rigidusfeder« ausgestattet. Auch Gesundheitsschuhe tun dem geplagten Hallux-rigidus-Patienten gut. Die entsprechenden »Fuß-Gym«-Übungen hingegen bringen in der Regel nur eine vorübergehende Linderung der Beschwerden, tragen aber dazu bei, die Restbeweglichkeit möglichst lange aufrechtzuerhalten. Sind alle Hilfsmittel ausgeschöpft, ohne dass die Beschwerdesymptomatik zufriedenstellend gelindert werden konnte, bleibt nur noch die Operation: Entweder wird das Großzehengrundgelenk in Funktionsstellung versteift – ein Verfahren, das bevorzugt bei körperlich sehr aktiven Patienten angewendet wird, weil dadurch die volle Belastbarkeit bei gleichzeitiger Beschwerdefreiheit möglich ist. Oder man entscheidet sich für die endoprothetische Versorgung, das heißt für ein Kunstgelenk. Dabei handelt es sich allerdings um keine dauerhafte Lösung, denn 35 Prozent aller Kunstgelenke an der Großzehe sind schon nach zirka zwei Jahren locker und müssen wieder ausgebaut werden.

Dem Untergrund entgegen: Die Hammer- und Krallenzehe

Zu den häufigsten Zehendeformitäten zählen die Hammer- und Krallenzehen (Digitus malleus). Der Name beruht auf der typischen Formveränderung und ist an den dreigliedrigen Aufbau der Zehen mit Grund-, Mittel- und Endglied geknüpft. Da unsere Großzehe nur aus Grund- und Endglied besteht, bleibt sie von dieser Veränderung verschont. Mit Ihren Zehen zwei bis fünf sollten Sie aber auch als schlechter Fußakrobat aktiv eine Krallenzehstellung einnehmen können. Dabei verkürzen sich die Zehen optisch: Die Grund- und Mittelglieder wandern nach oben Richtung Fußrücken, während sich die Endglieder dem Untergrund entgegendrücken. Bei der Krallenzehe ist die Zehe also im Grundgelenk überstreckt, während sie im Mittel- und Endgelenk eine Beugestellung einnimmt. Die typische Hammerzehe hingegen ist schwerlich, aktiv zu formen, denn dabei ist nur das Endgelenk maximal gebeugt. Auch solche Verformungen treten nicht schlagartig auf, sondern resultieren aus einer jahrelangen Fehlstellung- und -belastung des Fußes. Es gilt: Keine Zehendeformität ohne Spreizfuß. Aber auch andere Fehlstellungen des Fußes wie Platt- oder Knickfüße sowie zu enges oder zu hohes Schuhwerk leisten ihren negativen Beitrag. Seltenere Ursachen sind neurologische Erkrankungen oder Verletzungen. Hingegen ist der Hallux valgus oft ein Partner der Krallen- oder Hammerzehen. Dabei handelt es sich zunächst um eine flexible Veränderung, die mithilfe bestimmter Verhaltensweisen wieder abklingen kann. Besteht der schädigende Einfluss jedoch über einen längeren Zeitraum, dann läuft der Betroffene Gefahr, dass sich die Zehen in dieser abnormalen Stellung fixieren: Die Sehnen und Weichteile verkürzen sich, und im Zehengrundgelenk kommt es zu einem mäßigen (Subluxation) oder vollständigen (Luxation) Ausrenken, das irreversibel ist. Ist eine Krallenzehe anfangs hauptsächlich ein kosmetisches Problem, kann die fortschreitende Deformierung zu Druckstellen, den bekannten Hühneraugen, am betroffenen Zeh führen. Neben laxen Bändern und Übergewicht als vielfachen Übeltätern spielen auch hier das Schuhwerk und die jeweiligen Laufgewohnheiten eine entscheidende Rolle. Bei einem Kind, das infolge zu enger Schuhe bereits Krallenzehen entwickelt hat, ist der schmerzhafte Weg bereits vorgezeichnet: Der enge Schuh dient dem wachsenden Fuß als Leitstruktur – und so passen sich Muskeln, Sehnen, Bänder und Weichteile der Schuhform an. Bei uns selbst sollten wir Erwachsenen darauf achten, unsere Zehen zu gebrauchen (siehe »Fuß-Gym«-Übungen). Leider verkümmern sie viel zu oft in unseren Schuhen. Insbesondere im Mittelfußbereich sollte der Fuß einen guten Halt im Schuh haben, da er sonst immer wieder im Schuh verrutscht und die Zehen womöglich bei jedem Schritt an der Vorderkappe anschlagen. Sie können natürlich auch auf stützende oder bettende orthopädische Einlagen zurückgreifen (gibt's auf Kassenrezept!). Die weiche Polsterung der betroffenen Zehen schützt diese vor übermäßigem Druck. Zügelverbände, bei denen die betroffene Zehe mittels Pflasterstreifen in eine bestimmte Stellung gezwungen (»gezügelt«) wird, sowie die Entlastung und Pflege von Druckstellen sind ebenfalls hilfreich. Als letzter Ausweg bleibt der chirurgische Eingriff: Indem ein Stück von dem hervorstehenden Knochen entfernt wird, kann die Fehlstellung schnell korrigiert werden. Die Zehe wird somit in gestrecktem Zustand versteift, wobei sie kürzer wird.

Ohne Gewölbe: Der Senk- oder Plattfuß

Haben Sie anhand Ihres Fußabdrucks auch einen Senk- bzw. Plattfuß (Pes planus) identifiziert? Dann gehören Sie nicht zu einer Minderheit, sondern repräsentieren eine große Gruppe der deutschen Bevölkerung: Während bei einem Normalfuß nur das äußere Drittel der gesamten Mittelfußfläche Kontakt zum Boden hat, sind es bei einem Senkfuß bereits zwei Drittel, und bei einem Plattfuß kollabiert das Längsgewölbe – bogenförmig an der Fußinnenseite zwischen Vorfußballen und Ferse gespannt –, so dass der gesamte Mittelfuß auf dem Boden aufsetzt. Auf dem Längsgewölbe ruht unser Unterschenkel und somit unser gesamtes Körpergewicht. Wir erinnern uns: Längs- und Quergewölbe fungieren als Stoßdämpfer, um die Kraft, die beim Auftreten über das Bein auf den Körper einwirkt, abzufedern. Auf diese Weise ersparen wir unseren Strukturen eine übermäßige Belastung. Das bedeutet für Senk- und Plattfüßler, dass ihr Körper bei jedem Schritt einer vermehrten Stoßbelastung ausgesetzt ist. Bei Kindern hingegen ist eine entsprechende Fußveränderung nicht unbedingt krankhaft, immerhin kommen sie mit flachen Fußsohlen auf die Welt. Das Gewölbe beginnt sich erst nach zwölf bis 15 Lebensmonaten zu entwickeln. Vorsicht ist nur dann geboten, wenn der Plattfuß bei dem Heranwachsenden so deutlich ausgeprägt ist, dass er kaum noch flexibel ist. Um das zu überprüfen, führe ich einen einfachen Test durch: Entweder bitte ich das Kind, die Großzehe zu (über-)strecken, oder – was für das Kind in den meisten Fällen einfacher zu verstehen ist –, ich bitte es darum, sich auf die Zehenspitzen zu stellen. Wenn sich bei dieser Aktion das Längsgewölbe abzeichnet, besteht kein Handlungsbedarf. Ist jedoch kein Längsgewölbe auszumachen, muss der kindliche Plattfuß in den meisten Fällen operiert werden, um dem kleinen Patienten spätere Schmerzen und Bewegungseinschränkungen zu ersparen. Glücklicherweise trifft das nur auf die wenigsten »Plattfuß-Kinder« zu. Dabei spielt übrigens auch das Gewicht eine tragende Rolle, denn übergewichtige Kinder sind dreimal so oft von Plattfüßen betroffen wie normalgewichtige. Da liegt es nahe, dass Übergewicht auch im Erwachsenenalter einen Risikofaktor darstellt. Kombiniert mit schwachen Muskeln und Bändern durch zu wenig körperliches Training haben die Füße kaum eine Chance, ihrem Schicksal als Senk- oder Plattfuß zu entgehen, vor allem wenn auch noch ein stehender Beruf wie Kellner oder Verkäufer im Einzelhandel dazukommt. Einen Plattfuß zu diagnostizieren ist nicht schwer: Während man bei einem Normalfuß problemlos einen Finger unter das innere Längsgewölbe schieben kann, wird das mit zunehmender Abflachung immer schwieriger. Und bei einem Plattfuß passt keine Briefmarke mehr drunter. Stattdessen knickt der Fuß bzw. die Ferse nach innen ab. Da unser Fuß jedoch kein statisches Gebilde ist, sondern funktionell arbeitet, empfiehlt sich eine weitere Untersuchung mittels dynamischer Fußdruckmessung. Dabei habe ich Verblüffendes festgestellt: Scheint der Fuß im Stand ein klarer Senkfuß zu sein, so kann er sich beim Gehen erstaunlicherweise verändern. Allerdings ist diese Veränderung leider in beide Richtungen möglich. Entweder richtet er sich zu Normal- bzw. Idealfuß auf, oder er wird zu einem Plattfuß.

Der Plattfuß an sich ist nicht schmerzhaft, der Prozess bis dahin geht jedoch vielfach mit Schmerzen einher. Denn wenn sich das Fußgewölbe mit Muskeln, Sehnen und Bändern an der Innenseite abflacht, werden diese Strukturen überstreckt und somit überlastet. Erst wenn sich die Strukturen an den Zustand angepasst haben, lassen die Schmerzen wieder nach. Ausbleibende Schmerzen sollten jedoch nicht darüber hinwegtäuschen, dass der Plattfuß ein hohes statisches Risiko bedeutet, immerhin ist die Abfederungsfunktion des Vorfußes eingeschränkt und die Gewichts- und Druckverteilung nicht mehr stimmig. Das kann sich auf den gesamten Körper negativ auswirken.

Für die Therapie bieten sich verschiedene Möglichkeiten an: Eine aktive Therapie mit Übungen aus dem »Fuß-Gym« sollte frühzeitig begonnen werden, denn je länger ein beginnender Senk- bzw. Plattfuß in Ruhe gelassen wird, desto weniger können wir mit Muskeltraining dagegen angehen. Beim Schuhkauf achten Sie bitte auf eine gute Abstützung an der Fußinnenseite, die dem eigentlichen Längsgewölbe entspricht. Bisweilen stehe ich meinen Patienten auch mit Zügelverbänden zur Seite. So eine Tape-Anlage ist aber nicht als Dauerbehandlung gedacht, sondern nur für besondere Anlässe, wenn in den feinen Schuh keine Einlage hineinpasst. Ich persönlich plädiere sonst für orthopädische Einlagen. Kinder und Jugendliche mit Senk- oder Plattfüßen sollten *korrigierende Einlagen* tragen. Diese modellieren das Fußgewölbe und lenken so das weitere Wachstum. Ist das Wachstum bereits abgeschlossen und alle aktiven Fußübungen ohne Erfolg geblieben, dann steht die Versorgung mit einer *bettenden Einlage* an, die nur noch eine lastverteilende Funktion hat. Alternativ stehen auch sogenannte sensomotorische (propriozeptive) Einlagen zur Verfügung. Die Rezeptoren an unseren Füßen beeinflussen via Gehirn und Nervensystem die Muskelaktivität an jeder Stelle des Körpers. Sensomotorische Einlagen können ihrerseits auf dieses Regelsystem einwirken. Dabei liegt die Betonung auf »können«, denn mittlerweile gibt es eine Vielzahl unterschiedlicher Einlagenkonzepte, die hinsichtlich der handwerklichen Fertigung und der postulierten Wirkungsweise variieren. Entweder werden sogenannte Spots unter die Maßeinlage geklebt, die dann als Druckpunkte fungieren, oder das Relief der Oberfläche wird so gestaltet, dass entsprechende punktuelle oder flächige Erhöhungen rezeptorstimulierend arbeiten. Wie bei der Fußreflexzonenmassage macht man sich also bestimmte Verschaltungen des Nervensystems zunutze, um den gewünschten Muskel bzw. dessen Spannung zu aktivieren (tonisieren) oder abzuschwächen (detonisieren). Die Wirksamkeit ist bislang nur in Teilen und auch nur für manche Fertigungskonzepte belegt. Andererseits gibt es zahlreiche Berichte über subjektive Behandlungserfolge. Auch ich empfehle in bestimmten Fällen sensomotorische Einlagen, hüte mich aber davor, sie als Wundermittel zu bezeichnen. Vielmehr *kann* so eine Einlage positive Effekte haben, muss sie aber nicht. Der Fuß reagiert zwar mit einem Reizimpuls auf die Druckpunkte, da der Druckpunkt jedoch permanent vorhanden ist, lässt die Reizwahrnehmung unter Umständen mit der Zeit nach, sprich, der Fuß gewöhnt sich an den Reiz, so dass immer weniger Reizimpulse an das Gehirn weitergeleitet werden. Um diesem Gewöhnungsprozess vorzubeugen, sollten propriozeptive Einlagen nicht täglich getragen werden. Gönnen Sie Ihrem Fuß Abwechslung!

Das X im Blick: Der Knickfuß

Fast jeder Zweite meiner Patienten hat einen Knickfuß (Pes valgus), der mit einer Senkung des inneren und einer Anhebung des äußeren Rückfußrandes einhergeht. Von hinten betrachtet sind die Fersenbeine nach innen eingeknickt und bilden so mit den Knöcheln das »Knickfuß-X«.

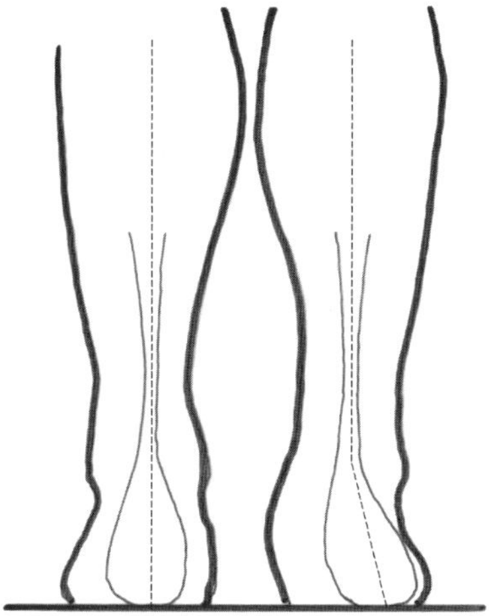

Diese Veränderung lässt sich auf den ersten Blick erkennen, ist also eine typische Blickdiagnose. Wenn so viele von dieser Fehlstellung betroffen sind, stellt sich unweigerlich die Frage, ob man sie überhaupt therapieren muss. Ich sage klar: Ja! Würden wir Fersen-, Sprung-, Schien- und Wadenbein übereinanderstapeln, wären sie bei perfekter Ausbalancierung im Lot, ohne zu wackeln.

Doch jeder Knick würde das System schwächen und damit instabil machen. Zudem wissen wir, dass sich die Belastung, die auf jedes Gelenk wirkt, bei geringstem Schiefstand nicht mehr gleichmäßig auf die gesamte Gelenkfläche verteilen kann. Daher kann ein Knickfuß, so verbreitet er auch sein mag, ebenfalls seine Spuren im gesamten Körper hinterlassen.

Ursachen für einen Knickfuß können Bänderschwäche, Überbelastung oder eine genetische Veranlagung sein. Auch die Wahl des Kinderschuhs spielt eine bedeutende Rolle, weil das Tragen von unelastischem und zu engem Schuhwerk die Fußmuskulatur am Wachsen hindern kann. Es ist erwiesen, dass Kinder, die den ganzen Tag barfuß unterwegs sind, eine kräftige Fußmuskulatur entwickeln und das Längsgewölbe folglich gut gestützt wird. Doch bevor sie Ihr Kind gleich morgen zum Orthopäden bringen: Nicht jeder kindliche Knickfuß muss sofort therapiert werden. Zumindest bis zur Einschulung sollte man abwarten, ob sich der Knickfuß wieder verwächst. Übungen zur Stärkung der Fußmuskulatur können jedoch nie schaden. Im Gegenteil. Und je jünger der Knickfuß-Patient ist, umso effektiver wirken die »Fuß-Gym«-Übungen. Bei älteren untrainierten Patienten ist der Knickfuß womöglich schon fixiert. Dann lässt er sich nicht mehr in die normale Position bringen – und schon ein dezentes Verdrehen am Rückfuß ist äußerst schmerzhaft. Oft deutet dies leider auf eine Mittelfußarthrose hin (siehe Seite 135). Spätestens jetzt sollte der Fuß mit orthopädischen Schuheinlagen versorgt werden, im Kindesalter mit korrigierenden, im Erwachsenenalter mit stützenden oder bettenden Einlagen. Und auch wenn der Knickfuß selbst keine großen Probleme macht: Er ist nun mal ein Wegbereiter von Senk-, Platt- und Spreizfüßen sowie einem Hallux valgus.

Fazit: Regelmäßige Fußübungen sind das Mittel der Wahl, und zwar in jedem Lebensalter.

Nicht nur im Alter ein Problem: Gelenkverschleiß im Mittel- und Rückfußbereich

Wir haben den Gelenkverschleiß (Arthrose) mit all seinen Veränderungen und unterschiedlichen Stadien bereits am Großzehengrundgelenk kennengelernt. Leider kann jedes Gelenk von Arthrose befallen werden – und bekanntlich haben wir eine Menge Gelenke an jedem unserer Füße. Arthrosen in Mittel- und Rückfuß sind besonders häufig, bei Frauen und Männern gleichermaßen. Auch der beste Autoreifen nutzt sich irgendwann ab und muss erneuert werden. Warum sollte es bei unseren Fußgelenken anders sein. Anders ist jedoch, dass wir sie (bis auf eine Ausnahme*) nicht ersetzen können. Die Arthrose am Mittelfuß führt infolge von Schmerzen und Bewegungseinschränkung zu einer gestörten Funktion beim Stehen und Laufen: Der Abrollvorgang ist gestört und der Fuß nicht mehr in der Lage, sich problemlos jedem Untergrund anzupassen. Da der Schmerz umgangen werden will und die verminderte Funktionsfähigkeit durch andere Gelenke kompensiert werden muss, verändert sich mit der Zeit die Art zu gehen. Solange man sitzt, sind die Schmerzen geringer, fängt man dann aber an zu gehen, tritt ein sogenannter An- oder auch Loslaufschmerz ein. Und nach längerem Gehen kommt in der Regel der typische Belastungsschmerz hinzu. Die Beschwerden können wechseln. Akute Reizzustände machen sich oft als aktivierte Arthrose bemerkbar; das verschlissene Gelenk ist dann meist gerötet und überwärmt.

Um eine exakte Diagnostik zu gewährleisten, müssen – neben Anamnese und Fußuntersuchung – Röntgenaufnahmen angefertigt werden. Nur so lassen sich Ausmaß und Ort der

---

* | Bis dato kann man am Mittel- und Rückfuß nur das obere Sprunggelenk mittels Gelenkprothese ersetzen.

Arthrose bestimmen. Auf den Aufnahmen sieht man auch, wenn vorhanden, die Randosteophyten, die wir ab einer bestimmten Größe als knöcherne Höcker am betroffenen Gelenk ertasten können. Stoßen diese Höcker beim Gehen aneinander, spürt der Arthrosepatient entsprechende Schmerzen.

Solange die Fußknochen in der ihr von der Evolution zugedachten Stellung stehen, laufen die Gelenke optimal bei minimalem Verschleiß. Da die meisten Knochen keilförmig sind, passen sie sich dem Verlauf des Längsgewölbes an, und der Druck in jedem Gelenk verteilt sich gleichmäßig auf die gesamte Gelenkfläche. Flacht das Gewölbe jedoch ab, werden die Gelenke an der Unterseite gedehnt (Abstand der jeweiligen Gelenkflächen zueinander wird größer), während sich die Gelenkpartner auf der Fußrückenseite annähern.

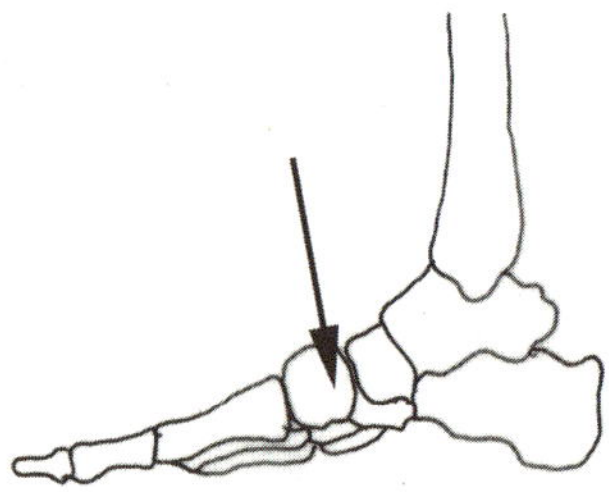

Einbruch des Längsgewölbes

Diese Annäherung sorgt für immer mehr Reibung, die dem vorschnellen Verschleiß des Gelenkknorpels Vorschub leistet. Das trifft leider auf jeden Knick-, Senk- und Plattfuß zu. Weitere Faktoren, die eine Arthrose im Mittelfuß begünstigen: Übergewicht, untrainierte Muskulatur, schlechtes Schuhwerk und besondere Belastung durch den Beruf. Deshalb muss auch der Profifußballer mit frühzeitigen Arthroseerscheinungen im Mittel- und Rückfußbereich rechnen.

Da die Behandlung der Mittelfußarthrose überaus langwierig und selten von dauerhaftem Erfolg gekrönt ist, sollte unser Augenmerk auf der Vorbeugung liegen. Vor allem sollten Sie auf Ihr Körpergewicht achten. Als Arzt bin ich machtlos, wenn vor mir ein Arthrosepatient mit schmerzverzerrtem Gesicht und erheblichem Übergewicht sitzt. Die »letzte Rettung«, die er sich von mir erhofft, kann nur von dem Betroffenen selbst kommen, indem er schnellstmöglich überflüssiges Körpergewicht verliert. Wir Ärzte können eine Mittelfußarthrose nicht heilen, sondern nur eine symptomatische Schmerztherapie einleiten und durchführen. In der Regel werden bettende orthopädische Schuheinlagen verschrieben, die das Längsgewölbe entlasten. Wichtig ist auch, dass die entstandenen Knochenhöcker nicht im Schuh gedrückt werden. Befinden sie sich an der Fußsohle, kann es hilfreich sein, eine kleine Auswölbung unter der Schuhsohle anzubringen, die den Abrollvorgang harmonisiert. Im akuten Stadium helfen Zinkleimverbände und nichtsteroidale Antirheumatika, kurz NSAR. Auch physikalische Maßnahmen wie Ultraschallbestrahlung und Iontophorese können ebenso wie injizierte Kortisonpräparate die schmerzhafte Entzündungsreaktion abschwächen.

Überreizt: Entzündungen der Sehnen und Sehnenscheiden

Die Entzündung einer Sehne (Tendinitis) oder einer Sehnenscheide (Peritendinitis) tritt vorwiegend im Mittelfußbereich auf. Bei der Sehne handelt es sich um einen bindegewebigen Teil des Muskels, der diesen mit einem Knochen verbindet. Sie besteht aus nebeneinander verlaufenden und fest in sich verkitteten Bindegewebsfasern, die zu Bündeln vereinigt sind. Da Sehnen nur wenige Blutgefäße enthalten, ist die Versorgung mit Nährstoffen sehr mäßig und die Regenerationsfähigkeit entsprechend gering.

Im Vorfußbereich kommt die Sehnenentzündung, meist bedingt durch isolierte Überbeanspruchung oder ungewohnte Belastung, nur selten vor. Aber auch zu enges oder zu weites Schuhwerk kann die Sehnen der kurzen Fußmuskeln so stark reizen, dass sie sich entzündet. Dadurch entsteht eine druckschmerzhafte Schwellung im Bereich der betroffenen Sehne, und auch der betroffene Zeh schwillt unter Umständen an. Diese Symptome – je nach Entzündungszustand stärker oder schwächer – können auf beiden Seiten des Fußes auftreten. Sehnenscheidenentzündungen im Mittelfußbereich hingegen sind ein ziemlich häufiges Phänomen und können sich sogar bis zum oberen Sprunggelenk ausdehnen. In diesem Bereich verlaufen nämlich die Sehnen der Unterschenkelmuskeln, mit denen wir den Fuß steuern. Damit die Sehnen nicht wie wild umherspringen, sondern konsequent in die gleiche Richtung ziehen, sind sie mit Bändern am Knochen fixiert. Und um ein Aufreiben der Sehnen zwischen Band und Knochen zu vermeiden, gibt es die großartige *Sehnenscheide*. Dank dieser erfahren die Sehnen beim Gleitvorgang nur eine minimale Reibung und kaum Druck und laufen somit nicht Gefahr, erst auszudünnen und später zu reißen. Ist die Sehnenscheidenentzündung noch nicht ausgeprägt, spürt man nur einen leichten Schmerz; bei einer stärkeren Entzündungsreaktion hingegen kommt es zu einer druckschmerzhaften Schwellung, die sich entlang der Sehne ertasten lässt. Auch knisternde Reibegeräusche, sogenannte Krepitationen, sind möglich. Auf einem Röntgenbild – das als Tipp für den Arztbesuch – sind bei einer Sehnenscheidenentzündung allerdings keinerlei Veränderungen zu erkennen.

Behandelt wird sie mit Salbenverbänden und gegebenenfalls mit NSAR. Kommt es dennoch zu keiner nennenswerten Besserung, helfen möglicherweise Injektionen. Während ich bei fortgeschrittenen arthrotischen Veränderungen wie einem ausgeprägten Hallux rigidus auf ein Kortisonpräparat zurückgreife, lehne ich dies bei der Behandlung einer Sehne grundsätzlich ab, weil sich Kortison erwiesenermaßen sehr nachteilig auf die Gewebeheilung auswirkt. Das liegt daran, dass sowohl die Durchblutung im betroffenen Bereich vermindert ist als auch weniger neue Blutgefäße und Immunzellen (z.B. weißer Blutkörperchen) gebildet werden. Darüber hinaus schwächt es – und das ist entscheidend – die Kollagenfasern, die der Hauptbestandteil einer Sehne sind. Kortison hat an der Sehne nichts zu suchen – auch wenn es einen schnellen Heilungserfolg verspricht. In manchen Fällen muss man eben ein wenig Geduld aufbringen, wenn unser Körper keinen weiteren Schaden erleiden soll.

Zusammengefallen: Der Morbus Köhler I und II

Die Köhler'sche Erkrankung tritt besonders häufig bei Mädchen auf. Das Fatale: Trotz optimaler Therapie kann die Erkrankung lebenslange Folge haben.

Was aber passiert? Der Knochen fällt teilweise oder komplett in sich zusammen (Knochennekrose), und zwar ohne dass irgendwelche Keime daran beteiligt sind. Je nach Ort des Geschehens unterscheidet man zwischen dem Morbus Köhler I – hier ist das Kahnbein der Fußwurzel betroffen – und dem Morbus Köhler II, bei dem meistens das zweite Mittelfußköpfchen betroffen ist, seltener die Köpfchen drei und vier.

Als Ursache gehen die Wissenschaftler von einer Veränderung der Durchblutung aus, zumindest beim Morbus Köhler II. Bei Kindern und Jugendlichen scheinen die Knochen(-anteile) empfindlich auf eine Minderdurchblutung mit entsprechend reduzierter Nährstoffversorgung zu reagieren. Ebenso werden äußere Umstände wie Prellungen und Überlastung beim

Sport sowie Infektionen als Auslöser diskutiert. Die Folge: Der Knochen stirbt allmählich ab. In welchem Stadium er sich jeweils befindet, lässt sich über ein Röntgenbild feststellen. Während der Morbus Köhler I meist relativ unauffällig verläuft, leiden die jugendlichen Patienten mit Morbus Köhler II unter einem Druckschmerz und einer verstärkten Berührungsempfindlichkeit im Vorfuß. Manchmal sind diese Beschwerden auch belastungsabhängig. Bei stärkeren Beschwerden ist oft ein sogenanntes Schonhinken zu beobachten; eine Veränderung des Abrollvorgangs ist jedoch generell unausweichlich. Bei starken Schmerzen neigen vor allem kleine Kinder dazu, die komplette Bewegung im Fuß einzustellen.

Die Diagnose stelle ich über Anamnese und körperliche Untersuchung – die Entzündungsreaktion kann in manchen Fällen als Schwellung ertastet werden – und sichere sie mithilfe einer Röntgen- oder MRT-Aufnahme ab. Schließlich geht es darum auszuschließen, dass nicht andere Ursachen wie ein Tumor oder eine bakterielle Infektion für die Schmerzen im Vorfuß verantwortlich sind.

Anfangs zeigt das Röntgenbild eine *Kondensation*, sprich Verdichtung des betroffenen Knochen(-anteil)s. Sobald der Knochen eine sichtbare Stauchung aufweist, verbreitern sich die Gelenkspalten zu den angrenzenden Knochen. In diesem Stadium kann das Kahnbein sogar zum Fußrücken hin aus seiner eigentlichen Position herausrutschen. Das zweite Stadium ist das Stadium der *Fragmentation*: Der Knochenanteil zerfällt zunehmend und ist manchmal schon so gut wie weg. Glücklicherweise handelt es sich bei den Betroffenen um Kinder und Jugendliche, so dass das Gewebe noch sehr regenerationsfreudig ist. Im Laufe der folgenden Monate baut sich der Knochen wieder auf, wenn auch nicht mehr bis zur perfekten Form. Diese Monate sind für die Therapie maßgeblich, denn je stärker der Fuß belastet wird – sei es in der Phase des Absterbens oder in der Phase des Wiederaufbaus –, desto schlechter ist die Regeneration des betroffenen Knochens. Ziel muss es daher sein, den Morbus Köhler frühzeitig zu diagnostizieren. Daher mein Rat: Wenn Kinder seit Längerem über (Fuß-)Schmerzen klagen, sollten sie unbedingt dem Arzt vorgestellt werden. Denn wie sagte mein kinderorthopädischer Professor damals: Nicht nur der menschliche Körper wurde von der Evolution perfekt geplant, auch die Entwicklungsstufen vom Säugling bis zum ausgewachsenen Menschen sind optimal gesteuert. Insofern sollte man immer hellhörig werden, wenn im Rahmen der Entwicklung Schmerzen auftreten. Es mit Wachstumsschmerzen abzutun ist fahrlässig. Denn allzu oft verbirgt sich hinter den beklagten Beschwerden eine statische oder strukturelle Ursache, die aber erst mal diagnostiziert werden muss. Ist uns dies beim Morbus Köhler frühzeitig gelungen, dann muss der Fuß konsequent entlastet werden, damit die bleibenden Veränderungen nach Ausheilen der Krankheit möglichst gering sind. Das klappt natürlich nur, wenn der junge Patient begreift, was auf dem Spiel steht. Deshalb führe ich es ihm bei unseren Begegnungen immer wieder vor Augen: Wird der Fuß im mittleren Lebensalter aufgrund mangelnder Konsequenz in der Jugend durch Spreiz-, Senk- und Plattfuß sowie Hallux valgus beeinträchtigt, wirkt sich das auch auf die neu aufgebauten Knochen und Strukturen aus, meistens in Form einer Arthrose.

Doch selbst wenn der betroffene Knochen(-anteil) es nach dem Wiederaufbau bis zu einer relativ guten Form gebracht hat: Der Fuß bleibt dadurch statisch benachteiligt und bedarf somit Zeit seines Lebens besonderer Fürsorge. Ob körperlich stark belastender Leistungssport dazu passt, ist eine Gewissensfrage.

Hängt in der Luft: Der Hohlfuß

Der Hohlfuß (Pes cavus/Pes excavatus) ist gewissermaßen das Spiegelbild des Senkfußes. Da er mit einem überspannten Längsgewölbe einhergeht, hängt der Mittelfuß in der Luft; sein Fußabdruck ist also zweigeteilt (Vorder- und Rückfuß). Wie bei allen Fußveränderungen, so gibt es auch hier verschiedene Ausprägungsgrade. Von einem noch normalen Fuß mit hohem Spann bis zu einem ausgeprägten Ballenhohlfuß ist alles möglich. Ob der Fuß ein echter Hohlfuß ist, zeigt sich in der Regel bis zum elften Lebensjahr. Dass diese Fehlstellung kaum gesundheitsfördernd sein kann, lässt der erhöhte Spann erahnen. Immerhin muss der Hohlfuß damit permanent das erleiden, was ein Normalfuß für Stunden in hochhackigen Pumps zu ertragen hat. Die armen Mittelfußköpfchen. Hinzu kommt, dass der Hohlfuß im Vor- und Mittelfußbereich weniger elastisch und das natürliche Stoßdämpfersystem dadurch eingeschränkt ist. Die Belastung, die beim Gehen auf den Fuß wirkt, kommt nun ungebremst in Beinen und Rumpf an, was Knie, Hüfte und Wirbelsäule auf die Dauer zu schaffen macht.

In vielen Fällen hat der Hohlfuß eine neurologische Ursache. Veränderungen an Rückenmark und Nerven führen zu spastischen oder schlaffen Lähmungen; das trifft auch auf einzelne Muskelerkrankungen, sogenannte Muskeldystrophien zu. Bei einem Hohlfuß liegt das Fersenbein, anders als von der Natur bestimmt, nicht flach auf dem Boden, sondern steht steil bei gleichzeitiger Drehung nach innen und leichter Abkippung nach außen (Supination). Die Mittelfußknochen, insbesondere der erste, stehen ebenfalls steil. Bei dem Ballenhohlfuß (maximale Ausprägung des Ballenfußes) kommt es zusätzlich zu einem verstärkten Einwärtsknicken des Vorfußes (Pronation). In der Praxis ist zwischen dem fixierten und dem flexiblen Hohlfuß zu unterscheiden. Während die bereits genannten Ursachen zu einer *fixierten* Stellung führen, können psychoemotionale Stressfaktoren im Kindesalter zu einem *flexiblen* Hohlfuß führen. Grund dafür dürfte eine Störung im sensomotorischen System sein. Insofern geht es bei der Behandlung zunächst darum, diese Stressfaktoren ausfindig zu machen und zu reduzieren. Darüber hinaus empfiehlt sich eine Übungstherapie (»Fuß-Gym«). Aber auch Nachtlagerungsschienen, korrigierende Unterschenkelgipse und die Versorgung mit orthopädischen, eventuell propriozeptiven Einlagen gehören zum Behandlungsumfang. Hierbei kann eine Stütze im Längsgewölbebereich für Entlastung durch bessere Druckverteilung sorgen. Im Erwachsenenalter kann der fixierte Hohlfuß nur noch symptomatisch therapiert werden, vielfach mithilfe eines orthopädischen Schuhes. In vielen Fällen ist ein operativer Eingriff jedoch die bessere Alternative. Dabei geht es darum, den Fuß stabil und schmerzfrei zu machen, damit dieser im Alltag jederzeit gut belastbar ist. Gleichzeitig möchte man die Funktionalität aller Gelenke des Fußes einschließlich des oberen Sprunggelenkes aufrechterhalten, da diese infolge der verstärkten Belastung durch den Hohlfuß besonders gefährdet sind.

Bei Kitakindern kein Drama, bei Jugendlichen problematisch: Der Zehenspitzengang

Der Zehenspitzengang ist eine Gangveränderung im Vorschulalter, die sich in der Regel bis zur Einschulung verwächst. Etwa fünf Prozent aller Kinder weisen dieses veränderte Gangbild auf, bei dem nur der vordere Teil des Fußballens und die Zehen auf den Boden aufgesetzt werden. Der normale Abrollvorgang des Fußes ist also nicht mehr gewährleistet. Je länger dieser Zustand anhält, desto mehr Auswirkungen hat das auf den Körper: Die Ferse verjüngt sich (Spitzferse), der Fuß gerät zunehmend in eine Hohlfußstellung mit Spreizfußkomponente, die Wirbelsäule reagiert kompensatorisch mit einem Hohlkreuz.

Wir kennen drei Zehenspitzenläufer-Typen: 36 Prozent aller betroffenen Kinder gehören zu Typ I. Er zeichnet sich durch eine angeborene Wadenmuskelverkürzung aus. Der Stand auf der gesamten Fußfläche ist dann nicht mehr möglich und das Gleichgewicht häufig gestört. Der Typ II ist mit 52 Prozent die größte Gruppe. In diesen Fällen ist die Gangstörung vererbt. Zwar können die Kinder noch auf der gesamten Fußfläche stehen und im Fersengang gehen, dazu müssen sie aber die Hüften nach außen drehen. Am besten ist Typ III dran, weil der Zehenspitzengang nur situativ und daher jederzeit auch ein Fersengang möglich ist. Als mögliche Gründe werden Konzentrationsstörungen und Verhaltensauffälligkeiten diskutiert. Da in meiner Praxis davon oft gar nichts zu bemerken ist, würde ich eher von einem »Tick« sprechen. Auch vorübergehende Störungen im sensomotorischen System sind denkbar.

Anders als beim Spitzfuß (siehe unten) ist der Spitzfußgang nichts Fixiertes; allerdings ziehen betroffene Kinder den Fuß nach und rollen die Sohle nicht richtig ab. Kompensationen wie das Hohlkreuz in der Lendenwirbelsäule, aber auch Stellungsänderungen in Hüft- und Kniegelenken verursachen mit der Zeit Schmerzen, die durchaus chronisch werden können. Und es fällt einigen Kindern schwer, das Gleichgewicht zu halten. Insofern darf auch die psychische Komponente nicht außer Acht gelassen werden. Wer komisch durch Kita und Garten läuft, wird schnell Opfer einer Mobbingattacke. Und ständige Hänseleien können zu depressiven Verstimmungen und Minderwertigkeitsgefühlen führen.

Um Ursache und Typ sicher zu bestimmen, muss die Untersuchung beide Beine mit Knie- und Hüftgelenken sowie den gesamten Rücken einschließen. Auch eine dynamische Ganganalyse und/oder die Messung elektrischer Aktivität in einem bestimmten Muskel (Elektromyographie) können aufschlussreich sein.

Bei der Therapie werden sowohl ergotherapeutische als auch krankengymnastische Methoden eingesetzt, um die Dehnung der Wadenmuskulatur samt Achillessehne zu fördern. Orthopädische Einlagen mit einer Erhöhung im Vorfußbereich sind ebenfalls eine sinnvolle Unterstützung. Wegen ihrer speziellen Form sollte jedoch darauf geachtet werden, dass keine Druckstellen am Fußballen des Kindes entstehen. Auf Orthesen und Nachtschienen kann man verzichten, da sie erfahrungsgemäß wenig bringen. Und Injektionen mit Botulinumtoxin zur Reduzierung der Muskelspannung in der Wade sowie Operationen sind grundsätzlich zu vermeiden.

Die gute Nachricht zum Schluss: Bei entsprechender Behandlung klingt der Zehenspitzengang meist (90 Prozent!) innerhalb eines Jahres ab.

Fixiert: Der Spitzfuß

Bei dem Spitzfuß handelt es sich um eine Fußfehlstellung, die durch einen Fersenhochstand gekennzeichnet ist. Der Fuß ist also gebeugt und im oberen Sprunggelenk fixiert. Das Fersenbein kann beim Gehen also nicht auf dem Boden aufgesetzt werden. So entsteht ein »Hufgang«, der den medizinischen Fachbegriff »Pes equinus« (lat.: Pferdefuß) geprägt hat. Folglich kann der Fuß auch nicht zum Schienbein hin angezogen werden.

Die Gangstörung, die mit der Fußfehlstellung damit einhergeht und sowohl ein- als auch beidseitig auftreten kann, belastet den Vorfuß extrem. Und auch die benachbarten Gelenke wie Sprung- und Kniegelenk geraten in Mitleidenschaft. Tritt der Spitzfuß nur einseitig auf, verlängert sich dadurch das betroffene Bein, was sich nachteilig auf die gesamte Körperstatik auswirkt. Die Wirbelsäule muss auf diesen Schiefstand reagieren, so dass sich eine skoliotische Fehlhaltung bildet. Da das Spitzfußbein funktionell länger ist und es folglich zu einem Beckenschiefstand kommt, versucht die Wirbelsäule über eine Seitverbiegung (Skoliose) den Oberkörper aufrechtzuhalten. Bleibt dieser Zustand über Jahre bestehen, wird diese Haltung irgendwann fixiert. Auch die Dämpfungsfunktion des Fußes ist gestört, so dass jedes Auftreten zu einer Stauchung des Körpers führt.

Die Ursachen für Spitzfüße sind vielfaltig. Daher unterscheidet man zwischen dem Lähmungsspitzfuß, dem Spitzfuß bei Muskel- und Sehnenerkrankungen, dem Spitzfuß bei Systemerkrankungen und dem Spitzfuß aus mechanischen Gründen. Der *Lähmungsspitzfuß* kommt am häufigsten vor. Dazu gehören alle Lähmungen, die durch einen Ausfall des Peronaeusnervs – das ist der Nerv, der die Fußhebung steuert – oder durch eine zentrale Störung im Gehirn verursacht werden. Dadurch verändert sich das muskuläre Gleichgewicht zwischen Agonist und Antagonist, so dass die Kraft der Fußsenkermuskulatur überwiegt und sich der Fuß nach unten beugt. Bei dieser Gruppe entwickelt sich der Spitzfuß langsam, aber sicher: Da die Fußsenkermuskulatur keinen effektiven Gegenspieler mehr hat und der Muskel nicht mehr gedehnt wird, erfolgt nach dem Einspargesetz der Natur eine fixierte Verkürzung des Muskels – er wird kontrakt. Dabei verhärten sich die Weichteile um das betroffene Sprunggelenk, weshalb der Fuß dann auch nicht mehr passiv (z. B. durch den Arzt) aus der Spitzfußstellung bewegt werden kann. Klinisch finden sich diese Lähmungsspitzfüße nach direkten Nervenschädigungen, die durch Quetschung, Druck oder Durchtrennen des Peronaeusnerven hervorgerufen werden. Das kann bei größeren Kniegelenksverletzungen passieren, aber auch eine Komplikation nach dem Einsetzen künstlicher Hüft- und Kniegelenke sein.

Der seltenere *Spitzfuß bei Muskel- und Sehnenerkrankungen* geht auf Tumore in der Wadenmuskulatur sowie Verkalkungen oder knoten- bis plaqueartigen Fettablagerungen zurück. Und der Spitzfuß aus mechanischen Gründen schließlich kann sich aus einer falschen Lagerung bzw. Haltung entwickeln. Ein falsch angelegter Gips oder lange Bettlägerigkeit führt bisweilen zu einer Kontraktur der Wadenmuskulatur. Manchmal wird auch ein angeborener Beinlängenunterschied mittels Spitzfuß ausgeglichen.

Grundsätzlich lässt sich der Spitzfuß leicht diagnostizieren, doch sollte auch immer der Grund für sein Entstehen abgeklärt werden. Daher erfolgt neben der Fuß- und Röntgenuntersuchung inklusive Sprunggelenk auch eine elektromyographische Untersuchung, um eine Störung der Muskelfunktion zu erkennen bzw. auszuschließen. Üblicherweise wird der Neurologe hinzugezogen.

Die Behandlung richtet sich nach Ursache und Ausmaß der Einschränkung. Leichte Spitzfüße werden mit spezieller Krankengymnastik versorgt und in entsprechenden Orthesen oder Schienen gelagert. Spitzfüße, die mit einer muskulären Schrumpfung einhergehen, kann man langsam über entsprechende Gipsanlagen aufdehnen. Bei ausgeprägten Spitzfüßen ist eine Operation in der Regel der vielversprechendste Weg, denn bei exakter Diagnose und dem optimalen chirurgischen Eingriff ist meistens eine deutliche Funktionsverbesserung des Fußes festzustellen.

Angeboren: Der Klumpfuß

Der Klumpfuß (Pes equinovarus) ist eine Fußfehlstellung, die gleich nach der Geburt auffällt. Leider gelingt es einigen Gynäkologen und Kinderärzten nicht, die betroffenen Eltern zu beruhigen. Das musste auch ein sehr guter Freund erleben, als er kürzlich Vater geworden war und die Füßchen seines Sprösslings nicht die Idealform hatten – zumindest aus Sicht der anwesenden Ärzte. Dabei wäre es so leicht, den Eltern die Freude über das Neugeborene nicht zu verderben, denn ein Klumpfuß lässt sich heute in den allermeisten Fällen gut behandeln.

Es handelt sich übrigens um die häufigste Extremitätenmissbildung; statistisch gesehen tritt sie bei 1,2 bis 2,4 Kindern pro 1000 Geburten auf, wobei Jungen doppelt so häufig betroffen sind wie Mädchen. Bei 50 Prozent von ihnen tritt die Fußfehlstellung beidseitig auf und scheint vererbbar zu sein.

Man unterscheidet zwischen den angeborenen (primären) und den erworbenen (sekundären) Ursachen. Bei Letzteren entwickelt sich der Klumpfuß erst später infolge von Nervenstörungen, Verletzungen oder Operationen. Der Klumpfuß hat vier charakteristische Merkmale: 1. Die Fußspitze zeigt nach unten, und der Fuß kann nicht in einen rechten Winkel zum Unterschenkel gebracht werden (Pes equinus). 2. Das untere Sprunggelenk, welches das Sprung- mit dem Fersenbein verbindet, steht zur Innenseite aufgeklappt (Pes varus). 3. Der Vorfuß dreht sich in einer leichten Sichelform zur Innenseite (Pes adductus). 4. Das Längsgewölbe ist besonders ausgeprägt (Pes cavus). Zudem lässt sich die verkürzte Achillessehne ertasten. Und der Fuß kann, wenn auch nicht aktiv, in eine Normalstellung zurückgebracht werden. Tritt der Klumpfuß nur einseitig auf, ist die Wade auf der betroffenen Seite häufig schmächtiger und der betroffene Fuß kürzer und breiter.

Der Klumpfuß muss immer therapiert werden. Glücklicherweise sind die Zeiten vorbei, in denen große operative Maßnahmen vorgenommen wurden. Meistens führt frühzeitiges konservatives Handeln zum Erfolg. Etabliert hat sich die Methode nach Ponseti. Sie beruht auf der genauen Kenntnis von Funktion und Anatomie des Fußes sowie der biologischen Reaktion von Muskeln und Bändern. Auch wenn die Knochenfehlstellungen damit nicht komplett korrigiert werden, so sorgt die Methode doch für eine gute Funktionsfähigkeit des Fußes. Bei Neugeborenen erfolgt die Therapie in drei Schritten: In der sogenannten *Redressionsphase* wird bereits in der ersten Lebenswoche eine sechs- bis achtwöchige Gipstherapie eingeleitet. Zu diesem Zeitpunkt sind Bänder und Gelenkkapseln nämlich noch höchst elastisch. Jede Woche wird ein neuer Gipsverband angelegt, der auch den Oberschenkel einschließt. Das Kniegelenk nimmt eine Beugestellung von 90° ein. In dieser Phase werden Sichel- und Hohlfußkomponente korrigiert und der Rückfuß eingestellt. Meistens folgt danach die *Tenotomie*, die operative Durchtrennung der Achillessehne, um den Spitzfuß zu korrigieren. Um den kleinen Menschen nicht allzu sehr zu belasten, muss dieser Eingriff nicht unter Vollnarkose durchgeführt werden; es genügt eine örtliche Betäubung und leichte Sedierung (schläfriger Zustand durch Medikamente). Anschließend werden Fuß und Bein weitere drei Wochen eingegipst. Das Ergebnis sollte ein überkorrigiertes Erscheinungsbild sein, indem die Fußspitze näher zur Schienbeinvorderkante steht als bei einem normalen Fuß. Das gewährleistet einen größeren therapeutischen Spielraum bei einem eventuellen Rückfall. Nun kommt die sogenannte *Retentionsphase*: Das Kind muss drei Monate lang Tag und Nacht eine spezielle Schiene tragen, danach zwar nur noch nachts, allerdings bis zum vierten oder fünften Lebensjahr. Auch wenn die Schiene auf den ersten Blick gewöhnungsbedürftig aussieht und deshalb womöglich wie eine Qual für das Kind erscheint: Sie ist unumgänglich – und das Kind wird den Eltern später für ihre Konsequenz dankbar sein. Eine krankengymnastische Behandlung ist bei dieser Methode nicht unbedingt erforderlich, führt aber mitunter zu besseren Ergebnissen. Hier ist die aktive Mitarbeit der Eltern gefragt, um die erlernten Übungen jederzeit mit dem Kind durchführen und den Therapieerfolg auf diese Weise steigern zu können.

Da Klumpfüße in den ersten fünf Lebensjahren trotz der eingeleiteten Maßnahmen immer wieder auftreten können, sollte eine ständige Kontrolle durch den Spezialisten erfolgen. Ein größerer operativer Eingriff ist nur notwendig, wenn die Methode nach Ponseti erfolglos bleibt.

Fazit: Die fachärztliche Behandlung führt meist zu einem nachhaltigen Erfolg mit einer guten und schmerzfreien Funktion des Fußes, so dass das spätere Gangbild höchstens unwesentlich beeinträchtigt ist.

Meistens reversibel: Der Sichelfuß und der Hackenfuß

Der Vollständigkeit sehen wir uns auch den Sichelfuß (Pes adductus) und den Hackenfuß (Pex calcaneus) an. Der Sichelfuß ist eine häufige flexible Fehlstellung des Fußes, bei der der Vorfuß zur Körpermitte hin abweicht.

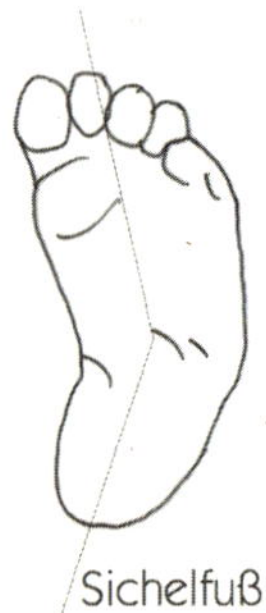

Sichelfuß

Er tritt oft beidseitig auf, entweder allein oder zusammen mit einer weiteren Fußfehlstellung. Der Sichelfuß kann bereits durch Platzmangel in der Gebärmutter entstehen oder durch ein muskuläres Ungleichgewicht der Fuß- und Unterschenkelmuskulatur. In vielen Fällen ist auch das Schlafverhalten schuld. So ist es keine Seltenheit, dass Bauchschläfer-Kinder – Aufliegen der Füße auf der Unterlage – eine derartige Formveränderung entwickeln. Die Diagnose wird mittels Fußuntersuchung gestellt. Und obwohl bei den meisten Betroffenen (80–90 Prozent) eine Spontanheilung eintritt, kann eine unterstützende Therapie hilfreich sein, zumal sie unkompliziert durchführbar ist. Neben einer entsprechenden Einlagenversorgung sind krankengymnastische Anwendungen üblich. Dazu muss man mit dem Kind nicht zigmal zum Physiotherapeuten laufen. Vielmehr lernt man die Techniken einmal und kann sie dann zu Hause anwenden. Wichtig sind das Ausstreichen des inneren Fußrandes und die Aktivierung der Muskulatur im äußeren Fußrand. Je nach Ausprägungsgrad können auch Wickelungen, Nachtlagerungsschienen und Gipsverbände nötig sein. Der Bauchschläfer sollte seine Schlafposition verändern oder auf Lagerungsmaßnahmen (z. B. eine Rolle unter dem vorderen Sprunggelenk) zurückgreifen. Wenn diese Mittel konsequent eingesetzt werden, ist eine Operation meist nicht mehr erforderlich.

Der Hackenfuß ist das Gegenteil vom Spitzfuß, das heißt, der Fuß ist nach oben abgeknickt und die Fußsohle leicht nach außen gerichtet. Die Fehlstellung kann so stark sein, dass beim Laufen nur noch die Ferse den Boden berührt. Der veränderte Gang führt zu einer veränderten Haltung mit entsprechender Belastung der gesamten Bewegungsstrukturen. Da die Dämpfungsfunktion des Vorfußes komplett fehlt, wirken bei jedem Schritt massive Kräfte auf den Körper. Schmerzhafte Druckstellen im Fersenbereich sind somit keine Seltenheit. Ist der Hackenfuß bereits bei der Geburt vorhanden, war auch hier zu wenig Platz in der Gebärmutter. Spätere Ursache ist in der Regel eine Verletzung mit Sehnen- oder Nervenschäden. Beim Neugeborenen heilt der Hackenfuß meist in den ersten Lebenstagen von selbst; bleibt er jedoch bestehen, sind krankengymnastische Übungen sowie Gipsverbände oder Schienen sinnvoll. Eine verkürzte Achillessehne oder eine Versteifung im Sprunggelenk sind glücklicherweise Ausnahmen.

Was zu viel ist, ist zu viel: Reizung der Fußsohlenfaszie und der schmerzhafte Fersensporn

Die Reizung der Fußsohlenfaszie (Plantarfaszie) ist eine Veränderung an der »derben Sehnenplatte« der Fußsohle. Diese überbrückt das Fußgewölbe vom Fersenbein bis zum Fußballen und gliedert sich in zwei Schenkel, wobei man den innenliegenden (medialen), weil kräftigeren, besser ertasten kann als den äußeren (lateralen) Schenkel. Dass dieses Beschwerdebild immer häufiger auftritt, führe ich auf mehrere Faktoren zurück. So spielen neben zunehmendem Alter und zu viel Körpergewicht, Fußfehlstellungen (z.B. Hohlfuß) und einer verminderten Beweglichkeit im Sprunggelenk vor allem berufliche und sportliche Umstände eine Rolle. Das Längsgewölbe des Fußes verabscheut langes Stehen und dehnt sich unter der ständigen Last auf, so dass sein Bogen abflacht. Auch der gut gemeinte Vorsatz im mittleren Alter, sich endlich sportlich zu betätigen und jeden Morgen ein paar Kilometer zu joggen, führt in vielen Fällen dazu, dass zunehmend Schmerzen an der Fußsohle auftreten. Die Betroffenen berichten von Schmerzen am Übergang von Plantarfaszie zu Fersenbein. Wenn ich den Fuß im Rahmen der Untersuchung passiv aufdehne, verstärkt sich dieser Schmerz meistens. Nach längeren Ruhephasen im Sitzen oder Liegen, sprich einer vorübergehenden Entlastung des Fußes, kommt es beim ersten Auftreten und Gehen zu einem An-/Loslauf- bzw. Belastungsschmerz. Bei der Fußuntersuchung ist der Ansatzpunkt am Fersenbein in der Regel besonders druckschmerzhaft. Aber auch ein gleichmäßig über die gesamte Plantarfaszie verteilter Schmerz ist möglich. Neben der Untersuchung per Hand bestätigt die Ultraschalluntersuchung die Verdachtsdiagnose: Aufgrund der Entzündungsreaktion verdickt sich die Sehne. Eine Verdickung von bis zu vier Millimetern ist charakteristisch für das Beschwerdebild. Die Entzündungsreaktion geht auch immer mit einer vermehrten Durchblutung einher, die man mithilfe einer Dopplersonographie (Ultraschalluntersuchung, die den Blutfluss sichtbar macht) feststellen kann. In fast 50 Prozent aller Fälle liegt ein *Fersensporn* vor. Dabei handelt es sich um eine Verknöcherung bzw. Verkalkung der Plantarfaszie am Fersenbein, die im Zuge einer chronischen Entzündungsreaktion entstanden ist. Die Beschwerden kommen also nicht von dem Fersensporn, wie vielfach angenommen, sondern sind verantwortlich für seine Existenz. Das wiederum spricht dafür, dass die Reizreaktion oft unterschwellig verlaufen kann, bis sie sich schmerzhaft bemerkbar macht. Auch eine MRT-Untersuchung zeigt die typische Verdickung der Sehne und gibt Aufschluss über entzündliche Weichteile. Ziel der therapeutischen Behandlung ist es, einen operativen Eingriff zu vermeiden. Bei einer akuten Entzündungsreaktion sollte der schmerzhafte Bezirk entlastet werden. Hierzu dient entweder eine orthopädische Schuheinlage mit Fersenspornaussparung bzw. Weichpolsterung im Fersenbereich oder ein Fersenheberkissen aus Silikon. Spezielle Bandagen, die die Fersenregion abpolstern, stehen ebenfalls zur Verfügung. Meine Patienten schauen mich zwar immer wieder ungläubig an, wenn ich ihnen Kühlung empfehle, doch es hilft. In der Praxis arbeiten wir mit einem speziellen Kaltlufttherapiegerät, der einfache Eisbeutel tut es aber auch. Wichtig ist nur, dass jede Kühlphase (bis zu fünfmal täglich) höchstens zehn Minuten dauert. Da einige Leute meinen, dass viel auch viel hilft: Bitte beschränken Sie sich auf diese zehn Minuten, denn ein Kälteschaden an der Haut würde die Behandlung unnötig verkomplizieren. Ein wichtiger Faktor ist das exzentrische Krafttraining: Mithilfe einer speziellen Übung (siehe »Fuß-Gym«) wird die übermäßige Durchblutung im entzündeten Bereich reduziert. Hier muss der Betroffene konsequent und mindestens drei Monate lang täglich aktiv sein.

Sollten diese Maßnahmen trotz engagierter Bemühungen aller Beteiligten nicht zum Erfolg führen, kann eine extrakorporale Stoßwellentherapie (ESWT) durchgeführt werden. In der Regel genügen drei bis fünf Sitzungen. Man geht davon aus, dass durch diese Therapie die Stammzellen angeregt werden, die an der Sehnenheilung beteiligt sind.

Grundsätzlich braucht jede Behandlung an den Sehnen ihre Zeit. Schließlich sind Sehnen ein extrem regenerationsschwaches Gewebe. Die Teilungszeit einer Sehnenzelle beträgt acht Wochen, also achtmal länger als eine Hautzelle. Daher ist frühestens nach drei Monaten mit einer deutlichen Besserung zur rechnen. Nicht jeder hat die Geduld und unter Umständen das Geld, in seine Heilung zu investieren, und fragt nach einer Injektion mit einem Kortisonpräparat. Darum noch einmal: Derartige Injektionen schwächen die Sehne bis zum Reißen; unter Umständen bilden sich auch Verkalkungen oder Verknöcherungen. Sehnenrisse nach Kortisongabe sind kein Spaß – und trotz bester Versorgung ist die Wahrscheinlichkeit hoch, dass das Gewebe nie wieder so belastbar sein wird wie vorher.

Wenn es um die Therapie einer gereizten Fußsohlenfaszie (mit oder ohne Fersensporn) geht, ist auch die Röntgenreizbestrahlung (auch Orthovolt-Strahlung genannt) zu erwähnen. Dabei wird der entzündete Bereich mehrfach mit einer niedrig dosierten Röntgenstrahlung behandelt: Die Einzelstrahlung dauert üblicherweise höchstens 20 Sekunden. Aber obwohl eine relative Erfolgsquote von 60 bis 70 Prozent angegeben wird: Röntgenstrahlen sind gesundheitsschädlich. Deshalb vermeide ich Röntgenstrahlen bei einer gutartigen Erkrankung, solange es wirksame und unschädliche Alternativen gibt.

Wenn Sie zu der Gruppe der ambitionierten Sportler gehören, möchten Sie jetzt sicherlich wissen, ob Sie trotz bestehender Beschwerden weiterhin Sport betreiben dürfen. Ich mache die Antwort abhängig von der Beschwerdestärke. Wenn null gar keinen Schmerz und zehn den maximal vorstellbaren Schmerz bedeutet, so darf bis Stärke fünf weiterhin (Lauf-)Sport betrieben werden. Allerdings sollte man tunlichst auf starke Belastungen wie schnelles Antreten, abruptes Stoppen und zügige Richtungswechsel verzichten. Wenn Sie alle Empfehlungen befolgen, sich mit Ihrem (Über-)Eifer nicht selbst im Wege stehen und Ihre Lust auf Sport auf die exzentrische Kraftübung übertragen, dann werden Sie auch eine nachhaltige Beschwerdebesserung erzielen – vorausgesetzt, Sie haben Geduld.

Empfindlich: Die gereizte Achillessehne

Die häufigste Sehnenreizung am Fuß ist tatsächlich die entzündliche Reizung der Achillessehne (Achillodynie). Das ist auf den ersten Blick verwunderlich, denn die Achillessehne ist die dickste und stärkste Sehne unseres Körpers. Aber auch die unempfindlichste? Wer in der griechischen Mythologie bewandert ist – ich habe sie im Rahmen meines Altgriechisch-Unterrichts kennenlernen dürfen –, weiß, dass Achilleus der Sohn seines menschlichen Vaters Peleus und seiner göttlichen Mutter Thetis war. Mit nur 50 Prozent göttlicher Genetik war er sterblich. Seine besorgte Mutter versuchte daher, ihn wenigstens unverwundbar zu machen, und tauchte ihn in den Fluss Styx, der die Unterwelt von der Oberwelt trennt. Die Stelle an der Ferse jedoch, an der sie Achilleus festhielt, blieb vom Wasser des Flusses unbenetzt – und wurde so zu der einzig verwundbaren Stelle: der »Achillesferse«. Diesen Begriff benutzen wir heute noch als Metapher, um die verwundbare Stelle eines Systems zu beschreiben. Und so ist unsere Achillessehne häufig auch unsere »Achillesferse«. Um das besser zu verstehen, betrachten wir diese Sehne einmal genauer. Sie setzt sich aus den Endsehnen der beiden kräftigen Muskeln auf der Unterschenkelrückseite zusammen: Wadenmuskel und Schollenmuskel steuern über die Achillessehne die Fußsenkung. Umgeben von einer Sehnenhülle besteht sie aus mehreren Sehnenbündeln, die ihrerseits von einer Sehnenhülle überzogen sind. Hauptbestandteil dieser Bündel sind Kollagenfasern – und die sind bekanntlich nicht gerade regenerationsfreudig. Dafür ist ihr Stoffwechsel umso empfindlicher. Sie merken schon: Die Sehne, die am meisten Belastung aushalten kann, ist in Wirklichkeit eine Mimose, die sich oftmals entzündet. Generell sind Männer viermal häufiger von diesem Krankheitsbild betroffen als Frauen. Das wird auf eine veränderte Durchblutungssituation im Entzündungsbereich zurückgeführt. Und je älter man wird (insbesondere ab dem 40. Lebensjahr), desto mehr steigt das Risiko, sich eine Achillessehnenentzündung zuzuziehen. Zudem ist bewiesen, dass verschiedene Antibiotika aus der Gruppe der Floxacine die Sehnen schädigen und damit eine Entzündungsreaktion einleiten. Auch die Genetik kann wie immer eine Rolle spielen, weshalb ich im Anamnesegespräch auch nach einer familiären Häufung frage. Studien haben gezeigt, dass der veränderte Fettstoffwechsel bei eher inaktiven Menschen mit Sehnenschmerzen zusammenhängen kann. Das Gesamtcholesterin gliedert sich bekanntlich in schlechtes LDL- und gutes HDL-Cholesterin. Und bei einem sportlich inaktiven Menschen steigt mit reduziertem HDL- und erhöhtem LDL-Cholesterin das Risiko, eine Entzündung der Achillessehne zu erleiden. Sie haben richtig gelesen: Sportliche Inaktivität steigert das Risiko. Insofern beeinflussen nicht nur die sportlich Überaktiven, sondern auch die sportlich Inaktiven mit ihrem Verhalten den Kollagenstoffwechsel der Sehne negativ. So kann schon eine Pause von mehreren Tagen ohne wesentliche Belastung der Achillessehne den Grundstein für eine Reizung legen. Auf der anderen Seite darf es der Sportler mit seinem Trainingsplan nicht übertreiben. Wissenschaftliche Studien belegen, dass die sportliche Belastung der Achillessehne pro Woche um nicht mehr als 20 Prozent gesteigert werden darf. Beim Joggen bezieht sich die Rechnung auf die Strecke, bei Ballsportarten auf die Trainingsminuten. Somit empfiehlt es sich, die Belastungssteigerung zu verteilen: Lieber häufigere, aber kürzere Trainingseinheiten als eine einzige lange.

Um der Ursache einer gereizten Achillessehne auf den Grund zu gehen, sollte eine statische Untersuchung erfolgen. Dabei sind Füße, Beinachse und Beckenstand zu überprüfen. Wenn irgendwas davon schief steht, ändert sich auch die Muskelspannung. Der Spannungszustand der Muskulatur spielt jedoch eine wichtige Rolle: Eine Verkürzung der rückseitigen Oberschenkelmuskulatur schränkt die Beugung im Hüftgelenk bei gestrecktem Bein ein. Der Bewegungsablauf verändert sich, und so erfahren verschiedene Strukturen eine dauerhafte Mehrbelastung. Allerdings können diverse Ursachen für die typische Beschwerdesymptomatik verantwortlich sein. Anfangs kann der Schmerz erstmals nach Beendigung einer Belastung auftreten. Im weiteren Verlauf werden sportliche Aktivitäten womöglich nur noch unter Schmerzen ausgeübt werden können. Irgendwann aber geht auch das nicht mehr – und man muss vorzeitig abbrechen. Im Endstadium besteht der Schmerz sogar im Ruhezustand. Viele Betroffene berichten von einem Anlaufschmerz nach längerer Ruhephase im Liegen oder Stehen. Nach dem morgendlichen Aufstehen treten belastungsabhängige Beschwerden auf, die im Laufe des Tages wieder nachlassen können. Ich vergleiche das immer mit einem Automotor, der schon zig Jahre und Kilometer auf dem Buckel hat. Wenn ich in meinen alten Amischlitten steige und den kalten Motor starte, läuft dieser zunächst etwas unrund. Er muss sich erst mal warmlaufen. Genauso verhält es sich mit der gereizten Achillessehne am Morgen. Lasse ich den Oldie nun entspannt in gemächlichem Tempo über die Straßen des Ruhrgebietes gleiten, dann ist das für den Motor nicht belastend. Wehe aber, ich würde auf die Autobahn fahren und den Motor von jetzt auf gleich hochtourig quälen. Dann würde er wie die Achillessehne bestimmt Probleme machen. Es gilt also jederzeit – egal, ob mit (altem) Auto oder Achillessehne – sich mit Bedacht fortzubewegen.

Eine Achillessehnenreizung kann, muss aber nicht mit einer Schwellung und Rötung einhergehen. Entweder liegt die entsprechende Veränderung als spindelförmige Verdickung in der Sehne selbst oder als sogenanntes Sehnensatzleiden am Fersenansatz. Bei Letzterem lässt sich im MRT häufig eine Knochenbeteiligung feststellen. Erfahrungsgemäß ist die Therapie solcher Reizzustände langwieriger.

Was genau ist aber der Auslöser für diese schmerzende Achillessehne? Die Schmerzquelle sind Gefäßveränderungen im gereizten Gewebe. Wir kennen Venen und Arterien, doch die kleinsten Gefäßstrukturen im Gewebe sind die Kapillaren, über welche der Sauerstoff- und Nährstoffaustausch im Gewebe erfolgt. Bei einer Achillessehnenreizung entstehen neue Kapillaren, sogenannte Neo-Kapillaren, die den Reizzustand triggern. Und wo Gefäße entstehen, werden sie von kleinen Nervenfasern mit Schmerzrezeptoren begleitet, die den Schmerz noch schneller wahrnehmen und an das Schmerzbewusstsein weiterleiten. Damit aber nicht genug, denn die Sehnenkollagenfasern unterliegen auch einem natürlichen Alterungsprozess.

Kommen diese drei Faktoren – verstärkte Durchblutung durch Neo-Kapillaren, erhöhte Schmerzempfindlichkeit durch vermehrte Nervenfasern sowie Alterungsprozesse in der Sehne – zusammen, dann besteht eine ernste Gefahr für die Unversehrtheit der Achillessehne. Wer jetzt nicht auf die Warnsymptome des Körpers achtet und seine sportliche Aktivität nicht anpasst, der riskiert unter Umständen einen Achillessehnenriss (siehe Seite 227). Obwohl mittels Vorgeschichte, Schmerzsymptomatik und manueller Untersuchung die Diagnose »Achillodynie« schnell gestellt ist, sollte eine ergänzende Ultraschalluntersuchung (Sonographie) durchgeführt werden, um die Dicke der Sehne bestimmen und Einrisse darstellen zu können. Anders als im MRT kann man dabei dynamisch untersuchen, sprich den Fuß bewegen und so die Sehne spannen bzw. entspannen. Die erforderliche Gefäßuntersuchung wird als Power-Dopplersonographie bezeichnet; sie misst den kapillaren Blutfluss. Außerdem eignet sich die Sonographie hervorragend, um die Wirksamkeit einer eingeleiteten Therapie zu überprüfen.

Leider ist die Therapie selbst in den meisten Fällen sehr komplex, da sie von etlichen Faktoren abhängt. Sie gliedert sich in die symptomatische und in die ursächliche Therapie. Statische Auffälligkeiten müssen korrigiert, verkürzte Muskeln gedehnt, schwache Muskeln gekräftigt werden. Blockierte Gelenke an Wirbelsäule, Beinen und Füßen sind chirotherapeutisch in die richtige Stellung zu bringen. Schädigende Medikamente müssen abgesetzt und der Fettstoffwechsel sollte optimiert werden. Außerdem gilt es, die Trainingspläne bzw. die Trainingsbelastung zu überdenken und gegebenenfalls zu ändern. Diese peripheren Maßnahmen laufen parallel zu den direkten Maßnahmen an der Sehne. Die Sehne selbst ist ein träges Gewebe. Daher lässt eine Beschwerdebesserung einige Zeit auf sich warten. Das muss jeder Betroffene wissen. Es gibt kein Mittel, das sofort und ohne negative Folgen anwendbar ist. Die Basistherapie muss der Patient täglich selbst durchführen (exzentrisches Krafttraining, siehe »Fuß-Gym«). Ist er dazu nicht bereit, sinken die Erfolgschancen.

Unterstützend kann eine gefäßverschließende (sklerosierende) Therapie der Neo-Kapillaren mittels Medikamenteneinspritzung unter Ultraschallkontrolle erfolgen. Hierbei wird Polidocanol, das auch zur Verödung vom Hämorrhoiden und Besenreisern genutzt wird, eingesetzt. Ebenso kann Hyaluronsäure an die gereizte Sehne injiziert werden. Von einer zeitweiligen Entlastung der Achillessehne durch ein Fersenheberkissen rate ich bei chronischem Verlauf allerdings ab. Zwar ist die Sehne im Moment des Tragens verkürzt und damit weniger belastet, aber je länger das Kissen getragen wird, umso mehr gewöhnt sich die Sehne an diesen Zustand. Wenn man dann irgendwann wieder versucht, ohne Erhöhung zu laufen, kann dies schnell wieder zu einer Überlastungsreaktion samt Reizung führen. Da sollte man lieber eine extrakorporale Stoßwellentherapie durchführen. Diese ist jedoch nicht schmerzfrei, wenn sie impulsartig auf das gereizte Gewebe einwirkt. Der nachgewiesene Besserungserfolg ist wahrscheinlich auf eine Aktivierung der Sehnenstammzellen zurückzuführen.

In den meisten Fällen bringt ein durchdachtes Therapiekonzept bei gleichzeitiger Ausschaltung der Ursachen einen anhaltenden Behandlungserfolg. Sollten alle konservativen Maßnahmen ausgeschöpft sein, die Schmerzen aber anhalten, gibt es als letzten Weg die Operation, die möglicherweise Abhilfe schaffen kann.

Einen an der Hacke: Schleimbeutelreizung an der Haglund-Exostose

Diese spezielle anatomische Abweichung am Fersenbein wurde nach dem schwedischen Orthopäden Patrik Haglund (1870–1937) benannt, weil dieser 1928 als Erster das entsprechende Beschwerdebild definierte: Der hintere obere Teil des Fersenbeines ist spitzer geformt und ragt so ungewöhnlich weit nach oben und hinten, dass es in der Folge zu einem Engpass zwischen dem Knochen und dem Ansatz der Achillessehne kommen kann. Um die Sehne in diesem Bereich vor Aufreibung zu schützen, hat die Natur auch hier einen Schleimbeutel geschaffen, der als Stoßdämpfer zwischen den beiden Strukturen fungiert. Beim Gehen tritt jedoch bisweilen eine verstärkte Druckbelastung der Weichteile auf, was zu schmerzhaften Irritationen führen kann. Wenn dieser Zustand dauerhaft ist, entwickelt sich daraus nicht selten eine chronische Schleimbeutelreizung, die für den Betroffenen mit zunehmenden Schmerzen verbunden ist, weil der Schleimbeutel immer größer wird. Dadurch wiederum verstärkt sich natürlich auch der Engpass. Mein Rat: Vorbeugen statt therapieren! Eine Fußfehlstellung sollte mittels orthopädischer Schuheinlagen und aktiver Übungen frühzeitig korrigiert werden. Und – wie immer – Augen auf beim Schuhkauf. Denn schon ein geringer Druck auf die gutartige Knochenwucherung (Exostose) kann nach einem längeren Zeitraum deutliche Beschwerden verursachen – nach dem Motto: »Steter Tropfen höhlt den Stein.« Wählen Sie deshalb Schuhe mit einer möglichst weichen Hinterkante. Gegebenenfalls können Sie Ihren Lieblingsschuh auch von einem Orthopädie-Schuhmacher entsprechend zurichten lassen, indem er den Bereich auspolstert oder für eine passende Aussparung sorgt. Eine Alternative sind knöchelhohe Schuhe, so dass die hintere Oberkante deutlich über der Exostose liegt. Neben der typischen örtlichen Reizung mit entzündlicher Vergrößerung des Schleimbeutels ist auch eine Achillodynie möglich. Insofern kommen auch die entsprechenden Therapiemöglichkeiten (siehe Seite 160) in Betracht.

Sind alle konservativen Maßnahmen ausgeschöpft, erfolgt die operative Abtragung des »Hackensporns«. Dabei kann allerdings – das sollte man wissen – die Achillessehne verletzt werden. Außerdem ist das durch die Operation entstehende Narbengewebe in diesem Bereich unter Umständen dauerhaft schmerzempfindlich.

Ausgelaugt: Verschleiß des Sprunggelenks

Wir haben uns bereits die Arthrose am Großzehengrundgelenk sowie im Mittel- und Rückfußbereich angeschaut. Nun also auch am Sprunggelenk. Da es am Körper so weit unten sitzt, muss es unser gesamtes Gewicht tragen – schon bei normalem Gehen muss es bis zum Siebenfachen des eigenen Körpergewichts aushalten. Bereits beim einfachen Gehen ist das obere Sprunggelenk durch eine Abrollbewegung, das untere Sprunggelenk durch eine seitliche Kippbelastung gefordert. So wird die von oben einwirkende Kraft gleichmäßig auf die Fußstrukturen verteilt. Die erforderliche Stabilität und Beweglichkeit gewährleisten die umgebende Muskulatur, die Gelenkkapsel, die Knöchelgabel sowie die feste Bandführung durch Innen- und Außenbänder.

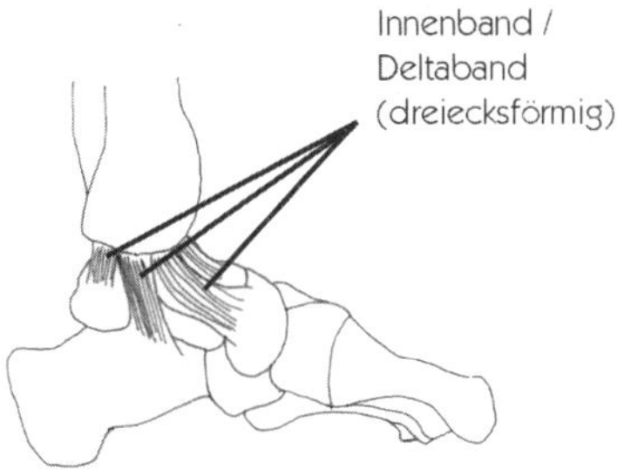

Fußinnenrand

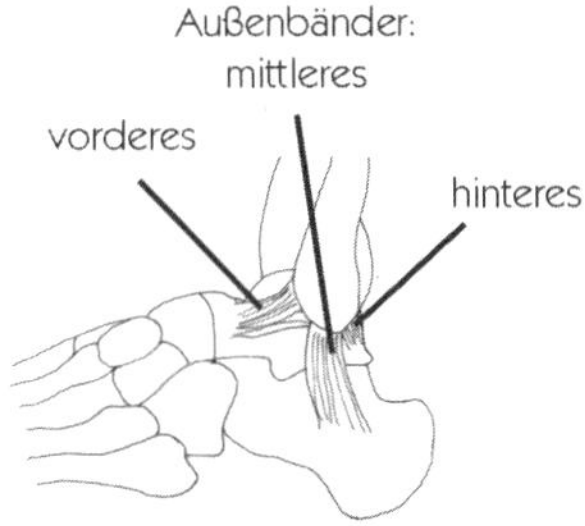

Fußaußenrand

Trotz dieser genialen Konstruktion ist auch dieses Gelenk anfällig für eine Arthrose. Infolge einer Fehlstatik im Rahmen von Fußveränderungen und Beinlängenunterschieden, häufig aber aufgrund von Verletzungen und Überlastung kommt es zu übermäßigem Knorpelverschleiß. Wie wir bereits wissen, kann die Entwicklung zunächst schmerzfrei verlaufen. Auch erste Bewegungseinschränkungen merkt der Betroffene unter Umständen gar nicht. Denn solange die anderen Gelenke am Fuß ihre Arbeit tun, können sie die eingeschränkte Beweglichkeit kompensieren. Erst wenn auch das eines Tages vorbei ist, treten Schmerzen auf: Die Arthrose ist aktiviert.

Um die Diagnose abzusichern, werden neben der manuellen Untersuchung auch Röntgenaufnahmen angefertigt. Denn auf ihnen ist das Ausmaß der Verschleißerscheinungen bestens zu erkennen.

Ergänzend zu den Möglichkeiten der konservativen Therapie (siehe Seite 137) möchte ich hier näher auf die Hyaluronsäure-Injektionen anführen. Hyaluronsäure ist eine Substanz, die in verschiedenen Strukturen des Körpers vorkommt, so zum Beispiel in der Haut, in den Augen und in den Gelenken. In Letzteren sorgt sie für gute Gleitfähigkeit der beiden Gelenkpartner. Denn was bei einem Auto das Motoröl, ist bei unseren Gelenken die Gelenkflüssigkeit, die durch das Hyaluron dickflüssiger (visköser) wird, was die Reibung zwischen den einzelnen Gelenkpartnern deutlich mindert. Darüber hinaus kann die Hyaluronsäure oberflächliche Knorpelaufbrüche mildern. Die Wirksamkeit von Hyaluron-Injektionen ist zwar abhängig vom Verschleißgrad, doch auch deutlich verschlissene Gelenke können in gewissen Maßen davon profitieren. Allerdings sind auch Hyaluron-Injektionen in ein Gelenk kein Pappenstiel, sprich völlig risikolos, denn es besteht die Gefahr eines bakteriellen Gelenkinfekts. Und während die Privatkassen die Kosten für eine derartige Therapie übernehmen, muss der gesetzlich Versicherte dafür in Eigenleistung treten. Ich rate daher immer zu einem offenen Gespräch mit dem Arzt Ihres Vertrauens.

Effektiv ist übrigens auch die stabilisierende Sprunggelenksbandage. Diese bekommen Sie auf Rezept. Bei fortgeschrittener Arthrose hingegen sollte das Sprunggelenk von außen versteift werden. Das erfolgt mithilfe eines orthopädischen Schuhs. Wenn dieser nicht zusagt oder zu keiner ausreichenden Schmerzlinderung führt, lässt sich das Sprunggelenk auch operativ versteifen.

Gestresst: Das Schienbeinkantensyndrom

Das Schienbeinkantensyndrom (engl.: Shin Splints) tritt am Unterschenkel auf, und zwar vor allem bei Sportlern. In den meisten Fällen laufen, tanzen oder wandern die Betroffenen. Sie berichten über Beschwerden an der Schienbeinvorderkante bei Belastung und auf Druck. Anfänglich spüren sie die Beschwerden nur bei bzw. nach längerer Belastung, später auch zu Beginn der sportlichen Aktivität, um dann eventuell wieder zu verschwinden. Wenn die Schmerzen jedoch auch beim Gehen oder gar in Ruhe anhalten, sollte ein sogenannter Stressbruch mittels Röntgen oder MRT ausgeschlossen werden. Der Mechanismus, der zu diesem Beschwerdebild führt, ist zwar noch nicht geklärt, klar ist aber, dass verschiedene Risikofaktoren die Entstehung begünstigen. Zu den intrinsischen Risikofaktoren – Veränderungen, die im Körper wirken – gehören zunehmendes Alter, das weibliche Geschlecht, eine schlechte körperliche Verfassung, ein hoher Body-Maß-Index (BMI) sowie eine Überpronation des Fußes (übermäßiges Abknicken nach innen bei der Abrollbewegung). Zu den extrinsischen Risikofaktoren zählen extreme sportliche Belastung, inadäquate Schuhe sowie der Untergrund, auf dem der Sport ausgeübt wird.

Die Therapie des Schienbeinkantensyndroms umfasst in erster Linie konservative Behandlungsmethoden. Bei leichten bis mäßigen Schmerzen in der Akutphase sollte als Erstes die sportliche Belastung zurückgeschraubt werden. Bei starken Schmerzen empfiehlt es sich, eine Zeitlang mit dem Sport auszusetzen – oder auf eine weniger gelenkbelastende Sportart zu wechseln, zum Beispiel Radfahren oder Schwimmen. Gegen die Schmerzen helfen lokale Kühlung, Kompressionsverbände, entzündungshemmende Salben (Zinkleimverbände) oder Tabletten (NSAR). Eine Fußfehlstellung sollte, wenn noch nicht geschehen, mit einer orthopädischen Einlage versorgt werden. Sinnvoll ist auch, eine Laufanalyse durchführen zu lassen, um den Laufstil zu überprüfen.

3.8 Arterien und Venen

Weniger Fluss im Fuß: Durchblutungsstörungen

Die Durchblutung unserer Beine und Füße ist wie an jedem anderen Körperteil von immenser Bedeutung. Das arterielle System beliefert die unterschiedlichen Gewebe (z. B. Knochen, Muskeln, Nerven) über Aorta, Arterie, Arteriole und Kapillare mit sauerstoff- und nährstoffreichem Blut, während das venöse System das »verbrauchte« Blut über Kapillare, Venole und Vene zurück zum Herzen transportiert. Dieser Blutfluss kann an jeder Stelle des Blutkreislaufs gestört sein, sprich eine Durchblutungsstörung hervorrufen. Dabei führt nicht jede Minderdurchblutung sofort zu einem erkennbaren Beschwerdebild. Die Symptome sind abhängig von Art und Schwere der Störungsursache, von der Anzahl der betroffenen Gefäße und von der Geschwindigkeit, mit der die Veränderung eintritt. So nimmt unser Körper eine Minderdurchblutung nicht an jedem Organ und Gewebe gleich krumm. Erst wenn eine bestimmte Durchblutung (Ischämietoleranz) unterschritten wird, nimmt das entsprechende Organ bzw. Gewebe Schaden. Dann liegt eine sogenannte *Ischämie* vor.

Es gibt drei Gründe für eine Durchblutungsstörung:

1. Es liegt eine verminderte Zufuhr von arteriellem Blut vor.
2. Es liegt eine Beeinträchtigung des Abflusses von venösem Blut vor.
3. Es liegt eine Beeinträchtigung des Abflusses von Lymphe vor.

Das arterielle System

Etwa 20 Prozent der Gesamtmenge an Blut im Körper sind im (kleineren) arteriellen System enthalten. Das sauerstoffreiche Blut wird vom Herzen über die Hauptschlagader (Aorta) zu den Arterien und den kleineren Arteriolen geleitet. Damit das bestmöglich funktioniert, arbeitet das Herz in zwei Phasen. In Phase eins, der Systole, pumpt das Herz aktiv das Blut in die Aorta, indem es sich zusammenzieht (kontrahiert). In Phase zwei, der Diastole, entspannt sich das Herz wieder und füllt sich dadurch mit neuem Blut. Ein Druck wird also nur in der Systole erzeugt. Die Differenz zwischen dem Spitzendruck der Systole und dem Minimaldruck am Ende der Diastole kennen wir alle als Pulsdruck. Damit das Blut nun auch den entlegensten Winkel unseres Körpers erreicht, sind zwei Voraussetzungen nötig: Zum einen darf der Druck, mit dem das Blut in den Körper gepumpt wird, nicht zu schnell wieder absinken. Zum anderen darf der Pulsdruck einen bestimmten Wert nicht unterschreiten. Damit beide Voraussetzungen gewährleistet sind, wurden die Arterien nicht als starre Gefäße geschaffen, sondern als elastische Schläuche. Dank ihrer Elastizität dehnen sie sich aus, wodurch sie den Druck etwas abfangen. Ohne diese Eigenschaft käme es zwischen Systole (maximaler Druckwert bei Ausstoß des Blutes) und Diastole (kein Druck, da Füllphase des Herzens) zu einem erheblichen, ziemlich ungesunden Druckgefälle. Diese Funktion der Arterien wird auch als Windkesselfunktion bezeichnet. Dank der elastischen Arterien geht der Druck auch nur relativ langsam bis auf den Minimalwert in der Diastole zurück. Was sich so theoretisch liest, können wir mittels Blutdruckmessgerät problemlos an Oberarm oder Handgelenk überprüfen. Natürlich kann man den Blutdruck auch an den Beinen und Füßen messen – dieses Messverfahren wird in der Regel aber nur von uns Ärzten genutzt. Für die klassische arterielle Messung wird ein mechanisches Sphygmomanometer, besser bekannt als Blutdruckmessmanschette, verwendet. An dieser Manschette befinden sich zwei Schläuche, von denen der eine mit einem Gummiball, der andere mit einem analogen Druckmesser verbunden ist.

Wurde die Blutdruckmanschette angelegt, wird sie durch mehrfaches Drücken des Gummiballs aufgepumpt. Sobald der Druck der Manschette den systolischen Druck des Herzens übersteigt, ist über das Stethoskop kein Blutfluss mehr wahrnehmbar. Indem der bis dato verschlossene Druckmesser nun langsam geöffnet wird, reduziert sich der Druck in der Manschette. Ist der Blutdruck so stark, dass er den momentanen Widerstand der Manschette überwindet – jetzt vernimmt der Untersucher per Stethoskop erstmals ein Verwirbelungsgeräusch –, liegt der systolische Wert vor. Um auch den diastolischen Wert zu messen, wird weiter Druck aus der Manschette abgelassen. In dem Moment, da kein (pulssynchrones) Verwirbelungsgeräusch mehr zu vernehmen ist, haben wir den diastolischen Wert vorliegen.

Der italienische Mediziner Scipione Riva-Rocci (1863–1937) hat diese Messmethode als Erster beschrieben. Deshalb wird der mit ihr gemessene Blutdruck bis heute als »RR« bezeichnet. Ein RR-Wert von 120/80 Millimeter Quecksilbersäule (mmHg) bedeutet, dass in der Systole ein Maximalwert von 120 mmHg und in der Diastole ein Minimalwert von 80 mmHg gemessen wurde. Übrigens können bei einer Messung an beiden Armen durchaus unterschiedliche Blutdruckwerte herauskommen, denn der Körper ist in puncto Herzkreislaufsystem nicht spiegelbildlich aufgebaut. Das Herz liegt linksseitig, während die Aorta bogenförmig nach rechts verläuft, so dass die Strecke vom Herzen zum rechten Handgelenk länger ist als zum linken.

Veränderungen an der so wichtigen Beschaffenheit der Arterien müssen zwangsläufig zu einer Veränderung des Blutdrucks führen. Nun verfügen wir allerdings nicht nur über den *elastischen* Arterien-Typ, zu dem die großen herznahen Gefäße gehören. Dieser zeichnet sich durch die oben genannte

Windkesselfunktion aus, durch die Blutdruckspitzen reduziert und die angeschlossenen Organe und Gewebe somit vor einer punktuellen Druckbelastung geschützt werden. Jede Veränderung, die mit einem Verlust der Elastizität einhergeht, geht folglich mit einer erhöhten Druckbelastung einher. Der *muskuläre* (kleinere) Arterien-Typ wiederum ist in der Lage, seinen Durchmesser zu verändern. Stellen sich diese Arterien weit, sinkt die Blutflussgeschwindigkeit und damit auch der Blutdruck. Wird der Gefäßdurchmesser hingegen verengt, steigt die Blutflussgeschwindigkeit und damit auch der Blutdruck.

Ursache für die häufigste Durchblutungsstörung im arteriellen System ist die Arteriosklerose. Umgangssprachlich wird sie auch als Arterienverkalkung bezeichnet. Sie entsteht über Jahre und Jahrzehnte und ist typischerweise ein schleichender Prozess, der lange Zeit ohne klinische Symptome auskommt. Bereits bei Jugendlichen finden sich erste arteriosklerotische Veränderungen. Die Erkrankung beginnt, sobald die Gefäßinnenwand geschädigt ist. Normalerweise ist sie schön glatt, damit der Blutfluss nicht gestört ist. Bildet diese an sich glatte Schicht der Arterie (*Endothel*) jedoch stoffwechselbedingt vermehrt Sauerstoffradikale, raut sie zunehmend auf. An dieser rauen Oberfläche können sich nun verschiedene Blutzellen wie Blutplättchen (Thrombozyten) und weiße Blutkörperchen (Leukozyten) anheften, ohne abzurutschen. Solche Leukozyten wiederum haben die Angewohnheit, Fettverbindungen aus dem Blut aufzunehmen und sich daraufhin in sogenannte Schaumzellen zu verwandeln. Diese Prozesse locken nun weitere Thrombozyten, aber auch Fette – das »böse« LDL-Cholesterin – an, die sich allesamt in der Gefäßinnenwand absetzen. Da so etwas vom Körper nicht erwünscht ist, kommt es zu Entzündungsreaktionen am Ort des Geschehens. Kurzerhand wandern weitere Leukozyten ein, um diese Entzündungsreaktionen zu bekämpfen. So entstehen Zellhaufen, sogenannte

Atherome, in der Gefäßinnenwand, die dazu führen, dass das jeweilige Gefäß an Elastizität verliert, steifer wird und der Gefäßinnendurchmesser abnimmt (Verengung). Wenn sich ein solches Atherom, auch als Plaques bezeichnet, von der Gefäßwand löst und über die Blutbahn fortgetragen wird, kann das lebensgefährlich werden, weil es unter Umständen an anderer Stelle einen Gefäßverschluss auslöst. Ist eine Hirnarterie im Gehirn davon betroffen, besteht die Gefahr eines Schlaganfalls, bei einem Herzkranzgefäß kann es zum Herzinfarkt kommen. Eine weitere mögliche Folge der Arteriosklerose ist das allmähliche Aussacken der Aorta. Dadurch steigt das Risiko, dass die Gefäßwand reißt und eine lebensbedrohliche Blutung einsetzt.

Einige Risikofaktoren, die das Entstehen einer Arteriosklerose begünstigen, können wir aktiv (z.T. medikamentös) beeinflussen: Rauchen, Bewegungsmangel, Fettleibigkeit, Fettstoffwechselstörungen mit zu viel »schlechtem« LDL-Cholesterin und zu wenig »gutem« HDL-Cholesterin, Bluthochdruck, Diabetes mellitus und das »Metabolische Syndrom« (Kombination aus Übergewicht, gestörtem Kohlehydratstoffwechsel, erhöhten Blutfetten und Bluthochdruck). Folgende Parameter hingegen sind naturbedingt: genetische Veranlagung, Lebensalter (Risikogruppen: Frauen über 55, Männer über 45 Jahre) und die Tatsache, dass Männer eher zu Arteriosklerose neigen als Frauen.

Neben den Auswirkungen auf Herz und Hirn – Infarktgefahr! – führt Arteriosklerose zu Durchblutungsstörungen, was die Funktionsfähigkeit des betroffenen Organs beeinträchtigt.

Uns interessiert vor allem die *periphere arterielle Verschlusskrankheit* (pAVK) der Füße und Beine. Je nach Anzahl und Lage der verengten Stellen unterscheidet man zwischen Ein-Etagen- und Mehr-Etagen-Erkrankungen. Während bei den Ein-Etagen-Erkrankungen nur ein bestimmter Gefäßabschnitt verengt ist, sind bei der Mehr-Etagen-Erkrankung verschiedene Bereiche von den Durchblutungsstörungen betroffen. Im Hinblick auf das Bein gibt es in der Ein-Etagen-Gruppe drei Typen: Der *Beckentyp* macht etwa 30 Prozent aller Fälle aus. Bei ihm liegen die Verengungen im Beckenbereich der Hauptschlagader, sodass der Puls weder in der Leiste noch in der Kniekehle oder am Fuß zu ertasten ist. Der Schmerz kann Oberschenkel, Wade oder gleich das ganze Bein erfassen. Beim *Oberschenkeltyp* – dazu gehören fast 50 Prozent aller pAVK-Fälle – ist die große Oberschenkelarterie betroffen. Der Puls in Kniekehle und Fuß lässt sich nicht mehr ertasten, und die Beschwerden bestehen überwiegend in der Wade. Die restlichen 20 Prozent der pAVK-Patienten gehört zu dem *Peripheren Typ*. Hier befinden sich die Verengungen auf Unterschenkel- und Fußhöhe, weshalb Schmerzen und Pulsverlust in der Regel auf den Fuß beschränkt sind. Eine Sonderform ist das *Leriche*-Syndrom: Kommt es zu einem Verschluss der unteren Aorta im Bauchbereich, ist der Blutfluss in beiden Beinen gestört, was bei Männern unter Umständen zu Potenz- und Erektionsstörungen führt.

Hinsichtlich der Art und Schwere der Symptome unterteilt man die pAVK in vier Stadien.

Stadium I: Noch symptomfrei, obwohl die Gefäßwand bereits geschädigt ist.

Stadium II: Die Muskulatur, die hinter der verengten Stelle liegt, wird nicht mehr ausreichend mit Sauerstoff versorgt und reagiert mit Schmerzen. Da der Betroffene wegen heftiger Schmerzen beim Gehen alle paar Meter stehenbleiben muss, spricht man in diesem Stadium auch von der »Schaufensterkrankheit«. Da die Muskulatur im Ruhezustand weniger Sauerstoff benötigt, reduzieren sich die Beschwerden nach wenigen Minuten wieder, und der Betroffene kann seinen Weg (bis zum nächsten Schaufenster) fortsetzen.

Stadium III: Die Schmerzen hören selbst im Ruhezustand nicht mehr auf.

Stadium IV: Ist das Gewebe jetzt zerstört, treten neben den Schmerzen typische Begleitsymptome auf: Das betroffene Bein bzw. der Fuß ist kalt und blass, der Puls am Fuß nicht zu ertasten, und schließlich kommt es zu Geschwüren und Hautschäden, die aufgrund der unzureichenden Sauerstoff- und Nährstoffversorgung nur noch schwer heilen. Mitunter ist das schmerzende Bein auch geschwächt.

Das Heimtückische an der Erkrankung ist, dass sie schleichend und zunächst ohne Symptome verläuft; denn sind die Beschwerden erst mal offensichtlich, ist die Lebenserwartung bereits deutlich reduziert. Wie bei der Arthrose, so kann auch die Entwicklung der pAVK nur eingedämmt werden. Heilen lässt sich diese Durchblutungsstörung nicht. Insofern lohnt es sich, die Risikofaktoren zu kennen, um ihrer Entstehung bestmöglich vorbeugen zu können. Doch was ist, wenn pAVK nach entsprechender Untersuchung – in der Regel erfolgen Blutdruck- und Ultraschall-, bei Bedarf auch eine Röntgenuntersuchung mit Kontrastmittel oder/und ein MRT –, diagnostiziert wurde? Dann gilt es, die negativen Auswirkungen mithilfe der richtigen Therapie möglichst gering zu halten. Die Behandlungsmöglichkeiten richten sich natürlich nach dem diagnostizierten Stadium. Generell setzt die Behandlung zuallererst bei den Risikofaktoren an. So ist es absolut notwendig, mit dem Rauchen aufzuhören, denn Rauchen ist zweifellos der Risikofaktor Nummer eins. Während meines Studiums musste ich auch drei Monate lang auf einer gefäßchirurgischen Station arbeiten, wo täglich Zehen, Füße, Unter- und Oberschenkel amputiert wurden. Diese Patienten hatten es nicht geschafft, dem blauen Rauch abzuschwören, und so sah man sie schon kurz nach der OP wieder mit Zigarette vor der Klinik sitzen ... Das Gleiche trifft auf Bewegungsmangel zu: Wer sich bewegt, steigert seine Durchblutung. Wer am Tag nur noch zwischen Bürostuhl, Autositz, Couch und Bett ein paar Schritte zu Fuß zurücklegt, steigert die Amputationsgefahr. Insbesondere im Stadium II empfiehlt es sich, sein Bewegungspensum tüchtig zu erhöhen. So ist es zum Beispiel möglich, sogenannte Umgehungkreisläufe (Kollateral-Arterien) zu bilden. Das sind neue Gefäße, deren Wachstum durch spezifisches Gehtraining und Fußrollübungen angefeuert wird, indem das unterversorgte Gewebe wieder mehr Sauerstoff abbekommt. Dieses Training sollte dreimal täglich mindestens 30 Minuten lang durchgeführt werden, bis man einen leichten Schmerz im betroffenen Körperabschnitt spürt.

Darüber hinaus gibt es Medikamente, die das Fortschreiten der pAVK zumindest dämpfen können. Die Acetysalicylsäure (ASS) beispielsweise wirkt blutverdünnend und verhindert, dass sich weitere Blutplättchen (Thrombozyten) an der aufgerauten Gefäßwand anheften und dort verklumpen. Sogenannte Prostanoide wiederum erweitern die Gefäßwände und sorgen so für einen besseren Blutdurchfluss. Dabei werden auch die roten Blutkörperchen flexibler und können somit leichter die verengte Stelle passieren. Die gleiche Wirkung hat das Cilostazol, das allerdings die Thrombozyten flexibler macht.

Bringen die zuvor genannten Maßnahmen keine ausreichende Beschwerdebesserung, erfolgt die Revaskularisierung, was bedeutet, dass die Durchblutung im verengten Bereich durch einen operativen Eingriff (Bypass oder Stent) wieder hergestellt wird. Während diese Methode im Stadium II helfen soll, die schmerzfreie Gehstrecke zu verlängern, ist es in Stadium III und IV das Ziel, Zehen, Fuß und andere Teile des Beines vor einer Amputation zu bewahren.

Haben wir uns bis dato nur mit der langsam fortschreitenden Form der pAVK durch »Verkalkung« beschäftigt, kommen wir jetzt zur *arteriellen Embolie*, einem akuten medizinischen Notfall. Ein Embolus ist ein auf dem Blutweg verschlepptes Gebilde, das sich im Gefäßsystem festsetzt, sobald sein Durchmesser kleiner ist als der Embolus. Dieser kann übrigens fest (z.B. Blutgerinnsel, Gewebe), flüssig (z.B. Fetttropfen) oder gasförmig (z.B. Luftblasen) sein. Etwa 50 Prozent aller arteriellen Embolien betreffen die Arterien im Oberschenkel- und Kniegelenksbereich. Von jetzt auf gleich spürt der Patient einen rasenden Schmerz. Das Bein wird blass, taub, bewegungsunfähig, der Puls ist nicht mehr zu ertasten. Und schließlich kommt es zum Schock. Da das Gewebe unterhalb des Verschlusses nicht mehr mit Sauerstoff versorgt wird, nimmt es Schaden. Irreversible Schäden an der Haut treten erst nach zwölf Stunden ein, an der Muskulatur nach sechs bis acht Stunden, und das Nervengewebe ist bereits nach zwei bis vier Stunden für immer geschädigt. Darum muss unverzüglich gehandelt werden. Rufen Sie bei Verdacht sofort die 112 an, und lassen Sie sich mit dem Rettungswagen in das nächste Krankenhaus bringen. Bis dahin sollte das betroffene Bein unbedingt tief gelagert werden. Sobald im Krankenhaus der blutverdünnende Wirkstoff Heparin und ein Schmerzmittel injiziert wurden, erfolgt die Diagnostik mit entsprechender Therapie. Im Regelfall wird das Embolus mittels Katheter entfernt, wenn erforderlich außerdem ein Bypass (künstliche Umgehung der verengten Stelle) gelegt.

Je schneller der Embolie-Patient behandelt werden konnte, desto besser seine Prognose. Wurde das Embolus binnen sechs Stunden nach Schmerzeintritt entfernt, hat er gute Chancen, das Ganze heil zu überstehen; konnte die Therapie jedoch erst später eingeleitet werden, steigt das Risiko einer Amputation.

Fazit: Beugen Sie vor! Minimieren Sie die Risikofaktoren. Lassen Sie Ihr Herz regelmäßig kontrollieren. In der Regel reicht schon das normale EKG, um ein Vorhofflimmern (Form der Herzrhythmusstörung) und damit den Hauptgrund für einen arteriellen Embolus festzustellen und entsprechend zu behandeln.

Durchblutungsstörungen im venösen System

Krampfadern (Varizen) sind leider nicht nur ein kosmetisches Problem. Meistens fängt es ganz harmlos an. Zufällig findet man – oft im Unterschenkelbereich – erste Besenreiser. Solche Besenreiservarizen sind kleinste, in der Regel harmlose, rötlich-blau verfärbte Krampfadern, die von feinen Venenästen in der oberen Hautschicht ausgehen. Nicht selten treten erste Veränderungen an unseren (oberflächlichen) Rosenvenen bereits im Jugend- oder frühen Erwachsenenalter auf. Gelegentlich verursachen sie örtliche Schmerzen, bei äußeren Verletzungen können sie auch bluten. Aufgrund ihres schwächeren Bindegewebes sind Frauen deutlich häufiger von Besenreisern betroffen als Männer.

Problematisch wird es, wenn auch die größeren, tieferliegenden Stammvenen geschädigt sind, schließlich leisten unsere Beinvenen jeden Tag Schwerstarbeit, indem sie das Blut aus den Beinen gegen die natürliche Schwerkraft zum Herzen hin transportieren. Rosenvenen und Stammvenen sind über die Perforansvenen miteinander verbunden.

Da der Blutdruck im venösen System nicht ausreicht, um das Blut kontinuierlich zum Herzen zurückzutransportieren, nimmt der Körper zwei sich ergänzende Mechanismen zu Hilfe. Da wären zum einen die Unterschenkelmuskeln, die als *Muskelpumpe* wirken, indem sie von außen auf die Stammvenen drücken und so das Blut gen Herz pressen. Klar, dass die Muskeln nur effektiv arbeiten können, wenn sie bewegt und dadurch aktiviert werden. Ist das Blut dann dank der Muskelaktivität auf dem Weg nach oben, wird es bei sich entspannender Muskulatur durch eine anatomische Besonderheit in den Beinvenen daran gehindert, gleich wieder der Schwerkraft folgend in die Füße zurückzufließen. Diese *Venenklappen* arbeiten wie ein Ventil: Fließt das Blut in Richtung Herz, öffnen sie sich, entspannt sich die Muskulatur, schließen sie sich sofort. Insofern führt ein Fehler in der Muskelpumpe oder den Venenklappen unweigerlich zu einer Durchblutungsstörung.

Die typischen Risikofaktoren sind neben einer Veranlagung vor allem das Alter und mangelnde Bewegung. Mit zunehmendem Alter leiert unser Bindegewebe aus. So finden wir ein Venenleiden bei fast jeder fünften Frau und bei fast jedem sechsten Mann in Deutschland. Da jeder statischen Haltung der Wechsel zwischen angespannter und entspannter Wadenmuskulatur fehlt, ist langes Sitzen oder Stehen Gift für den Blut(rück)transport und somit Hauptfaktor für die wesentlich häufigere primäre *Varikose* (Krampfaderleiden). Der sekundären Varikose hingegen liegen andere Erkrankungen zugrunde: Beinvenenthrombose (siehe unten), Herzschwäche (Herzinsuffizienz) oder Leberzirrhose. Die anfänglichen Beschwerden können sehr unterschiedlich sein. Oft aber stellt sich nach langem Stehen und Sitzen ein Spannungs- und Schweregefühl ein, bisweilen verbunden mit Schmerzen. Bei hohen Temperaturen, sei es in der Sauna oder im Sommer, werden die Symptome oft stärker. Viele Frauen klagen auch über vermehrte Beschwerden kurz vor der Menstruation. In seltenen Fällen kann es zu Missempfindungen, Wärmegefühl und Wadenkrämpfen kommen. Vielfach werden diese Symptome so lange ignoriert, bis die ersten Unterschenkelödeme auftreten: Flüssigkeit tritt aus der Blutbahn in die Zellzwischenräume, Stoffwechselabbauprodukte häufen sich an, und der Sauerstoffaustausch leidet. Dadurch kann es zu ersten Hautveränderungen wie Schuppung, Rötung und Juckreiz kommen. Typisch sind auch oberflächliche Venenentzündungen, weil die Blutstauung eine permanente mechanische und chemische Belastung der Vene(nwand) darstellt. Manchmal kommt es sogar vor, dass die gesamte Rosenvene von der Innenseite des Unterschenkels bis zur Leiste entzündet ist. Weist die Venenwand bereits größere Schäden auf, besteht die Gefahr, dass sich ein kleines Blutgerinnsel (Thrombus) an ihr ablagert. Sobald so ein Thrombus das oberflächliche Krampfadergefäß verschließt, spricht man von einer »Oberflächlichen Venenthrombose« (OVT), die normalerweise gut mit Kompressionsverbänden und Kältetherapie behandelbar ist. Die »Tiefe Venenthrombose« (TVT) hingegen ist ein schwerwiegendes medizinisches Problem (siehe Seite 182). Wenn das Venenleiden über mehrere Jahre besteht und die Venen sehr unter Entzündungen und Thrombose gelitten haben, bezeichnet man das Krankheitsbild als Chronisch-venöse Insuffizienz (CVI). Äußere Merkmale sind anhaltende Schwellungen und Hautveränderungen wie Ekzeme und bräunliche Flecken. Bei Letzteren handelt es sich um Eisenpigmente, die sich durch wiederholte Kapillarblutungen in der Haut ansammeln und besonders in der Knöchelgegend, in schweren Fällen auch am Unterschenkel auftreten. Kleine Hautgefäße entzünden sich schmerzhaft und veröden. Dabei verfärbt sich die Haut erst von rot bis violett, wird dann aber allmählich weiß, pergamentartig und narbig. Diese Erscheinung wird »Weiße Atrophie« genannt. Die schwerwiegendste Komplikation einer CVI ist das als »offenes Bein« bekannte Phänomen, das meist in der Innenknöchelgegend auftritt und nur sehr langsam abheilt.

Bildet sich oberhalb des Innenknöchels eine ovale, dunkelrot verfärbte, anfangs leicht verhärtete Schwellung, die schmerzt, liegt vermutlich eine beginnende *Lipodermatofibrose* vor. Während der Körper versucht, das durch den Blutstau im Venengefäß geschädigte Gewebe zu reparieren, zieht sich die betroffene Haut samt dem darunterliegenden Fett- und Muskelgewebe zu einer großflächigen Narbe zusammen. Dadurch erscheint der Unterschenkel wie eine auf dem Kopf stehende Flasche. Weitere Gewebsschwellungen sind ober- und unterhalb dieser Narbeneinziehung möglich.

Da Venenleiden derart gravierende Folgen haben können, ist es wünschenswert, sie möglichst frühzeitig zu erkennen, um ihnen therapeutisch entgegenzuwirken: Nach der Anamnese, bei der neben den individuellen Symptomen auch eine familiäre Vorbelastung erfragt wird, erfolgt die Untersuchung. Geschlängelte Hautvenen und Besenreiser fallen natürlich sofort ins Auge, doch auch der Hautzustand sowie die Venenfüllung bei stehender, sitzender und liegender Haltung werden überprüft. Mittels Sonographie, umgangssprachlich »Ultraschall«, lassen sich Störungen in der Blutzirkulation nachweisen. Um die Strömungsrichtung des Blutes im Gefäß zu bestimmen, kann am Ultraschallgerät eine Farbskala hinzugeschaltet werden. Diese erlaubt es dem Arzt abzuklären, ob das Blut womöglich durch eine unzureichend schließende Venenklappe wieder Richtung Fuß zurückfließt, statt seinen Weg zum Herzen fortzusetzen. Sollte weiterer Klärungsbedarf bestehen, kommt auch eine MRT- oder Computertomographie(CT)-Untersuchung in Frage. Jede diagnostizierte Veränderung, die auf ein Venenleiden hinweist, macht eine Therapie erforderlich. Doch auch unabhängig von einer ärztlichen Behandlung ist es grundsätzlich sinnvoll, im Alltag alles zu tun, um das Entstehen von Varizen zu verhindern oder wenigstens zu verzögern.

Die 6 »Venenwohl«-Tipps

1. Gehen Sie großer Wärmeeinwirkung aus dem Weg! Das gilt vor allem, wenn Sie genetisch zu Varizen neigen; denn Hitze sorgt dafür, dass sich die Venen unnötig stark erweitern und der Blutfluss gebremst wird. Das bedeutet nicht, dass Sie auf Ihren Strandurlaub verzichten müssen, aber den wöchentlichen Saunabesuch sollten Sie aus Ihrem Kalender streichen. Was für das Immunsystem gut ist und unser Herz- und Kreislaufsystem trainiert, macht bindegewebsschwachen Venen ziemlich zu schaffen. Aus Venensicht ist das Liegen in der Sauna aber immer noch besser als das Sitzen. Noch besser wäre es, seine Muskelpumpe auf Touren zu bringen, aber wer möchte schon sportliche Übungen wie »Luftradeln« beim Saunieren machen? Die gute Nachricht: Die obligatorischen Wechselduschen und Kneipp'schen Wassergüsse verbessern die Blutzirkulation. Nutzen Sie also jede Gelegenheit, um Ihre Venen damit zu verwöhnen – am besten gleich morgens unter der Dusche ... Übrigens: Wer seine Muskelpumpe regelmäßig kräftigt – besonders zu empfehlen sind Ausdauersportarten wie Schwimmen, Joggen, Walken, Wandern und Tanzen – kann auch guten Gewissens ab und zu saunieren.
2. Monotones Stehen und Sitzen ist Gift für unsere Muskelpumpe!
3. Vermeiden Sie zu enge Schuhe und Hosen, insbesondere auf Reisen!
4. Laufen Sie so oft wie möglich barfuß! Dabei trainieren Sie nämlich nicht nur Ihre Fußmuskulatur, sondern auch Ihre Muskelpumpe.
5. Achten Sie auf eine ausgewogene Ernährung! Ja, auch unsere Venen mögen es, wenn der Organismus mit möglichst vielen Ballaststoffen versorgt und möglichst wenig

Zucker belastet wird. Auf diese Weise kontrollieren Sie automatisch Ihr Gewicht und regulieren die Darmtätigkeit – zwei Faktoren, die unsere Gefäßgesundheit wesentlich beeinflussen.
6. Machen Sie die Venenübung aus dem »Fuß-Gym« (siehe Seite 255) täglich fünf bis zehn Minuten!

Über diese sechs »Venenwohl«-Maßnahmen haben Sie das Schicksal Ihrer Venen jederzeit in der Hand, selbst wenn schon negative Veränderungen aufgetreten sind. Das ist effektiver als jedes Venenmittel aus der Apotheke – egal, ob Spray, Salbe, Gel oder Tabletten. Diese wirken zwar abschwellend und mindern daher subjektiv die Beschwerden, objektiv bringen sie aber wenig. Insofern rate ich dazu, nur auf solche Mittel zurückzugreifen, wenn Ihnen die Hitze im Sommer auf die Venen rückt, eine Kompressionstherapie (Bandagen/ Verbände, spezielle Strümpfe) aber unpassend ist. Generell ist die *Kompressionstherapie* allerdings eine sehr effektive Behandlungsmethode, und zwar in allen Stadien eines Venenleidens. Ihre Wirkung beruht auf einem verbesserten Blutrückfluss zum Herzen, denn durch das Zusammenpressen der venösen Gefäße werden Muskelpumpe und Venenklappen in ihrer Funktion unterstützt und der Venendurchmesser verringert, so dass sich der Druck, mit dem das Blut hochgepumpt wird, verstärkt. Kompressionsstrümpfe gibt es übrigens nicht nur in »Oma-beige«. Die Industrie hat inzwischen ganze Arbeit geleistet und eine riesige Farbpalette entwickelt, womit Mann und vor allem Frau sie zu jedem Anlass tragen kann.

Bevor Sie nun aber hochmotiviert auf Kompressionsstrümpfe-Shoppingtour gehen, sollten Sie sich zuvor von einem Facharzt beraten lassen, um die für Sie beste Kompressionsstärke

(Klasse I–IV) und Länge (Unterschenkel/Oberschenkel) zu kennen. Zudem darf bei bestimmten Erkrankungen wie Diabetes mellitus nicht jeder und bei Arteriosklerose gar kein Kompressionsstrumpf getragen werden.

Krampfaderentzündungen werden darüber hinaus mit Heparin-Salbe behandelt. Und wird bei der Untersuchung ein Thrombus im betroffenen Gefäß ertastet, lässt sich dieser bei örtlicher Betäubung über einen kleinen Schnitt aus der Hautvene entfernen. Betroffene sollten sich auch nach diesem Eingriff und trotz Verbands möglichst viel bewegen, um der Gefahr einer Thrombusbildung vorzubeugen. Gegebenenfalls muss stattdessen eine gerinnungshemmende Substanz gespritzt werden. Mit diesen Anti-Thrombosespritzen soll verhindert werden, dass der Thrombus wächst und sich ins tiefe Venensystem verlagert. Ist bereits ein Ulcus cruris (»offenes Bein«) entstanden, muss eine Kompressionswundbehandlung erfolgen. Dank der Fortschritte im Wundmanagement lassen sich die Geschwüre heute in vielen Fällen ohne chirurgischen Eingriff erfolgreich behandeln. Dafür gibt es speziell ausgebildete Wundmanager, die eine solche Wundbehandlung nach modernen Grundsätzen durchführen.

Je nach Ausmaß der Gefäß- und Hautveränderungen sind operative Eingriffe sinnvoll, wobei diverse Operationsverfahren zur Verfügung stehen. Bei der Sklerotherapie werden Verödungsmittel in die betroffene Vene injiziert, die eine künstliche Entzündungsreaktion hervorrufen und auf diese Weise zu einer Verklebung mit entsprechender Vernarbung der Veneninnenwände führen. Alternativ kann eine Laser- oder Radiowellensonde bei örtlicher Betäubung in die betroffene Vene eingeführt werden. Diese Sonde wird unter Ultraschallkontrolle am Zielort positioniert und aktiviert: Durch eine

Hitzereaktion verschließt sich das Gefäß. Anschließend muss der Patient vier Wochen lang einen Kompressionsstrumpf tragen. Man kann Krampfadern aber auch komplett oder teilweise entfernen. Dieses (Teil-)Stripping zielt darauf ab, die Funktion der verbleibenden Venen zu erhalten bzw. zurückzugewinnen. Dazu wird über einen Zugang in der Leiste eine biegsame Sonde in die erweiterte Vene eingeführt, bis sie sich nicht weiter vorschieben lässt. An genau dieser Stelle wird sie nun wieder herausgeführt, die Krampfader an beiden Enden durchtrennt und mittels der Sonde herausgezogen. Diese Methode hat den Vorteil, dass nur die erkrankten Venenabschnitte entfernt werden.

Während bei der Miniphlebektomie erweiterte Seitenäste einer großen Vene mittels »Häkelnadel« entfernt werden, funktioniert die »Chiva-Methode« so, dass veränderte Venen unterbunden werden. Zunächst legt der behandelnde Arzt mithilfe des Ultraschalls fest, an welchen Stellen die Unterbindung durchzuführen ist. Indem dort kleine Schnitte gesetzt werden, können die Krampfadern hervorgezogen, mit einem Faden abgebunden und durchtrennt werden. Die meisten Schnitte sind so klein, dass sie nicht genäht werden müssen. Ein Klammerpflaster genügt.

Obwohl mittlerweile eine Vielzahl guter Behandlungsmöglichkeiten existiert, rate ich dringend zur Vorsicht: Tiefe Venenthrombosen (TVT) können lebensgefährlich sein. Neben Herzinfarkt und Schlaganfall ist die TVT die dritthäufigste akut auftretende Erkrankung des Herz-Kreislauf-Systems. Theoretisch können sich Thrombosen in allen Körpervenen entwickeln, vorzugweise sind jedoch Bein- und Beckenvenen betroffen. In vielen Fällen verläuft eine TVT völlig unbemerkt oder äußert sich lediglich durch Anzeichen wie ein zeitweise auftretendes Schwere-, Spannungs- oder Wärmegefühl im betroffenen Bein, aber auch eine zunehmende Verhärtung oder Verfärbung (bläulich/rötlich) der Haut ist möglich. Seltener kommt es zu einer plötzlich auftretenden schmerzhaften Schwellung des Beines. Zudem vergrößert sich unter Umständen der Durchmesser sichtbarer Hautvenen. Tatsächlich kann theoretisch jeder Mensch von einer TVT betroffen sein, wenn bestimmte Risikofaktoren zusammenkommen, sei es eine veränderte Blutzusammensetzung bei angeborenen Gerinnungsstörungen, infolge einer Operation oder hervorgerufen durch bestimmte Medikamente, aber auch durch Tumorerkrankungen und Flüssigkeitsverlust wird das Blut oft »dicker«. Die bereits erwähnten Schäden an den Venenwänden aufgrund altersbedingter Veränderungen, Entzündungen, Stoffwechselerkrankungen und Verletzungen bieten ebenfalls Angriffsflächen für Blutgerinnsel. Vorsicht ist vor allem geboten, wenn der Blutfluss zu verlangsamen droht. Deshalb sollte eine lange Ruhigstellung des Beines – schlimmstenfalls mit Beugung im Kniegelenk – unbedingt vermieden werden. Bettlägerige Personen haben ebenso ein erhöhtes TVT-Risiko wie Flugreisende, die stundenlang beengt sitzen. Beugen Sie vor, indem Sie zwischendurch immer wieder Bewegungsübungen einlegen. Geben Sie Ihren Beinen etwas zu tun. Verändern Sie so oft wie möglich Ihre Position. Und lassen Sie das Risikoprofil bei der Medikamentenauswahl durch den behandelnden Arzt abklären.

Was passiert, wenn sich so ein Thrombus an der Gefäßwand festgesetzt hat? Im besten Fall löst er sich schnell von allein auf, ohne dass die Venenwand eine Schädigung davonträgt. Die zweite Möglichkeit ist, dass das Blutgerinnsel an Ort und Stelle in Bindegewebe umgebaut wird. Leider ist das mit einer Verringerung des Gefäßdurchmessers verbunden, was zu einer chronischen Abflussbehinderung in der Vene führt.

Spielt sich dieser Umbauvorgang im Bereich von Venenklappen ab, sind diese anschließend geschwächt. Der Blutfluss zurück zum Herzen ist also erheblich beeinträchtigt, woraus sich – ohne fachärztliche Behandlung – eine Veneninsuffizienz, sprich CVI entwickelt. Die dritte, leider ziemlich gefährliche Möglichkeit ist, dass sich der Thrombus von der Gefäßwand löst und in andere Blutgefäße weitertransportiert wird. Schlimmstenfalls gelangt er über die große Hohlvene in die Lunge, wo er sogleich ein Blutgefäß blockiert (*Lungenembolie*). Der Betroffene klagt über plötzliche Atemnot, hat starke Brustschmerzen, das Herz beginnt zu rasen; in vielen Fällen kommt es zu Schwindel, Benommenheit oder Ohnmacht, selten zu blutigem Auswurf beim Husten. All diese Symptome sind auf die akute Rechtherzbelastung zurückzuführen, weil die Lunge nicht mehr ausreichend durchblutet wird: Das Blut staut sich vor der blockierten Stelle, und das Herz versucht vergeblich, durch mehr Druck und schnelle Pumpfrequenz gegenzusteuern. Wird jetzt nicht umgehend gehandelt, besteht die Gefahr eines Herzversagens.

Bei Verdacht auf eine TVT sollte der Arzt Ihres Vertrauens so schnell wie möglich verschiedene Risikofaktoren abklären. Nach dem ausführlichen Anamnesegespräch erfolgt ein spezieller Bluttest, auch D-Dimer-Test genannt. D-Dimere sind Spaltprodukte, die entstehen, wenn ein Blutgerinnsel abgebaut wird. Sind diese nicht im Blut nachzuweisen, ist eine tiefe Venenthrombose zwar unwahrscheinlich, eine anschließende Doppler-Sonographie aber trotzdem nötig, um die Durchblutung und den Zustand der Venen beurteilen zu können.

Liegt tatsächlich eine TVT vor, werden blutverdünnende Medikamente verschrieben. Wichtig: Zunächst ist die Bewegung unbedingt zu reduzieren, damit sich der Thrombus nicht löst und die Gefahr einer Embolie steigt. Es empfiehlt sich, die Blutverdünnung über einen längeren Zeitraum durchzuführen und währenddessen Anti-Thrombose-Strümpfe zu tragen.

Fazit: Nur eine optimale Durchblutung der Füße sichert langfristig die Unversehrtheit aller in ihnen vorhandenen Strukturen und somit eine tadellose Funktion.

3.9 Stoffwechsel und Immunsystem

Wie aus heiterem Himmel: Der akute Gichtanfall in der Großzehe

Gicht (Hyperurikämie) ist eine Stoffwechselerkrankung, bei der sich zu viel Harnsäure im Blut ansammelt. Auch an dieser Stelle kann ich davon aus eigener schmerzhafter Erfahrung berichten. Während meiner Zeit als Mannschaftsarzt von Schalke 04 traf mich ein Gichtanfall wie aus heiterem Himmel – noch dazu im Himmel. Denn Ende August 2016 saß ich zusammen mit der Mannschaft im Flieger, weil ein Pokalspiel gegen den FC Villingen anstand. Wenn ich mich recht erinnere, so habe ich mich schon Tage vor dem Flug sehr einseitig und reichhaltig von eiweißreicher Kost ernährt. Im Flieger war ich dann natürlich um das Wohl meiner Spieler besorgt – und so habe ich mich geopfert, deren Putensandwiches zu essen. Die Strafe folgte auf dem Fuße: Kurz vor Erreichen des Zielflughafens spürte ich eine extrem heftige Schmerzattacke in meiner rechten Großzehe. Die Geburtsstunde meines ersten und hoffentlich letzten akuten Gichtanfalls in der Großzehe, auch Podagra genannt. Was war passiert? Der Abbau der Eiweißstoffe (Purine) hatte den Harnsäurespiegel in meinem Blut steigen lassen. Normalerweise kein Thema, nur leider war dieser wegen der

Eiweißsünden in den Tagen (oder waren es gar Wochen?) zuvor bereits so hoch, dass sich die Harnsäure nicht mehr in gelöster Form im Blut halten konnte und so den Weg in Form spitzer Harnsäurekristalle (Gichttophi) bis zu meinem Großzehengrundgelenk gefunden hatte. Im Rahmen meines Medizinstudiums hatte ich theoretisch gelernt, dass das sehr schmerzhaft sein kann – jetzt durfte ich es am eigenen Fuß erleben. Doch was macht ein richtiger Kerl in so einer Situation? Er lässt sich nichts anmerken und hofft, schnell an den Medikamentenkoffer zu kommen. Bis dahin konnte ich mir – soweit der Schmerz es zuließ – Gedanken über meine diagnostizierte Erkrankung machen. Ich passte perfekt in das Schema eines Gichtpatienten: Etwa 80 Prozent der Erkrankten sind Männer, und in der Regel tritt die Erkrankung erstmals zwischen dem 40. und 60. Lebensjahr auf. Frauen haben uns Männern gegenüber einen entscheidenden Vorteil, da die weiblichen Geschlechtshormone bis zum Einsetzen der Wechseljahre offenbar einen gewissen Schutz bieten. Bei den meisten Betroffenen besteht zwar eine angeborene Neigung zu einem erhöhten Harnsäurespiegel, doch es gibt eine Reihe Faktoren, die das Entstehen begünstigen können, so zum Beispiel Medikamente, Bewegungsmangel, Übergewicht und – wie in meinem Fall – eine ungesunde Ernährung. Ich war bis dato davon ausgegangen, dass meine sportliche Aktivität und mein (damaliges) Normalgewicht Schutz genug seien, aber da hatte ich mich schmerzhafterweise getäuscht. Ab sofort gehörte ich zu den Wohlstandserkrankten, der purinreichen Eiweißkost sei's gedankt. Die Harnsäure im Körper entsteht nämlich beim Abbau von Purinen. Diese stecken zum einen in der Nahrung, zum anderen sind sie ein natürlicher Baustein unserer Zellen und werden deshalb auch beim körpereigenen Zellabbau freigesetzt. Hier die drei Ursachen für einen erhöhten Harnsäurespiegel:

1. Im täglichen Essen stecken zu viele Purine, die dann zu Harnsäure abgebaut werden. Besonders purinhaltig: Alkohol, Fleisch, Wurst, Forelle, Thunfisch, Hering, Sardine, Hülsenfrüchte und Rosenkohl
2. In unserem Körper entsteht durch übermäßigen Zellabbau besonders viel Harnsäure.
3. Unsere Nieren scheiden zu wenig Harnsäure aus.

Aber auch eine Kombination aus diesen drei Ursachen ist möglich.

Zudem wird zwischen der primären und der sekundären Hyperurikämie unterschieden: Die primäre Form ist auf einen angeborenen Stoffwechseldefekt zurückzuführen, bei dem die Niere fast immer zu wenig Harnsäure ausscheidet. Die sekundäre Form kann auch durch andere Erkrankungen hervorgerufen werden. So kommt es bei einer Bluterkrankung (z. B. Leukämie) mitunter zu vermehrtem Abbau von Blutzellen, wodurch der Harnsäurespiegel unverhältnismäßig stark steigt. Deshalb müssen Sie jedoch nicht sofort an das Schlimmste denken, sondern sollten Ihre Situation erst mal in Ruhe durch den Arzt abklären lassen. So ist nicht selten eine eingeschränkte Nierenfunktion dafür verantwortlich, zum Beispiel hervorgerufen durch die Einnahme von Medikamenten wie Antibiotika. Nicht zu vergessen die Faktoren ungesunde Ernährung, Stress und körperliche Überanstrengung, die ebenfalls einen Gichtanfall triggern können.

Mit Glück dauert der Anfall – unbehandelt – nur wenige Stunden, mit ein wenig Pech können daraus aber auch Tage werden. Der Weg zum Arzt sollte also unbedingt frühzeitig erfolgen; andernfalls wiederholen sich die Attacken – und vermutlich werden über kurz oder lang weitere Gelenke oder Organe wie Haut, Sehnen, Schleimbeutel und Nieren betroffen sein. Unterbleibt eine Behandlung, lagern sich die Harnsäurekristalle nämlich auch an anderen Stellen ab. Als

Orthopäde sehe ich natürlich vor allem das Risiko bei einem Gelenkbefall: Gichtkristalle beschleunigen bekanntlich eine Arthrose, da sie den Gelenkknorpel zerstören und eine Entzündungsreaktion in Gang gesetzt wird. Neben dem Großzehengrundgelenk werden häufig das obere Sprung- und das Kniegelenk davon heimgesucht. Die einzige Möglichkeit, diese schlimmen Folgen zu verhindern, besteht in der frühzeitigen Einleitung einer spezifischen Therapie. Im Akutfall kann der behandelnde Arzt auf verschiedene Medikamente wie entzündungshemmende nichtsteroidale Antirheumatika (Ibuprofen) und Kortisonpräparate zurückgreifen. Von einer Eigentherapie beim Erstanfall ist aber auf jeden Fall abzuraten. Dennoch können Sie den Behandlungserfolg aktiv unterstützen, indem Sie das betroffene Gelenk oft hochlegen, jeden Druck auf die gereizte Großzehe vermeiden, kühlende Umschläge (ohne Druck!) machen, viel Wasser trinken und auf purinreiche Kost verzichten. Auch Stressabbau sollte in Betracht gezogen werden. Bleibt der Harnsäurespiel trotz veränderter Lebens- und Essgewohnheiten erhöht, wird Ihnen Ihr Arzt ein Langzeitpräparat verschreiben, um Sie vor Langzeitschäden zu schützen.

Ich selbst habe es tatsächlich mit ausgewogener Ernährung geschafft, meinen Harnsäurewert wieder in den Griff zu bekommen. Insofern bin ich mir fast sicher, dass auch viele andere das schaffen können ...

Vom fließenden Schmerz: Der rheumatische Fuß

Patienten, die sich in meiner Sprechstunde mit Schmerzen am Fuß vorstellen, tippen oft: »Das ist bestimmt Rheuma!« In den meisten Fällen liegen sie damit falsch – doch hin und wieder kommt es durchaus vor, dass Fußbeschwerden das erste Anzeichen für eine Rheumaerkrankung sind. Bei Rheuma denken viele Menschen an dick geschwollene und verkrüppelte Gelenke. Aber was wirklich hinter Rheuma steckt, wissen die wenigsten. Das altgriechische Wort »Rheuma« bedeutet übersetzt »Fluss« oder »Strömung«, denn die führenden Köpfe der antiken Medizin hatten die Vorstellung, Rheuma rühre von gewissen schleimigen Säften her, die durch den Körper fließen. Das war falsch, wie sich später herausstellte. Den Begriff kann man aber trotzdem guten Gewissens weiternutzen, da sich eine rheumatische Erkrankung mit der Zeit in unterschiedlichen Geweben und Körperregionen bemerkbar macht, sprich einen »fließenden« Schmerz verursachen kann. Rheuma ist übrigens nur der Sammelbegriff für rund 200 verschiedene Erkrankungen, die fast immer mit Schmerzen, häufig auch mit Bewegungseinschränkungen verbunden sind und alle Teile des Bewegungsapparates betreffen: Gelenke, Gelenkkapseln, Sehnen, Muskeln, Knochen und das Bindegewebe. Die Ursachen können genauso vielfältig sein wie die Symptome, der Verlauf und die Prognose. Dennoch gelingt immerhin eine Einteilung in fünf Hauptgruppen:

1. autoimmunbedingte, entzündlich-rheumatische Erkrankungen, zum Beispiel die Rheumatoide Arthritis
2. Weichteilrheumatismus, zum Beispiel die Fibromyalgie
3. Stoffwechselerkrankungen mit rheumatischen Beschwerden, zum Beispiel die Gicht
4. Erkrankungen des Knochens, die zu Beschwerden der Wirbelsäule führen, zum Beispiel die Osteoporose
5. degenerative Gelenk- und Wirbelsäulenerkrankungen, zum Beispiel die Arthrose.

Wahrscheinlich sind Sie überrascht, dass hier auch Arthrose und Osteoporose (krankhafte Verringerung der Knochensubstanz) auftauchen. Die Erklärung dafür ist relativ simpel: Mediziner und Volksmund differenzieren einfach verschieden. Was der Volksmund »Rheuma« nennt, meint am ehesten die Gruppe eins, also die entzündlich-rheumatischen Erkrankungen. Setzt sich die Rheumatoide Arthritis (RA) in etlichen Gelenken fest, spricht der Mediziner von Chronischer Polyarthritis (CP). Die Endung »itis« kommt übrigens aus dem Lateinischen und weist darauf hin, dass es sich um einen Entzündungsprozess handelt. Bei der Rheumatoiden Arthritis (RA) haben wir es jedoch keineswegs mit einer Alterserkrankung zu tun. Vielmehr kann die Erkrankung in jedem Alter auftreten. Schuld daran ist ein Fehler im Immunsystem, der sowohl angeboren als auch erworben sein kann.

Unser Immunsystem ist bekanntermaßen dazu da, Viren, Bakterien und Krebszellen abzuwehren und besteht vor allem aus den weißen Blutkörperchen (Leukozyten). Tritt nun der RA-Fehler auf, können Teile des Immunsystems nicht mehr richtig zwischen körpereigenen und körperfremden Strukturen unterscheiden. Das hat zur Folge, dass körpereigenes Gewebe vom Immunsystem angegriffen wird, wodurch es an der Angriffsstelle zu einer Entzündungsreaktion kommt. Neben Sehnenscheiden und Schleimbeuteln ist vor allem die Innenhaut von Gelenken (Membrana synovialis) betroffen. Das ist insofern schlecht, als genau diese unsere Gelenkflüssigkeit (Synovia) produziert. Wird die Gelenkinnenhaut nun entzündlich gereizt, verändert sich die Zusammensetzung der Synovia selbst (folglich auch ihre Konsistenz), und/oder es wird weniger Synovia produziert. Die Konsequenz: Der Gelenkknorpel kann nicht mehr ausreichend mit Nährstoffen versorgt werden, und der Schmiereffekt ebbt ab, so dass die Gelenkpartner immer stärker aneinanderreiben. Damit sind die Weichen für einen schnellen Verschleiß im Gelenk gestellt. Erste Anzeichen für eine beginnende Rheumatoide Arthritis sind Schwellungen, Überwärmungen sowie eine morgendliche Steifheit der Gelenke. Beschwerden treten üblicherweise symmetrisch, also an der linken und rechten Körperseite gleichzeitig auf, oft zunächst an den Finger-, Hand- und Zehengelenken. Typischerweise verläuft die RA in manchmal wochenlang andauernden rheumatischen Schüben. Infolge dieser wiederkehrenden oder permanenten Entzündungen werden die Gelenke mehr und mehr zerstört bis hin zu Gelenkverformungen. Bei über 85 Prozent aller RA-Patienten treten Veränderungen an den Füßen auf, doch viele von ihnen ignorieren diese Beschwerden zunächst.

Der »rheumatische Fuß« beginnt häufig mit wenig charakteristischen Symptomen: schmerzende Zehengelenke, ein Kältegefühl oder übermäßiges Schwitzen an den Füßen sowie beginnende Morgensteifigkeit. Hat die Entzündungsreaktion Sehnen und Gelenkinnenhaut erreicht, bilden sich Ergüsse in den Gelenken, was auf Dauer dazu führen kann, dass die Bänder sich lockern und die Sehnen sich verlagern. Wenn die Schwellungen auf Nerven im Bereich der Sehnenscheiden und Gelenke drücken, kann es zu Missempfindungen und größeren Schmerzen kommen. Hinzu kommt, dass verlagerte und geschwollene Sehnen den Verlauf von Muskeln beeinflussen, was wiederum ein Muskelungleichgewicht mit Muskelverkürzungen verursacht. Daraus entwickeln sich nach und nach Gelenkfehlstellungen. Anfänglich infolge der Schmerzen, später auch bedingt durch die steifer werdenden Gelenke verändert sich das Gangbild.

Nun aber auch mal eine positive Nachricht: Je schneller die Erkrankung diagnostiziert und die Therapie eingeleitet wird, umso effektiver lassen sich die möglichen Folgen eindämmen. Basismedikamente wie Sulfasalazin dämpfen die falsche Immunreaktion des Körpers, verlangsamen die Gelenkzerstörung und lindern damit auch den Schmerz. Da die Medikamente erst nach einigen Wochen wirken, nutzt man bis dahin Kortison, um die Entzündungsreaktion schnell zu unterdrücken. Je nach Beschwerdegrad werden auch separate Schmerzmittel wie NSAR verschrieben.

Der Fuß selbst sollte möglichst rasch stabilisiert werden, damit Deformierungen keine Chance haben. Bettende Einlagen aus nicht elastischem Material haben zwar nicht den Tragekomfort einer Weichpolstereinlage, doch feste Einlagen können den Fuß effektiv abstützen, wenn Sehnen, Bänder und Gelenke nicht mehr reibungslos funktionieren.

Gelenkschmerzen können auch zwischendurch mithilfe von Kortison-Injektionen oder Röntgenreizbestrahlung gelindert werden. Zudem besteht die Möglichkeit, die Gelenkinnenhaut an den größeren Gelenken zu entfernen oder bestimmte Gelenke zu versteifen. Letzteres macht allerdings eine entsprechende Schuhzurichtung mit Abrollhilfe erforderlich.

Bei Zehenveränderungen, die die Fußhygiene erschweren, steigt übrigens das Risiko für eine Fußpilzinfektion, weshalb es sinnvoll ist, seine Füße in die Hände einer medizinischen Fußpflegerin/eines Fußpflegers zu legen.

Fazit: Jede Rheumatherapie muss die Behandlung der Füße von Anfang an mit einschließen. Nur dann lassen sich die in der Regel schwerwiegenden Veränderungen so weit verhindern, dass das Gehen noch lange mit nur wenigen Einschränkungen möglich ist.

Kein Zutritt für Süßes: Der diabetische Fuß

Das diabetische Fußsyndrom (DFS), umgangssprachlich auch »diabetischer Fuß« genannt, tritt im Zusammenhang mit der »Zuckerkrankheit« Diabetes mellitus auf. Dabei handelt es sich um eine Stoffwechselerkrankung. Bei einem intakten Stoffwechsel wird das körpereigene Hormon Insulin benötigt, um Glukose (Traubenzucker) aus dem Blut in die Körperzellen aufnehmen zu können. Unsere Körperzellen sind für die Energiegewinnung auf Glukose angewiesen. Ist der Insulin-Mechanismus aber gestört, kommt der Transport von Glukose aus dem Blut in die Zellen ins Stocken, so dass der Zuckerspiegel im Blut automatisch steigt.

Es gibt zwei wesentlich Gründe, weshalb dieser existenzielle Stoffwechsel gestört sein kann. Beim Typ-I-Diabetes wird von Geburt an nur wenig oder gar kein Insulin produziert, während der Körper beim Typ-II-Diabetes mit der Zeit immer weniger auf das Insulin anspricht, bis er schließlich auch weniger davon produziert. Um diese Mechanismen zu erklären, bringe ich immer wieder gerne mein »Dorfdisco-Gleichnis«: Diese Dorfdisco (Körperzelle) liegt an der Hauptstraße (Blutbahn). Um hineinzugelangen, muss der Gast (Glukose) an Türstehern (Insulin) vorbei. Beim Typ-I-Diabetes ist trotz vieler interessierter Gäste kaum ein Türsteher da. Der Laden bleibt geschlossen, und die Dorfjugend muss ihren Abend auf der Straße verbringen, was sie zu argem Schabernack verleitet. Beim Typ-II-Diabetes haben die Türsteher jahrelang und ohne mit der Wimper zu zucken alle Gäste tagein, tagaus in die Dorfdisco gelassen. Irgendwann werden sie des Partyvolkes überdrüssig – und obwohl der Zustrom an Gästen ungebrochen ist, verweigern sie mehr und mehr Gästen den Einlass. Jetzt haben sie mehr Ruhe. Doch das ist den Türstehern auf die Dauer zu langweilig: Einer nach dem anderen macht sich aus dem Staub. Eines Tages ist so gut wie keiner mehr da – und wieder lungert das Partyvolk (Glukose) Unheil stiftend auf der Straße (Blut) herum.

Zu viel Glukose im Blut ist schlecht für unseren Körper – und werden die Türsteher nicht ausreichend unterstützt, steigt das Risiko, dass die persönliche »Fuß-Dorfdisco« schließt. Etwa zehn Prozent aller Diabetiker entwickeln im Rahmen ihrer Erkrankung so ein Diabetisches Fußsyndrom.

Da das DFS den allgemeinen Gesundheitszustand oft merklich verschlechtert, ist es enorm wichtig, rechtzeitig Gegenmaßnahmen zu ergreifen. Das Hauptziel besteht darin, den Blutzuckerwert regelmäßig zu kontrollieren und ihn in auf normalem Niveau zu halten. Denn nur wenn die Blutzuckerwerte langfristig zu hoch sind, können schwerwiegende Folgeerkrankungen durch Glukoseablagerungen in fast allen Organen entstehen.

Für den diabetischen Fuß sind zwei Schädigungen charakteristisch: Zum einen die diabetische Neuropathie, eine diabetesbedingte Nervenschädigung, die mit einer reduzierten bis vollständig ausgeschalteten Schmerzempfindung einhergeht. Schon kleine Unfälle wie eine Zehenprellung oder nicht sachgemäße Fußpflege fügen dem Fuß Wunden zu, die der Patient in der Regel nicht ernst nimmt. Auch das Steinchen im Schuh und zu enges Schuhwerk können Druck auf die Haut ausüben und zu entsprechenden Verletzungen führen. Oft entstehen Hornhautschwielen, die im weiteren Verlauf aufbrechen. Gelangen dann Bakterien in die offene Stelle, besteht die Gefahr, dass sich der Bereich infiziert und Geschwüre entstehen. Infolge der Nervenschädigung reduziert sich in vielen Fällen auch die Schweißproduktion, was zu einer Weitung der Hautgefäße führt: Die Haut wird trocken und rissig und bietet den Bakterien somit eine noch größere Angriffsfläche. Zudem können Zehen und Füße taub sein, bisweilen kommt es zu unangenehmem Brennen oder Kribbeln. Oder der Patient hat das Gefühl, auf Watte zu laufen. Die Rezeptoren am Fuß funktionieren zwar, doch weil die Weiterleitung der Impulse gestört ist, sind neben dem Schmerzempfinden auch das Vibrations- und Temperaturempfinden eingeschränkt.

Die zweite krankhafte Veränderung betrifft die Blutgefäße (diabetische Angiopathie). Aufgrund der geschädigten Gefäße und einer Fehlregulation ihrer Wandspannung (Gefäßtonus) kommt es zu Durchblutungsstörungen. Typisch sind deshalb kalte Füße und verdickte Nägel. Die Haut, insbesondere am Vorfuß, wirkt pergamentartig und ist leicht bläulich verfärbt. Beim Gehen können Wadenschmerzen bzw. Wadenkrämpfe entstehen.

Beim diabetischen Fuß liegen normalerweise beide Schädigungen vor. Steht jedoch die Neuropathie im Vordergrund, hat der Patient vermehrt Wunden an Stellen mit besonderer Druckbelastung wie Fußballen und Ferse. Bei der Angiopathie hingegen sind überwiegend die Zehenspitzen betroffen.

Eine Sonderform des DFS ist der sogenannte *Charcot-Fuß*. Hier kommt es infolge der Nervenschädigung zu Verformungen von Fuß und Fußskelett, genauer zu Knochenauflösungen, Umbauprozessen und Versteifungen an den Gelenken. Grund dafür sind kleine Knochenbrüche, die der Betroffene wegen seines reduzierten Schmerzempfindens gar nicht wahrgenommen hat.

Der diabetische Fuß ist grundsätzlich eine Folge anhaltend schlecht eingestellter Blutzuckerwerte. Hinweise auf ein DFS geben die Anamnese und die Fußuntersuchung. Hier achtet der Arzt in der Regel auf Wachstum und Aussehen der Zehennägel, auf Druckstellen, insbesondere in den Zehenzwischenräumen, und auf kleine Hautwunden. Mit entsprechenden Tests wird geprüft, ob alle Reflexe sowie die Berührungs-, Druck- und Vibrationsempfindlichkeit funktionieren. Und indem der Blutdruck an den Fußarterien überprüft wird, lässt sich eine mögliche Durchblutungsstörung an Unterschenkeln und Füßen identifizieren. Auch die Druckverhältnisse am Fuß werden festgestellt, um gegebenenfalls die passende Einlage verschreiben zu können.

Die Therapie des DFS umfasst wieder die beiden Aspekte Behandeln und Vorbeugen:

- Die Blutzuckerwerte müssen optimal eingestellt werden.
- Rauchen ist tabu, weil es die Durchblutung beeinträchtigt.
- Der Blutdruck darf nicht zu hoch sein, um den Blutstrom nicht unnötig zu belasten. Blutverdünnende Medikamente sorgen dafür, dass er auch in den kleinsten Gefäßen noch einigermaßen ausreichend ist.
- Offene Hautstellen sind schnellstens zu versorgen und erfordern häufig Bettruhe sowie die Einnahme von Antibiotika.
- Handelt es sich um größere Flächen, bleibt oft nur noch der operative Eingriff; in vielen Fällen muss sogar eine Amputation durchgeführt werden. Nach Ansicht der Deutschen Diabetes Gesellschaft gibt es in Deutschland allerdings zu viele unnötige Fußamputationen infolge einer Diabeteserkrankung. Im Zweifelsfall sollte man sich also unbedingt eine Zweitmeinung einholen. Mittlerweile arbeiten Mediziner unterschiedlicher Fachrichtungen in spezialisierten Zentren zusammen, um den Betroffenen eine große Bandbreite an Therapien und Maßnahmen anbieten zu können, mit dem Ziel, Amputationen zu vermeiden.
- Neben gutem Schuhwerk, in dem die Füße weich gepolstert und ohne Druckstellen gelagert sind, haben Diabetikereinlagen die Aufgabe, Überlastungen und Verletzungen vorzubeugen oder bereits eingetretene Veränderungen zu behandeln. Sie bestehen aus flexiblen Kunststoffen mit einer schweißabsorbierenden Beschichtung. Auf Ledereinlagen sollte in diesem Fall verzichtet werden, da diese nach längerem Gebrauch hart werden, reißen und brechen. Zudem begünstigen sie die Keimbesiedlung und lassen sich schlecht reinigen.

- Schuhe und Einlagen sind stets sorgfältig zu reinigen, um der Ansiedlung vorzubeugen.
- Um den verstärkten Auftrittsdruck an der Ferse möglichst gering zu halten, sollte am Schuh ein sogenannter Pufferabsatz angebracht werden. Ebenso geeignet ist die Schmetterlingsrolle an der Schuhsohle (siehe Seite 119) auf Höhe des Fußballens, weil sie den Abrollvorgang erleichtert.
- Da sich der Fußbefund mitunter ziemlich schnell verändern kann und das weiche Einlagenmaterial leicht verschließt, sind regelmäßige Überprüfungen der Einlagen empfehlenswert.
- Der Patient muss seine Füße täglich untersuchen. Unter Zuhilfenahme eines Spiegels werden die Füße auf Druckstellen, Risse und Wunden hin inspiziert.
- Die Füße sind täglich mit einer milden, rückfettenden Waschlotion (am besten mit feuchtigkeitsbindendem Harnstoff) zu waschen.
- Fußbäder – Temperatur vorab mit dem Badethermometer prüfen! – sollten nicht länger als drei Minuten dauern, da aufgeweichte Haut das Eindringen von Keimen begünstigt. Nach dem Fußbad werden die Füße trockengetupft, um die Haut zu schonen; für den Zehenzwischenraum bietet sich ein Kosmetiktuch an. Wichtig: Der Fuß muss trocken sein, bevor er in den Strumpf kommt.
- Baumwollstrümpfe sind bei DFS besonders zu empfehlen.
- Die Fuß- und Nagelpflege sollte man medizinischen Fußpflegern überlassen.

Fazit: Mithilfe der richtigen Maßnahmen – und zwar von Anfang an – kann sich der Diabetiker lange einer guten Fußgesundheit erfreuen.

3.10 Nerven

Der genervte Fuß: Das Morton-Neurom

Das Morton-Neurom ebenso wie seine Vorstufe, die Morton-Neuralgie, ist eine schmerzhafte Erkrankung, die durch Druck auf einen Fußnerv ausgelöst wird. Namensgeber ist der amerikanische Chirurg Thomas George Morton, der bereits 1876 zu dem Thema publizierte.

Parallel zu unseren fünf Mittelfußknochen laufen Nervenbahnen. Kommt es nun zu einem widernatürlichen Druck zwischen zwei Mittelfußköpfchen – meist zwischen dem dritten und vierten – oder gegen die Bänder, die die betreffenden Mittelfußknochen miteinander verbinden, wird womöglich der Ableger eines Fußnervs (Fußnervenast) geschädigt. Dabei kann es zu entzündlichen Veränderungen kommen, die den entsprechenden Nerv in seiner Funktion stören. Ist es zunächst nur eine Nervenreizung (Neuralgie), besteht die Gefahr, dass sich daraus ein schmerzhafter entzündeter Nervenknoten (Neurom) entwickelt. Dabei handelt es sich um verdicktes, den Nerv umhüllendes Gewebe.

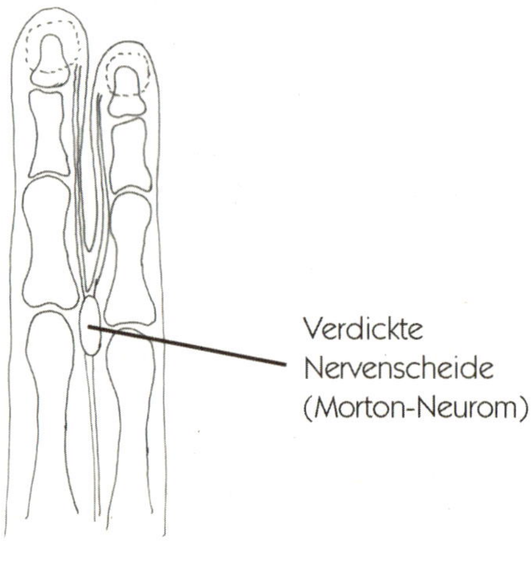

Dieses Krankheitsbild kann zwar auch bei »unauffälligen« Füßen auftreten; angeborene und erworbene Fußdeformitäten erhöhen jedoch das Risiko, und jede ungewöhnliche Druckbelastung wirkt begünstigend. Insofern heißt es auch hier wieder: Augen auf beim Schuhkauf! Und bei der Wahl der orthopädischen Schuheinlage, denn auch die kann eine Nervenreizung negativ beeinflussen. So nutzt beispielsweise die Einlage gegen Spreizfuß zur Aufrichtung des Quergewölbes eine sogenannte Pelotte, die vor den Mittelfußköpfchen positioniert wird, also genau dort, wo die Nervenäste liegen.

Frauen sind übrigens häufiger von diesem Krankheitsbild betroffen als Männer, was ich persönlich auf schickes, aber ungesundes Schuhwerk zurückführe. Doch auch gestandene Kerle können unter einem Morton-Neurom leiden. Zuletzt hatte ich es in meiner Praxis mit gleich zwei kräftigen Feuerwehrleuten zu tun. Und ich gehe nicht davon aus, dass die beiden in feuerroten Pumps unterwegs waren ... Unabhängig von Schuhwerk und Geschlecht klagen alle Betroffenen über einen »einschießend stechenden« Schmerz. Aber auch Empfindungen wie »elektrischer Strom« und auf einem Fremdkörper zu stehen, sind keine Seltenheit. Bei der Untersuchung provoziere ich die Beschwerden, indem ich knapp hinter den Mittelfußköpfchen gleichzeitig Druck von oben und unten auf den Fuß ausübe. Der dabei ausgelöste Schmerz ist allerdings noch kein Beweis dafür, dass es sich um die Morton-Neuralgie oder das Morton-Neurom handelt. Auch andere Krankheiten und Störungen wie eine beginnende Nervenerkrankung (Polyneuropathie), ein Bandscheibenleiden mit Reizung einer Nervenwurzel (Radikulopathie), Ermüdungsbrüche und Überlastungszustände können ähnliche Beschwerden verursachen. Daher folgt abschließend eine

MRT-Untersuchung, die – im Falle eines Morton-Neuroms – die Verdickung der Nervenhülle sichtbar macht.

Die Therapie richtet sich je nach Symptomatik. In allen Stadien sollten aber unbedingt verstärkende Faktoren wie ungeeignetes Schuhwerk vermieden werden. Sinnvoll sind orthopädische Einlagen, bei denen in Höhe des Neuroms eine Aussparung eingearbeitet ist. Als Arzt kann ich nichtsteroidale Antirheumatika (NSAR) verschreiben, aber auch Lokalanästhetika (Betäubungsmittel) und/oder Kortisonpräparate (Kortikosteroide) spritzen. Eine weitere mögliche Behandlungsmethode ist die Stoßwellenbehandlung (siehe Seite 154). Versagen jedoch alle konservativen Maßnahmen, dann muss das Neurom operativ entfernt werden. Allerdings sind wir natürlich auch danach nicht vor einem neuen Neurom gefeit. Daher gilt es jetzt mehr denn je: Immer schön die eigene Fußgesundheit im Blick behalten!

Wenn die Bandscheibe nervt

Da in diesem Fall Veränderungen an der Bandscheibe oder eine knöcherne Verengung im Wirbelkanal für die Reizung eines Nervs und somit für die Fußschmerzen verantwortlich sind, bewerte ich das Beschwerdebild eigentlich als orthopädische Erkrankung.

Nun könnte man ja meinen (und hoffen), dass alles in Butter ist, wenn die Füße okay sind und der Gang harmonisch ist. Dem ist leider nicht so. Vielmehr müssen wir unseren gesamten Körper fit halten. Und dazu zählt nicht zuletzt unser Rücken. Nur wenn wir diesem die gleiche Sorgfalt und Pflege zukommen lassen wie ab sofort unseren Füßen, werden wir lange Freude mit ihm haben. Picken wir uns also mal jenen Bereich des Rückens heraus, den wir für diesen Abschnitt brauchen: die Bandscheibe. Grob betrachtet ist die Bandscheibe – davon habe wir übrigens 23 Stück im Körper – eine flexible Struktur, die als Druckpolster zwischen zwei benachbarten Wirbelkörpern liegt. Sie besteht aus zwei Teilen: dem innenliegenden Gallertkern und dem Faserring, der aus vielen einzelnen Faserringen besteht, die den Gallertkern wie schützende Wälle umgeben. Der Faserring verhindert, dass die pufferartige Gallertsubstanz, mit deren Hilfe die Belastungen in der Wirbelsäule abgefangen werden, austritt. Solange der äußerste Faserring noch intakt ist, können die Bandscheiben ihre Form verändern. Dehnt sie sich bei besonderer Belastung (z. B. Aufheben eines schweren Gegenstandes bei nach vorn gebeugtem Oberkörper) aus, ist diese Verformung reversibel und bildet sich von allein zurück, sobald die Belastung nachlässt. Die Bandscheibe kann sich folglich zu den Rückenmarksnerven vorwölben (Bandscheibenprotrusion), sich dann aber auch wieder zurückziehen. Bei einem Bandscheibenvorfall hingegen besteht diese Möglichkeit nicht mehr, da der äußerste Faserring bereits so verschlissen war, dass er nun aufgerissen und die gallertartige Flüssigkeit ausgetreten ist. Bandscheibenvorwölbung wie Bandscheibenvorfall können gegen einen *Spinalnerv* – das ist ein Nerv im Rückenmarkskanal, der einen bestimmten Bereich im Fuß versorgt – drücken, aber nicht zwangsläufig. Deswegen löst auch nicht jeder Bandscheibenvorfall automatisch ein Beschwerdebild aus. Entscheidend für die Intensität der Schmerzen ist, ob und wie stark der jeweilige Nerv vom Bandscheibengewebe eingeengt wird.

Infolge der Verschleißerscheinungen kann auch eine Verengung an der knöchernen Wirbelsäule hervorgerufen werden (Spinalkanalstenose). Denn die Wirbelsäule neigt im Alter zu knöchernen Anbauten ähnlich den Randosteophyten bei der Arthrose. Der Nerv ist aber durchaus in der Lage, die dadurch entstandene Enge ohne operativen Eingriff zu kompensieren und sich mit weniger Platz im Nervenkanal zu arrangieren, so dass kurz- bis mittelfristig keine Schmerzen oder Gefühlsstörungen auftreten.

Wie aber kommen nun Schmerz und/oder Gefühlsstörungen vom Rücken in den Fuß? Die Antwort liegt in dem Nerv selbst. Denn der Nerv, der im Wirbelsäulenbereich von Bandscheibe oder Knochen bedrängt wird, ist ein sogenannter Spinal- oder auch Rückenmarksnerv. Insgesamt gibt es von der Halswirbelsäule bis zum Kreuzbein 30 Spinalnervenpaare (jeweils rechts und links), und jeder von denen versorgt ein bestimmtes Areal am Körper. Über sie werden unter anderem die Muskelaktivität sowie das Gefühls- und Schmerzempfinden gesteuert. Zu zwei benachbarten Wirbelkörpern gehört immer ein Spinalnervenpaar (rechts und links). Der Spinalnerv S1 beispielsweise liegt zwischen dem fünften Lendenwirbelkörper und dem ersten Steißbeinwirbel. Unterschenkel und Fuß werden von den Spinalnerven L4, L5 und S1 versorgt. Somit kann je nach betroffener Stelle am Fuß festgestellt werden, welcher Punkt im Wirbelsäulenbereich gestört ist. Eine solche Störung kann nicht nur zu Schmerzen oder Gefühlsstörungen wie Kribbeln, Brennen und Taubheit führen, auch Muskelfunktionen können ausfallen. Wird zum Beispiel der L5-Nerv bedrängt, ist es unter Umständen nicht mehr möglich, die Großzehe anzuheben. Wird hingegen der Spinalnerv S1 gereizt (Wurzelreizsyndrom), kann es passieren, dass der bekannte Achillessehnenreflex ausbleibt.

Der Orthopäde Ihres Vertrauens wird Sie in einem solchen Fall mit all seinem fachlichen Know-how begleiten – und ihnen vermutlich auch eine Operation ersparen können.

Verwirrender Defekt: Missempfindungen an Füßen und Beinen

Gefühlsstörungen an den Füßen und Beinen kennt jeder von uns: Wenn wir lange im Schneidersitz verharren, »schlafen« Füße und Beine irgendwann ein. Stehen wir dann auf, fallen die ersten Schritte schwer, und es fängt heftig an zu kribbeln. Glücklicherweise lösen sich diese Missempfindungen nach kurzer Zeit auf. Nehmen diese Gefühlsstörungen jedoch so stark zu, dass sie einem die Nachtruhe rauben und die Lebensqualität einschränken, liegt meistens eine *periphere Polyneuropathie* vor. Unter diesem Begriff werden Erkrankungen des Nervensystems zusammengefasst, die Nervenstrukturen außerhalb von Gehirn und Rückenmark betreffen. Jede Nervenzelle (Neuron) besitzt einen Zellkörper und zwei Arten von Zellfortsätzen bzw. Nervenfasern: Dendrit und Axon. Mit dem Dendriten nimmt die Nervenzelle Signale anderer Nervenzellen auf, mit dem Axon leitet sie einen Impuls an eine andere Nervenzelle weiter.

Das Axon, das zwischen wenigen Millimetern und über einen Meter lang sein kann, ist von einer speziellen Schicht, dem Myelin, umhüllt und damit gegen schädliche Einflüsse abgeschirmt. Kommt es im Rahmen einer Erkrankung zu einem Schaden an Neuron oder Myelin, sind Störungen der Muskelfunktion (Motorik), der Wahrnehmung (Sensibilität) oder der (Haut-)Durchblutung (Vegetativum) möglich.

In der Nähe des Rückenmarks liegen besonders viele Zellkörper, deren Axone bis in die Zehen reichen. Diese sehr langen Axone sind zugleich am empfindlichsten, weshalb sie eher geschädigt werden als andere. Das erklärt auch, warum die Füße öfter von Missempfindungen betroffen sind als die Hände. Zu den ersten Symptomen gehören Hitze- oder Kältegefühle. Manchmal berichten die Betroffenen auch über ein Schwellungsgefühl, ohne dass eine Schwellung erkennbar ist. Im weiteren Verlauf werden die von den Rezeptoren am Fuß aufgenommenen Reize im Hinblick auf Fuß- und Gelenkstellung, Bodenbeschaffenheit und Bewegungsablauf nur noch unvollständig an das Gehirn weitergeleitet. Hieraus resultieren Koordinationsstörungen, das Gangbild wird unsicher und die Schritte entsprechend kleiner. In einem späten Stadium ist das Gehen mit geschlossenen Augen nicht mehr möglich. Die Sensomotorik für die Fuß-Gang-Steuerung ist erheblich gestört. Da auch die Durchblutung der Extremität vermindert ist und die Hautfeuchte nicht mehr korrekt reguliert werden kann, trocknet die Haut so stark aus, dass sich Risse bilden, durch die Bakterien eindringen können. Auch Geschwüre sind möglich.

Missempfindungen treten mit zunehmendem Alter immer häufiger auf. Mittlerweile wurden sogar 300 verschiedene Möglichkeiten für die Entstehung einer Polyneuropathie festgestellt. Diese lassen sich in vier Hauptgruppen zusammenfassen:

1. Die entzündlichen Polyneuropathien werden durch virale (z.B. HI-Virus) oder bakterielle (z.B. Neuro-Borreliose) Infektionen, aber auch durch Autoimmunmechanismen verursacht. Hier ist das akute Guillain-Barrè-Syndrom zu nennen, bei dem sich Nervenwurzeln, Rückenmarksnerven und periphere Nerven aus noch ungeklärter Ursache entzünden. Nach den typischen Missempfindungen an Füßen und Händen folgen Schmerzen, Lähmungserscheinungen und Muskelschwäche an den Beinen, die sich im weiteren Lauf nach oben hin ausdehnen.
2. Die zweite Ursachengruppe ist die der Gefäßerkrankungen. Eine Gefäßentzündung ist die *Panarteriitis nodosa*, bei der die Arterien betroffen sind. Charakteristische Sym-

ptome sind Fieber, Gelenkschmerzen, Hautausschläge, das Raynaud-Syndrom mit Kribbeln, Taubheitsgefühle sowie ein Kältemissempfinden in Füßen und Händen.

3. Verursacher sind in vielen Fällen Medikamente, Genuss- Gewerbe- und Umweltgifte (z. B. Blei und Arsen). So entwickeln zum Beispiel Patienten, die sich einer Chemotherapie unterziehen mussten, oft Wochen bis Monate später Missempfindungen, da die entsprechenden Medikamente auch gesunde Körperzellen in Mitleidenschaft ziehen können. Besonders häufig ist das »Genussmittel« Alkohol für die Entwicklung einer Polyneuropathie verantwortlich, denn das Nervengift Alkohol greift die Nervenbahnen an. Wer drei Jahre lang täglich mehr als 20 Gramm Alkohol (Frauen) bzw. 30 Gramm Alkohol (Männer) konsumiert, ebnet seiner Polyneuropathie den Weg. 20 Gramm Alkohol entsprechen beispielsweise 0,5 Liter Bier; ein Viertelliter Wein enthält bereits etwa 25 Gramm reinen Alkohol. Darüber hinaus führt übermäßiger Alkoholkonsum zu einem Mangel an den Vitaminen B6 und B1, die für die einwandfreie Funktion unserer Nerven erforderlich sind. Dieser Vitaminmangel kann aber auch durch Medikamente (z. B. der Blutverdünner Marcumar) oder verschiedene Nahrungsmittel wie Kaffee, Shrimps und Bohnen ausgelöst werden. All diese Stoffe hemmen die Wirkung von Vitaminen, weshalb sie auch Antivitamine genannt werden.
4. Die letzte Verursachergruppe sind Hormon- und Stoffwechselstörungen. Insbesondere ein schlecht eingestellter Diabetes führt zu einer Schädigung der Nerven. Und kommt es zu Veränderungen im Magen-Darm-Trakt, kann Vitaminmangel die Folge sein. So schränken eine chronische Entzündung des Magens (Gastritis) wie auch eine Magenteilentfernung unter Umständen die notwenige Vi-

taminaufnahme ein. Auch eine Schilddrüsenunter- oder -überfunktion kommt einem Ernährungsmangel gleich. Etwa 70 Prozent der Patienten mit einer chronischen Nierenschwäche leiden ebenfalls unter einer peripheren Polyneuropathie. Grund dafür ist vermutlich eine Anhäufung von Giftstoffen, unter anderen die schädlichen Zuckerabbau-Produkte, im Blut.

Fazit: Mit jeweils etwa 30 Prozent sind Diabetes mellitus und Alkoholmissbrauch die häufigsten Ursachen für eine Polyneuropathie.

Die Therapie erfolgt symptomatisch und/oder ursachenspezifisch.

- Eine bakterielle Infektion wird mit Antibiotika behandelt.
- Alkohol ist grundsätzlich tabu.
- Gegebenenfalls müssen bestimmte Vitamine substituiert werden.
- Im Rahmen einer Diabetes-Erkrankung sollte der Blutzuckerspiegel immer optimal eingestellt sein.
- Da neben den Missempfindungen vor allem Schmerzen eine Rolle spielen, sind sicherlich entsprechende Medikamente nötig. Hierbei kann man jedoch nicht auf die gebräuchlichen Schmerzmittel mit dem Wirkstoff Ibuprofen zurückgreifen, da diese keinen Einfluss auf die Nervenfunktion haben. Deshalb greift man auf Medikamente zurück, die das Zentralnervensystem beeinflussen und so den Schmerz lindern. Solche Medikamente werden auch zur Behandlung von Depressionen (Antidepressiva) und Krampfleiden (Antikonvulsiva) eingesetzt.
- Die Behandlung mit elektrischen Strömen – die sogenannte transkutane elektrische Nervenstimulation (TENS) – ist ebenfalls üblich.

Von den polyneuropathischen Ursachen sind verschiedene andere Erkrankungen als Ursachen abzugrenzen. So können alle Formen der Durchblutungsstörung auch die Nerven angreifen. Und auch im Rahmen eines Fibromyalgie-Syndroms (»Faser-Muskel-Schmerz«) sind Missempfindungen keine Seltenheit. Erkrankungen des Zentralnervensystems wie Multiple Sklerose, Tumorerkrankungen, Morbus Parkinson und Epilepsien gehen oftmals mit Gefühlsstörungen in Füßen und Beinen einher.

Wird die Nervenwurzel im Rückenbereich gereizt, ist womöglich der sensible Anteil des Nerven betroffen, was Missempfindungen an Fuß oder Bein zur Folge hat. Vielleicht haben Sie auch schon mal etwas von dem *Restless Legs Syndrom* (RLS) gehört. Dieses Krankheitsbild zeichnet sich durch eine Bewegungsstörung aus, die durch Missempfindungen und Bewegungsdrang in den Beinen und Füßen gekennzeichnet ist. Besonders in der Nacht kommt es zu unwillkürlichen Bewegungen, während diese Beschwerden tagsüber kaum bis gar nicht vorhanden sind. Die Beschwerden treten also dann auf, wenn der Körper zur Ruhe kommt, und werden von Betroffenen recht unterschiedlich beschrieben; sie können einseitig, beidseitig oder auch abwechselnd auf der einen oder anderen Seite auftreten. Und auch die Arme sind manchmal betroffen. Ein Weg, die Beschwerden zu lindern, ist Bewegung, weshalb die Betroffenen in der Regel ein Erholungsdefizit haben: Sie können nicht mehr richtig durchschlafen und erreichen selten die Tiefschlafphase. RLS-Patienten sind ständig müde, erschöpft und können ihren Alltag unter Umständen nur noch mit Mühe bewältigen. Auch ihre Freizeitaktivitäten sind eingeschränkt, da längeres Sitzen in Restaurant, Kino oder Theater nicht beschwerdefrei möglich ist. Um die Beschwerden zu lindern, muss sich der Patient bewegen.

Fünf bis zehn Prozent der Deutschen leiden unter RLS, davon aber nur ein bis zwei Prozent so stark, dass eine Therapie nötig ist. Als Ursache wird von einem Defekt bei der Übertragung von Nervensignalen ausgegangen. Da Frauen doppelt so häufig betroffen sind wie Männer, vermutet man zumindest eine genetische Mit-Ursache. RLS kann auch im Zusammenhang mit anderen Erkrankungen auftreten (sekundäres RLS) oder durch folgende Faktoren getriggert werden: Folsäure- oder Vitamin-12-Mangel, Eisenmangelanämie, Schilddrüsenüber- und -unterfunktion, hormonelle Veränderungen in der Schwangerschaft, Rheumatoide Arthritis und chronische Niereninsuffizienz.

Die Diagnostik erfolgt mittels Anamnese mit anschließender körperlicher und neurologischer Untersuchung. Wenn das Leiden bereits in der Familie bekannt ist, liegt der Verdacht auf ein RLS nah. In vielen Fällen erfolgt auch eine Blutuntersuchung. Auch der sogenannte *L-Dopa-Test* hilft, die Diagnose RLS zu erhärten: L-Dopa (Levodopa) wird im Gehirn zum Hormon Dopamin umgewandelt, das die Signalübertragung der Nerven beeinflusst. Sobald nun die typischen RLS-Beschwerden einsetzen, wird das L-Dopa eingenommen. Bei einer Beschwerdebesserung um 50 Prozent innerhalb der ersten Stunde nach Einnahme gilt das RLS als bewiesen. Eine ausbleibende Verbesserung spricht jedoch nicht dagegen. Ist der L-Dopa-Test positiv, arbeitet man in der Therapie mit entsprechenden Dopaminagonisten. Einige Ärzte therapieren auch (zusätzlich) mit Opioiden, also ziemlich starken Schmerzmitteln. Darüber hinaus führen leichter Sport und gymnastische Übungen (z. B. Pilates und Yoga) sowie der Verzicht auf Koffein zu einer Linderung der Beschwerden.

Grundsätzlich gilt: Treten plötzlich starke Missempfindungen an Füßen und Beinen auf, sollte umgehend eine ärztliche Abklärung erfolgen. Aber auch Beschwerden, die sich über einen längeren Zeitraum entwickelt haben, sind spätestens dann abzuklären, wenn die Lebensqualität dadurch eingeschränkt wird.

Eingeklemmt: Das Tarsaltunnelsyndrom

Bei dem Tarsaltunnelsyndrom wird der Schienbeinnerv im Bereich des Sprunggelenkes eingeklemmt. Dort passiert der Nerv den sogenannten Tarsaltunnel, der vom Innenknöchel und einem straffen Band gebildet wird. Der Nerv besteht aus einem motorischen Anteil, der Teile der Fußsohlen- und Unterschenkelmuskulatur steuert, und einem sensorischen (sensiblen) Anteil, der Wahrnehmungen an Fußsohle, Ferse und Unterschenkel registriert und an das zentrale Nervensystem weiterleitet.

Menschen, die an einem Tarsaltunnelsyndrom leiden, klagen vor allem über nächtliche Missempfindungen an den vorderen Fußsohlen und den Zehen. Auch ein Brennen im Fuß sowie Taubheitsgefühle und Kribbeln treten regelmäßig auf. Die Beschwerden können auf den Fuß beschränkt sein, sich aber durchaus auf den Unterschenkel ausweiten. Wenn der Innenknöchel stark schmerzt, insbesondere beim Stehen und Gehen, führt die Hochlagerung des Beines zu einer Linderung.

Zu Beginn der Erkrankung treten die Beschwerden noch unregelmäßig auf, weil der Nerv durch den Druck zwar immer wieder gereizt wird, sich davon aber jedes Mal wieder erholen kann. Besteht der Druck jedoch über einen längeren Zeitraum, wird der Nerv geschädigt. Dann kommt es nicht nur zu permanenten Missempfindungen, sondern auch zu einer eingeschränkten Muskelfunktion. Der Fuß kann nicht mehr richtig bewegt werden und verliert an Kraft. So fällt es den Betroffenen zum Beispiel immer schwerer, Gaspedal bzw. Bremse oder Kupplung beim Autofahren zu treten. Dann ist schnelles Handeln gefragt.

In 80 Prozent aller Fälle ist die Ursache für die Beschwerden festzustellen. Meist handelt es sich um Verletzungen oder Knochenauswüchse, die den Tunnel einengen. Aber auch mechanische Überlastungen durch intensives Laufen/Joggen mit entsprechenden Reizzuständen und Entzündungen können verantwortlich sein. Hier einige begünstigende Faktoren: Knick-Senkfuß, Veränderungen im Sprunggelenk (Fehlstellungen, Instabilitäten, Arthrose), Krampfaderleiden und starres Schuhwerk wie Wander- und Skischuhe.

Oft lässt sich der Schmerz in der Untersuchung durch Beklopfen des Tarsaltunnels provozieren. Im fortgeschrittenen Stadium ist eine Schwäche und/oder Bewegungseinschränkung am Fuß zu ertasten. Eine objektive Überprüfung erfolgt danach mittels Nervenleitungsgeschwindigkeitsmessung (NLG). Da weitere Erkrankungen wie das Morton-Neurinom, die Polyneuropathie, ein Fersensporn und eine pAVK gerade im Anfangsstadium die gleiche Beschwerdesymptomatik haben, ist eine erweiterte bildgebende Diagnostik ratsam. Je früher die konservative Behandlung anfängt, desto besser sind die Heilungschancen.

Oberstes Ziel ist es, den Druck auf den Schienbeinnerv zu reduzieren, zum Beispiel mithilfe einer orthopädischen Schuheinlage. Entzündliche Schwellungszustände lassen sich durch entzündungshemmende Medikamente therapieren, denn sobald die Schwellung zurückgeht, hat der Nerv wieder mehr Platz. Sollte innerhalb von acht Wochen keine ausreichende Wirkung erzielt worden sein, ist ein operativer Eingriff nötig. Bereits vorhandene Nervenschäden lassen sich allerdings nicht vollständig beheben. Zwar haben Nerven eine gewisse Regenerationsfähigkeit, über die Prognose bestimmen jedoch die Länge des betroffenen Nervenabschnitts sowie die Intensität und Dauer des Druckes.

3.11 Verletzungen und Operationen

Kein Pappenstiel: Die Wunde an Fuß und Bein

Eine Wunde, insbesondere am Fuß oder Bein, muss gut versorgt werden, um Komplikationen zu vermeiden. Das spielt vor allem für Diabetiker eine große Rolle, da sie infolge der diabetischen Neuro- und Angiopathie ein erhöhtes Risiko für Infektionen und Wundheilungsstörungen haben. In meiner Zeit als Klinikarzt habe ich viele Wunden gesehen, die zunächst mit Hausmittelchen behandelt worden waren, bevor die Beschwerdesymptomatik eine Behandlung in der Notfallambulanz erforderlich machte. Vor allem in der Sommerzeit kommt es durch unaufmerksames Barfußlaufen und höhere Umgebungstemperaturen vermehrt zu Wundproblemen an den Füßen. Wer jetzt nicht richtig handelt, gefährdet seine Fußgesundheit. Dabei gelten die Empfehlungen zur Wundversorgung natürlich für fast jedes Körperteil.

Hautwunden an den Füßen sind nicht auf die leichte Schulter zu nehmen. Insofern ist die Methode »Aus den Augen aus dem Sinn« auch die allerschlechteste ...

So versorgen Sie Wunden richtig

Zunächst muss man sich die Wunde genau anschauen. Wenn Sie dazu nicht in der Lage sind – nicht jeder kann Blut sehen –, bitten Sie eine andere Person, es zu tun. Einmalhandschuhe sind dann allerdings empfehlenswert.

Wenn die Wunde gereinigt werden muss, genügt lauwarmes Leistungswasser dafür völlig aus.

Nun kann man erkennen, ob Fremdkörper wie Pommespiksersplitter, Steinchen oder Glasscherben in der Wunde verblieben sind. Lassen sich diese nicht problemlos mithilfe einer Pinzette entfernen, sollte man sich auf den Weg zum Arzt, im Zweifelsfall in die Notfallambulanz eines Krankenhauses machen.

Auch größere Fremdkörper in der Wunde gehören in medizinisch geschulte Hände, da es beim Herausziehen zu stärkeren Blutungen kommen kann, falls sie in einem Blutgefäß stecken.

Ist die Wunde frei von Fremdkörpern, sollte sie abschließend desinfiziert werden. Es bietet sich also an, immer ein kleines Desinfektionsspray bei sich zu haben, vor allem, wenn man in der freien Natur unterwegs ist.

Von der Wundtiefe wiederum hängt es ab, ob ein Pflasterverband ausreicht oder ob die Wunde genäht werden muss. Erfahrungsgemäß ist es bei den meisten Wunden mit einem Pflaster getan.

Beim Anlegen des Pflasters ist darauf zu achten, dass die Wundränder möglichst nah zusammengebracht werden. Denn genau das gelingt dem Arzt beim Nähen einer Wunde.

Von nun an heißt es: Wunde beobachten! Nur so kann man ausschließen, dass es zu einer Wundinfektion kommt. Glücklicherweise aber ist das Immunsystem bei den meisten von uns intakt, weshalb Komplikationen äußerst selten sind.

Zu den häufigsten Verletzungen des Fußes gehören Schnitt- und Stichwunden – gerade im Sommer. Glasscherben, Nägel und andere spitze Gegenstände führen entweder zu einer länglichen oder tiefen Wunde mit relativ glatten Wundrändern. Üblicherweise blutet sie so stark, dass Schmutz und Krankheitserreger aus der Wunde herausgespült werden. Die Blutung sollte deshalb ruhig einige Sekunden lang durch Drücken (rechts und links der Wunde) angeregt werden, denn je tiefer die Wunde, umso größer die Infektionsgefahr in den tieferen Gewebsschichten. Schürfwunden entstehen zum Beispiel, wenn man mit dem Fuß über einen Felsen rutscht, so dass die oberflächlichen Hautschichten verletzt werden. Da jedoch gerade hier viele Rezeptoren liegen, ist dieser Wundtyp anfänglich ziemlich schmerzhaft. Hier empfiehlt es sich, die Wunde mit Wasser zu reinigen und dann mit einem trockenen Wundverband zu versorgen. Platzwunden am Fuß treten vor allem am Fußrücken auf, und zwar immer dann, wenn etwas Schweres auf unseren Fuß fällt. Das Gewicht des heruntergefallenen Gegenstandes und die Schwerkraft führen dazu, dass die Wundränder normalerweise rau sind und oft auseinanderklaffen. Solche Wunden müssen von einem Arzt kontrolliert werden. Nicht selten kommt es nämlich vor, dass auch ein kleiner Fußknochen, insbesondere an den Zehen, in Mitleidenschaft gezogen wurde.

Ein besonderes Risiko stellen Bisswunden dar. Da mit dem Speichel des Tieres Krankheitserreger in die Haut gelangen, ist die Infektionsgefahr (Tetanus, Gasbrand, Blutvergiftung) sehr hoch. Daher gehört jede Bisswunde in ärztliche Behandlung.

Und last but not least sind die Brandwunden zu nennen: Wird die Haut durch leichtgradige Verbrennungen oder Verbrühungen gereizt, reicht im Regelfall das Kühlen unter fließendem, lauwarmem Wasser für maximal fünf Minuten. Niedrigere Temperaturen, gar durch Cool-Packs oder Eiswürfel, würden dazu führen, dass sich die feinen Blutgefäße im betroffenen Areal zusammenziehen, was die Durchblutung unnötig hemmt und die Gefahr eines Gewebeschadens steigert.

Einen durchaus positiven Effekt hingegen haben kühlende Salben wie Aloe Vera. Doch bevor Sie diese anwenden:

Achten Sie darauf, dass die Haut keine offenen Stellen aufweist.

Hingegen haben Zahnpasta, Butter, Öl, Mehl und Honig nichts auf einer offenen Wunde verloren! Honig beispielsweise kann von noch so reiner Qualität sein – seine Auswirkungen auf die Wunde und deren Heilung sind grausam.

Vorsicht ist geboten, wenn die Verbrennung so stark ist, dass sich Brandblasen bilden. In der Brandblase sammelt sich ein Sekret, das die Zellen des Wundgrundes tötet und so eine rasche Abheilung verhindert. Die Blasen aufzustechen bringt auch nicht viel, da das Blasensekret in den ersten Tagen immer wieder nachläuft. Zudem besteht natürlich die Gefahr, dass sich nach dem Einstechen Keime unter der Blase ansammeln und zu einer Entzündung führen. Die Blase sollte deshalb vorsichtshalber von einem Arzt versorgt werden, indem er sie vollständig und möglichst steril mit einem Schnitt öffnet. Nur dann bleibt das Blasengewebe erhalten, das die offene Haut vor Infektion schützt. Ist das nicht möglich, sollte die Blase erst komplett abgetragen und anschließend ein steriler Pflasterverband angelegt werden. Gleiches gilt übrigens auch für sogenannte Spannungsblasen, die entstehen, wenn der Schuh irgendwo drückt oder reibt. Da sich unter einer Blase immer offene Haut befindet, ist ein steriles Vorgehen enorm wichtig. Bei einer optimalen Wundbehandlung geht es darum, die Ansiedlung von Keimen zu vermeiden, damit die Wunde möglichst schnell und ohne Komplikation abheilt. Leider sind Keime in unserer Umwelt allgegenwärtig. Wann haben Sie Ihren Tetanusschutz zuletzt erneuert? Grundsätzlich sollte alle zehn Jahre eine Auffrischungsimpfung erfolgen. Andernfalls riskieren Sie nicht nur Ihre Fußgesundheit, sondern setzen sich dem Risiko des seltenen, aber oft tödlich verlaufenden Wundstarrkrampfes aus. Dabei fallen die bakteriellen Erreger die muskelsteuernden Nervenzellen an. Wer wie ich schon einmal mit einem Tetanus-Patienten in Kontakt gekommen ist, weiß definitiv, warum die Impfung absolut empfehlenswert ist ... Wesentlich wahrscheinlicher bei unzureichend behandelten Wunden ist eine Wundrose (Erysipel). Insbesondere Personen mit einer pAVK, einem Venenleiden, einem Lymphleiden, einem Diabetes mellitus oder einer Immunschwäche neigen zur Entwicklung eines Erysipels. Hierbei handelt es sich um eine akute, nicht eitrige Hautinfektion: Streptokokken-Bakterien dringen über offene Verletzungen in die Haut ein und breiten sich über das Lymphsystem aus. Besonders häufig bildet sich eine Wundrose am Unterschenkel und auf dem Fußrücken. Prinzipiell kann aber auch jedes andere Areal betroffen sein. Da sich unser Immunsystem gegen diese Bakterien zur Wehr setzt, kommt es ein bis drei Tage nach der Infektion zu einer Entzündung mit entsprechenden Merkmalen. Zunächst kann die Haut jucken, spannen oder brennen. Anschließend bildet sich eine schmerzhafte, flächige, glänzende, helle Rötung. Vor allem anfangs ist diese Rötung scharf von der Umgebung abgegrenzt. Die Ausbreitung über die Lymphspalten führt zu zungenförmigen Ausläufern, der Befall größerer Lymphgefäße zu einer länglichen strangförmigen Rötung. Neben den geröteten Lymphgefäßen können auch die Lymphknoten in unmittelbarer Umgebung anschwellen. Der Volksmund spricht hier oft fälschlicherweise von Blutvergiftung. Gefährlich ist diese »Entzündung der Lymphgefäße« trotzdem: Ohne rasche Diagnose und Therapie drohen ernste Komplikationen. Mit zunehmender Erkrankungszeit verstärkt sich die Rötung; die Haut schwillt weiter an, begleitet von Fieber, Frösteln und einem starken Grippegefühl. Nun besteht die Gefahr, dass die Lymphwege verkleben, was zu Lymphödemen an Füßen und Beinen führen kann. Benachbarte Venen können sich entzünden. Auch die Nieren sind infolge einer immunologischen Fehlreaktion gefährdet. Der Körper bildet nämlich auch Abwehrstoffe (Antikörper) gegen körpereigene Strukturen – in diesem Fall die Nierenzellen –, da diese den Streptokokken ähneln. In der Konsequenz kommt es zu einer spezifischen Nierenentzündung (Glomerulonephritis).

Bei der Blutuntersuchung fällt auf, dass die Entzündungswerte erhöht sind. Hierzu gehören der CRP-Wert (C-reaktives Protein), die Blutsenkungsgeschwindigkeit und die weißen Blutkörperchen (Leukozyten). Zudem können die oben genannten Antikörper ab einem gewissen Zeitpunkt nachgewiesen werden. In seltenen Fällen ist ein zusätzlicher Abstrich sinnvoll. Wurde die Wundrose diagnostiziert, hilft nur ein Antibiotikum, in der Regel Penicillin. Dieses Medikament bremst das Wachstum der Streptokokken und tötet sie ab. In besonders ausgeprägten Fällen, bei denen womöglich bereits Komplikationen eingetreten sind, wird das Antibiotikum als Infusion über die Vene verabreicht, um einen möglichst hohen Wirkspiegel im betroffenen Gewebe zu erzielen. Die Behandlung dauert im Regelfall mindestens eine Woche. Währenddessen sollte das befallene Bein hochgelagert werden. Kühlende feuchte Umschläge mit einem Antiseptikum wirken in der Anfangsphase reizlindernd. Um das Thromboserisiko (siehe Seite 181) zu verringern, werden Thrombosespritzen (Blutverdünner) injiziert.

Bei rascher Diagnosestellung und richtiger Therapie stehen die Chancen gut, dass die Wundrose ohne Folgeschäden ausheilt. Da es jedoch zu Rückfällen kommen kann, sollte der ehemalige Erysipel-Patient nach so einem Ereignis noch intensiver auf seine Hautpflege achten: Jede noch so kleine Verletzung, zum Beispiel rissige trockene Haut, ist zu vermeiden.

Während das Erysipel die oberen Hautschichten befällt und therapeutisch gut zu behandeln ist, ist die Behandlung einer *Phlegmone* um einiges komplizierter. Hierbei handelt es sich nämlich um eine tiefe Bindegewebsentzündung, die sich entlang von Sehnen und Muskeln ausbreiten kann und mit Eiterbildung einhergeht. Die Symptome haben viel Ähnlichkeit mit den Erysipel-Symptomen, sind aber ungleich stärker. Hervorgerufen wird die *Phlegmone*-Infektion durch Staphylokokken-Bakterien, die ebenfalls über eine Hautverletzung den Weg in den Körper finden. Der Eiter, der aus toten Keimen, Gewebs- und Abwehrzellen besteht, sammelt sich in natürlichen Hohlräumen und Gewebsspalten an. Es kommt zu schmerzhaften, teigigen, voluminösen Schwellungen und Rötungen, die im Gegensatz zum Erysipel keine scharfen Angrenzungen haben. Im weiteren Verlauf können blasige Gewebeschäden entstehen, bis hin zur Nekrose (örtlicher Gewebstod). In manchen Fällen ist eine chirurgische Behandlung unausweichlich. Dabei werden der angesammelte Eiter und das abgestorbene Gewebe entfernt. Auch hier wird eine antibiotische Therapie bei Hochlagerung des betroffenen Beines durchgeführt.

Zum Thema Hautverletzungen gehört auch und nicht zuletzt der Sonnenbrand. Was meinen Sie: Kann man auch an den Fußsohlen einen Sonnenbrand bekommen? Am Strand von Fuerteventura habe ich zumindest kaum jemanden gesichtet, der seine Fußsohlen vorsorglich mit Sonnencreme verwöhnt hat. Aber der Reihe nach: Damit wir nicht so schnell von der Sonne verbrannt werden, enthält unsere Haut melaninbildende Zellen. Diese produzieren einen braunen Farbstoff, der UV-Strahlen absorbiert und unsere Haut auf diese Weise vor Sonnenschäden schützt. Leider wurden gewisse Stellen unseres Körpers ausgespart: die Handinnenflächen und unsere Fußsohlen. Doch dort, wo unsere Fußsohlen mechanisch stark beansprucht werden, wirkt die Hornhautschicht wie ein natürlicher Sonnenschutz, der für die kurzwelligen UV-Strahlen praktisch undurchdringbar ist. Nur all jene, die ihre Hornhautschicht regelmäßig entfernen (lassen), sind gefährdet. Eincremen schadet also nichts – es sei denn die eingecremten Füße führen zu einer Rutschpartie auf den Fliesen am Hotelpool ...

Einmal nicht aufgepasst: Die Verletzungen des Fußes

Aufgrund seines anatomischen Aufbaus und der ständigen Belastung ist der Körperteil Fuß oft verletzt, insbesondere Sportler wissen, was ich meine. Erschwerend kommt hinzu, dass die meisten Menschen heute beruflich viel sitzen, sich daher insgesamt weniger bewegen als früher. Wenden sich diese Menschen dann hochmotiviert, aber entsprechend untrainiert einer Sportart zu, die per se ein hohes Verletzungsrisiko birgt (z. B. Fußball, Tennis, Squash, Volleyball), dürfte die erste Fußverletzung nicht lange auf sich warten lassen. Ob nun Knochen, Gelenke, Sehnen, Muskeln oder Bänder betroffen sind, Hauptsache die Fußverletzung wird schnell und richtig behandelt. Hier bietet sich das »PECH-Schema« an: **P**ause, **E**is, **C**ompression, **H**ochlagern. Das sind die allerersten Maßnahmen, um den Schaden so gering wie möglich zu halten. Selbstverständlich sollte sein, jetzt nicht den Obercoolen zu geben und trotz Schmerzen weiterzufighten. Die (sportliche) Betätigung ist sofort einzustellen und jede weitere Belastung des Körperteils zu vermeiden. Wenn möglich, sollte die verletzte Stelle gekühlt werden, wodurch sich die Blutgefäße verengen, was wiederum Schwellungen und Blutungen reduziert. Gleichzeitig verlangsamt sich der Stoffwechsel im Gewebe, so dass die Entzündungsreaktion geringer ausfällt; und auch die Schmerzwahrnehmung sinkt. Achtung: Zu extreme Kühlung schädigt die Haut. Darum sollte der direkte Kontakt von Eis und Haut unbedingt vermieden werden. Als

Nächstes empfiehlt es sich, einen elastischen Kompressionsverband anzulegen. Dabei kann das Kühlmittel durchaus mit eingewickelt werden. Der Verband dämmt Schwellungen und Blutungen ein. Um den Rückfluss des Blutes aus dem verletzten Gebiet zu verbessern, sollte das Bein danach wieder hochgelagert werden, möglichst über Herzhöhe.

So versorgt kann man sich bei starken Schmerzen direkt in die Notfallambulanz des Krankenhauses begeben oder – bei auszuhaltenden Schmerzen – die Nacht überbrücken, um sich am nächsten Tag in der Facharztpraxis vorzustellen. In meiner Praxis behandele ich eine Vielzahl von Fußverletzungen unterschiedlicher Art: Verstauchungen, Bänderrisse, Prellungen, Brüche und Verrenkungen.

Wenn das Sprunggelenk beschädigt ist

Besonders viele Menschen verletzen sich im Sprunggelenksbereich.

Und so sieht unser Sprunggelenk im Einzelnen aus: Die unteren Enden von Schien- und Wadenbein bilden eine knöcherne Gabel, die das Sprungbein, den obersten Knochen der Fußwurzel, umspannt. Das Gelenk wird durch drei Außenbänder verstärkt, die vom Außenknöchel zu Sprung- und Fersenbein ziehen. Zwischen Schien- und Wadenbeinknochen ist eine bindegewebige Bandstruktur, die sogenannte Syndesmose, die zusätzlich Stabilität schafft. Auf der Innenseite stabilisiert das Innenband, das vom Innenknöchel zu Sprung-, Fersen- und Kahnbein zieht.

Trotz dieser dreifachen Stabilisierung ist das Gelenk stark verletzungsgefährdet, insbesondere durch das Übertreten bzw. Umknicken zur Außenseite hin (Supinationstrauma). Gerade sportliche Aktivitäten mit schnell wechselnden Bewegungsabläufen erhöhen das Risiko für derartige Verletzungen. Aber auch im Alltag sind unsere Sprunggelenke durch

Bordsteine, Stufen und Bodenvertiefungen gefährdet umzuknicken. Schuhe mit Absatz wie Pumps und High Heels begünstigen – dank verstärkter Hebelwirkung – ebenfalls ein Umknicken. Da reicht schon die kleinste Unebenheit auf dem Gehweg.

Art und Umfang der Verletzung hängen nicht nur vom jeweiligen Unfallmechanismus ab, sondern auch von der Beschaffenheit des Bindegewebes und von der Knochensubstanz. Wer also von Natur aus ein schwaches Bindegewebe hat, der ist unter Umständen weniger gefährdet, einen Bänderriss zu erleiden, da das entsprechende Band nicht straff gespannt, sondern weich und damit nachgiebig ist. Wenn der Fuß beim Umknicken das normale Bewegungsausmaß übersteigt, werden die Außenbänder überdehnt bei gleichzeitig starkem Zug auf die Außenknöchelspitze. Mit Glück erleidet der Betroffene nur eine Bänder(über)dehnung, auch Zerrung genannt. Mit zunehmender Krafteinwirkung können jedoch ein oder mehrere Bänder (teilweise oder komplett) reißen. Es ist sogar ein vollständiger Abriss der Knöchelspitze möglich. Bei starker Gewalteinwirkung wiederum kann es zu Brüchen am Außen- und Innenknöchel kommen, und/oder die Syndesmose reißt. Schlimmstenfalls liegt eine Luxationsfraktur vor, bei der ein oder mehrere Knochen gebrochen sind und das Gelenk ausgerenkt ist. So vielfältig die Verletzungen im Sprunggelenksbereich, so vielfältig die Therapiemöglichkeiten. Während eine Luxationsfraktur auf jeden Fall unfallchirurgisch versorgt werden muss, können andere Brüche auch mittels Gips oder Schiene bzw. Orthese versorgt werden. Oberstes Ziel ist stets, dass das Gelenk stabil ist und die Gelenkfunktion möglichst uneingeschränkt bleibt. Verheilt ein Sprunggelenksbruch nicht in der anatomisch korrekten Stellung, treten mit der Zeit chronische Belastungsschmerzen auf, und das Gelenk ist nicht mehr ausreichend stabil. Das gleiche Dilemma bringt übrigens eine nicht richtig ausgeheilte Bandverletzung mit sich.

Jede Gelenkinstabilität führt zu einer vermehrten Belastung der Gelenkpartner, womit der Grundstein für eine Arthrose gelegt wäre. Jede Behandlung und Therapie zielt also darauf ab, dass alle Gelenkstrukturen möglichst wieder so funktionieren wie vor der Verletzung. Nun sollte man meinen, dass eine gründliche Untersuchung deshalb selbstverständlich sei. Ich musste jedoch schon viel zu oft feststellen, dass die bildgebenden Verfahren wie Röntgen und MRT bei manchen Kollegen beliebter sind als die Untersuchung per Hand. Zwar lassen sich Knochenverletzungen dank Röntgen eindeutig diagnostizieren, Verletzungen der Bänder sieht man im Röntgenbild allerdings nicht – man kann sie nur ertasten. Nicht immer ist das aufgrund der erheblichen Schmerzen und Schwellung sofort möglich, sollte aber spätestens nach einigen Tagen überprüft werden, wenn die Schwellung zurückgegangen ist. Bleibt diese Untersuchung aus, und das Sprunggelenk wird zu früh wieder »freigegeben«, besteht das Risiko einer chronischen Bandinstabilität. Die körperliche Untersuchung der Bänder ist daher keine Kür, sondern ärztliche Pflicht! Lässt sich der Fuß bei der Untersuchung nach vorne verschieben (vordere Schublade) oder ungewöhnlich weit zur Seite hin aufklappen, liegt ein Bänderriss vor. Wenn es bei diesen Bewegungen auch noch knirscht oder eine Fehlstellung erkennbar ist, kann man im Regelfall davon ausgehen, dass auch Knochen in Mitleidenschaft gezogen wurden, was mithilfe einer Röntgenaufnahme zu klären ist.

Es lassen sich drei Hauptgruppen von Außenknöchelbrüchen unterscheiden: *Weber-A, Weber-B und Weber-C.* Bei der *Weber-A-Fraktur* handelt es sich um einen unverschobenen, stabilen Bruch, der in den meisten Fällen mittels Unterschenkelgips oder stabilisierender Sprunggelenksorthese versorgt werden kann. Nach anfänglicher Entlastung kann bereits nach 14 Tagen mit einer zunehmenden Belastung begonnen werden. In diesen Fällen spricht man von einer frühfunktionellen Behandlung. Der Heilungsprozess bei so einem Knochenbruch ist zwar von diversen Faktoren abhängig. Prinzipiell gilt jedoch, dass ein Bruch bei Kindern schon innerhalb von drei bis vier Wochen heilen kann, während es bei Erwachsenen auch mal drei bis vier Monate dauert.

Bei einem verschobenen oder instabilen Außenknöchelbruch vom Schweregrad *Weber-B oder -C* erfolgt in der Regel eine operative Versorgung. Bei diesem Eingriff werden die Knochenfragmente mittels Platten, Schrauben und Drähten in die anatomisch korrekte Stellung gebracht (Osteosynthese). Ist auch die stabilisierende Syndesmose beschädigt, erfüllt sechs Wochen lang eine entsprechende Stellschraube ihre Funktion. Das heißt aber auch, dass diese Schraube anschließend wieder entfernt werden muss, während das übrige Metall noch mindestens sechs Monate am bzw. im Knochen verbleibt. Die konkrete Nachbehandlung im Einzelfall ist aber immer abhängig vom Ausmaß der Verletzung, dem Befund während der Operation und der Art der Versorgung. Das postoperative Behandlungsschema wird somit vom Operateur festgelegt und dem Patienten im Entlassungsbrief für den weiterbehandelnden Facharzt in der Praxis mitgegeben. Üblicherweise erfolgen regelmäßige Röntgenkontrollen, um sicherzustellen, dass das Osteosynthesematerial noch da sitzt, wo es sitzen soll, und ob eine zunehmende Belastung bereits möglich ist.

Eine isolierte Bandverletzung ohne Knochenbruch wird meist konservativ therapiert. Da neue wissenschaftliche Studien schon zu Beginn meiner Assistenzarztzeit zeigten, dass eine OP keinen wesentlichen Vorteil gegenüber der Versorgung mit Schiene oder Orthese bringt, kam ich nie in den

»Genuss«, einen Außenbandriss zu operieren. Stattdessen sollen Bandverletzungen in einer stabilisierenden Schiene ausheilen. Das geht aber auch nicht von jetzt auf gleich; in den meisten Fällen braucht es sogar mehr Zeit als die angesetzten sechs Wochen. Umso problematischer, dass viele Patienten, die nach dem Unfall in die Notfallambulanz kommen, danach nur unzureichend versorgt werden. Wurde im Krankenhaus via Röntgenbild ein Knochenbruch ausgeschlossen, wird dem Patienten, dessen Sprunggelenk noch stark geschwollen ist, meistens eine stabilisierende Schiene mitgegeben samt der Maßgabe, diese sechs Wochen lang zu tragen. Folglich geht Patient davon aus, dass er nach Ablauf der sechs Wochen wieder voll sportfähig ist. Erfahrungsgemäß eine fatale Fehleinschätzung. Das merkt auch der Patient, wenn er beim Training oder stärkerer Beanspruchung im Alltag unter ständigen Schmerzen und eingeschränkter Belastbarkeit leidet. Zwar sind die Bänder nach sechs Wochen tatsächlich annähernd ausgeheilt, doch das ganze Drumherum ist einer starken Wiederbelastung noch nicht gewachsen. Wir erinnern uns an die Propriozeptoren, die in den Gelenkkapseln und Bändern sitzen und unser Gehirn über die Gelenkstellung informieren. Diese Rezeptoren sind längst noch nicht wieder in ihrem Ausgangszustand. Zudem haben die umgebenden Muskeln und Sehnen in den Wochen der Ruhigstellung an Substanz und Kraft verloren. Wer sein Sprunggelenk jetzt von null auf hundert belastet, riskiert eine erneute Verletzung der gerade verheilten Strukturen. Um das zu verhindern, muss in der Rehabilitationsphase eine stufenweise Therapie erfolgen. Das Propriozeptionstraining (siehe »Fuß-Gym«) sowie langsame Muskelkräftigung sorgen dafür, dass das Gelenk nach und nach seine eigentliche Stabilität, die für eine kraftvolle Beanspruchung notwendig ist, zurückerlangt. Es obliegt dem behandelnden Facharzt in der Praxis,

Ihr Sprunggelenk für mögliche sportliche Aktivitäten wieder freizugeben. Dazu gehört auch der Wechsel zu weicheren Bandagen oder Tapeverbänden, die das Sprunggelenk bei der allmählichen Belastungssteigerung unterstützen. Aber vergessen Sie bitte nicht: Keine äußere Stabilisierung ist so wirkungsvoll wie eine gut trainierte Muskulatur!

Wenn die Zehe einen Knacks hat

Sind Frakturen am Sprung- und Fersenbein eher selten, so sind Zehenverletzungen im Praxisalltag sehr häufig vertreten. Meist handelt es sich um einen gebrochenen Zeh. Barfußlaufen ist gesund, wie wir wissen, nur sollte man dabei tunlichst nicht gegen einen Türrahmen stoßen. Meistens passiert es nachts, wenn man im Dunkeln auf dem Weg vom Bett ins Badezimmer oder in die Küche ist. Dann hat offenbar irgendjemand den Türrahmen einfach mal genau so versetzt, dass man dagegentritt. Interessanterweise sind mehr Frauen von einer Zehenfraktur betroffen als Männer ...

Die typischen Symptome eines Zehenbruches kann sich wohl jeder vorstellen: Bei ziemlich starken Schmerzen hat der Zeh oft eine komische Stellung, und die Beweglichkeit ist eingeschränkt, wenn nicht sogar aufgehoben. An der betroffenen Stelle, gegebenenfalls unter dem Zehennagel, kann sich ein Bluterguss bilden. In vielen Fällen ist auch der Nagel selbst und/oder das Nagelbett verletzt. Glücklicherweise liegt meist kein offener Bruch vor, was bedeuten würde, dass an einer Stelle der nackte Knochen hervorlugt. Übrigens tut eine Zehenprellung oft ebenso weh wie ein Bruch. Obwohl mehr Frauen als Männer einen Zehenbruch erleiden, werden in der Praxis mehr Männer vorstellig, um aufgrund der Schmerzen einen Knochenbruch abklären zu lassen. Dabei ist es in den meisten Fällen gehopst wie gesprungen, weil ein gebrochener Zeh ohne große Schwierigkeiten und ohne Operation abheilt.

Wurde per Röntgendiagnostik ein Bruch festgestellt, wird die gebrochene Zehe mittels Pflasterzügelverband an der benachbarten gesunden Zehe fixiert. Nur bei starken Verschiebungen ist mitunter ein operativer Eingriff in Form einer Osteosynthese erforderlich.

Vorsicht ist geboten, wenn das Nagelbett beteiligt ist. Denn der Nagel könnte ausspleißen oder sich deformieren. Und sollten Keime in die offene Stelle gelangen, ist eine Infektion wahrscheinlich. Der Nagel muss also frühzeitig mittels Naht oder Schiene in seine eigentliche Lage zurückgebracht und anschließend regelmäßig vom Arzt kontrolliert werden. Eine spezifische Entlastung ist in den meisten Fällen nicht nötig, es reicht, eine Zeitlang nicht über den Vorfuß abzurollen und das Gewicht auf die Ferse zu verlegen. Nach fünf bis sechs Wochen ist die Verletzung üblicherweise ausgestanden.

Wenn der Knochen einfach bricht

Haben wir bis dato nur auf unfallbedingte Knochenbrüche geschaut, werfen wir nun einen Blick auf die sogenannten *Marsch- oder auch Stressfrakturen.* Diese treten vor allem an den Mittelfußknochen auf und kommen durch immer wiederkehrende Belastungen in Form von Mikrofrakturierungen zustande. Da sich diese Verletzungen unterhalb der Fraktur-, sprich Knochenbruchschwelle bewegen, bemerkt der Betroffene lange Zeit nichts davon – bis es eines Tages wie aus heiterem Himmel zu einem Knochenbruch kommt. Wegen der plötzlichen Belastungsschmerzen sucht der Betroffene den Arzt auf. Dazu müssen Sie wissen, dass sich unsere Knochen im stetigen Auf- und Abbau befinden. Dank dieses Knochenstoffwechsels sind Knochen in der Lage, sich an die jeweiligen Anforderungen anzupassen. Der Knocheninnenraum besteht aus vielen winzigen Knochenbalken, die diesen wie ein Schwamm auskleiden. Durch besondere, permanent gleiche Belastungen entstehen Verletzungen an den Bälkchen, die nicht mehr ausreichend repariert werden können. Irgendwann ist der Schaden dann so groß, dass der Knochen bricht. Neben dem Mittelfußknochen kann davon auch das Schien- oder Wadenbein betroffen sein. Eine übermäßige Marschbelastung bei jungen untrainierten Soldaten hat dieser Frakturart ihren Namen eingebracht. In meinem Praxisalltag habe ich es jedoch vor allem mit Knochen von Sportlern zu tun: Entweder haben diese Patienten nach einer langen unsportlichen Phase mit Joggen angefangen oder absolvieren regelmäßig ein großes Laufpensum. Die genaue Ursache für die Entwicklung einer Marschfraktur ist zwar noch nicht bekannt, aber verschiedene Risikofaktoren haben sich inzwischen herauskristallisiert: Über- und Unterernährung sowie mechanische Faktoren wie Achs- und Fußfehlstellungen. Da Frauen besonders häufig betroffen sind, vermutet man auch hormonelle Einflüsse. Die Patienten bzw. Patientinnen berichten über Schmerzen im Vor- und Mittelfußbereich, die sich durch Druck auf eine bestimmte Stelle verstärken. Meistens ist der betroffene Fußabschnitt auch leicht geschwollen. Mehrheitlich sind der zweite und der dritte Mittelfußknochen betroffen. Aber obgleich es sich um einen Knochenbruch handelt, zeigt das Röntgenbild im Anfangsstadium oft keine wirkliche Veränderung. Erst im Laufe von zwei bis drei Wochen nach Schmerzeintritt finden sich im Röntgenbild entsprechende Anzeichen. Daher empfiehlt es sich bei dringlichem Verdacht auf eine Marschfraktur, eine MRT-Untersuchung durchzuführen. Doch da man auf diese im Regelfall zwei Wochen warten muss, hat man in den meisten Fällen nichts gewonnen. Deshalb sollte bei Verdacht auf eine Marschfraktur sofort mit einer entsprechenden Therapie begonnen werden. Da es sich nicht um einen verschobenen Bruch handelt, erfolgt die Versorgung üblicherweise konservativ. Sollten die Röntgenaufnahmen im weiteren Verlauf eine zunehmende Verschiebung zeigen, ist ein operativer Eingriff immer noch möglich. Bei der konservativen Behandlung ist die konsequente Ent- bzw. Teilbelastung des betroffenen Knochenabschnittes unabdingbar. Während in den ersten zwei Wochen komplett entlastet wird, kann man danach bereits Sportarten wie Schwimmen und Radfahren betreiben. Aber bitte nicht *über*treiben! Und erst nach Rücksprache mit dem behandelnden Arzt.

Auch die Versorgung mit einer harten orthopädischen Schuheinlage, die das Mittelfußgewölbe unterstützt, kann durchaus nützlich sein. Eine Medikation mit NSAR wirkt zudem schmerzlindernd und reduziert die Entzündungsreaktion mit Schwellungszuständen. Dafür bieten sich auch Kälteanwendungen und eine Elektrotherapie an. Liegt ein Vitamin-D- und/oder Calciummangel vor, ist es ratsam, diesen auszugleichen, um den Heilungsprozess zu unterstützen und einer erneuten Fraktur vorzubeugen. Ich persönlich nutze auch die Extrakorporale Stoßwellentherapie (ESWT), um die Knochenheilung zu beschleunigen.

Bei korrekter Diagnose und Therapie sollte die Marschfraktur folgenlos ausheilen. Trotzdem besteht danach immer die Gefahr, dass derselbe Knochen wieder bricht, wenn Risikofaktoren und Trainingsumstände nicht verändert werden.

Wenn die Achillessehne reißt

Der Riss der Achillessehne heißt im Medizinerjargon Achillessehnenruptur. Bei der Achillessehne handelt es sich um das Endstück des dreiköpfigen Unterschenkelmuskels, den sie mit dem Fersenbein verbindet. Sie kann eine statische Zugbelastung von bis zu 500 kg/cm aushalten, bei dynamischer Belastung sogar bis zu 1000 kg/cm. Sogenannte Mikrotraumen können die empfindsame Sehne allerdings schädigen, bis diese wiederkehrenden Verschleiß- und Abnutzungsprozesse schließlich zum Riss der Achillessehne führen.

Die Achillessehnenruptur gehört zu den häufigsten Sportverletzungen, betrifft mehr Männer als Frauen und tritt hauptsächlich zwischen dem 30. und 45. Lebensjahr auf. Der Grund für einen spontanen Achillessehnenriss ist meist eine unerwartet hohe Kraftbelastung. Das passiert vor allem bei einem schnellen Antritt oder Richtungswechsel. Typischerweise ist dann der charakteristische »Peitschenknall« zu hören. Ich selber habe aus Furcht vor diesem Knall vor Jahren das Badminton-Spielen an den Nagel gehängt. Immerhin kenne ich meinen »Killer-Instinkt«, sprich meinen unbedingten Willen im Spiel, niemals aufzugeben und meinem Körper alles abzuverlangen. Ob mein Ersatz, das Wakeboarding, risikoärmer ist, sei dahingestellt. Doch nachdem ich bei anderen Badminton-Spielern meines Alters mehrfach die »Peitsche« habe knallen hören, ließ mir mein Gewissen keine andere Wahl. Lieber behandele ich Achillessehnenrisse als selber einen zu erleben. Die Diagnose zu stellen ist in der Regel einfach: Der erfahrene Sportarzt ertastet eine Delle im Sehnenbereich. Außerdem ist der Betroffene nicht in der Lage, sich mit dem entsprechenden Bein auf die Zehenspitzen zu stellen. Nun kommt der sogenannte Thompson-Test zum Zuge. Hierbei drückt man die Wadenmuskulatur des auf dem Bauch liegenden Patienten zusammen: Bewegt sich – bei hängenden Füßen – die betreffende Fußsohle nicht nach unten, ist die Sehne höchstwahrscheinlich gerissen. Eine Ultraschalluntersuchung und ein Röntgenbild komplettieren die Diagnostik.

In puncto Therapie ist die Fachwelt allerdings gespalten. Wurde eine gerissene Achillessehne bis vor zehn Jahren so gut wie immer operiert, besteht in bestimmten Fällen durchaus die Möglichkeit, auch ohne Operation eine gute Heilung hinzubekommen. So kann eine konservative Behandlung eingeleitet werden, wenn die Ultraschalluntersuchung gezeigt hat, dass sich die beiden Riss-Enden beim Absenken des Fußes um etwa 20 Grad berühren (adaptiert liegen). Dann können die Enden wie die Hautränder bei einer Schnittverletzung zusammenheilen. Im Rahmen der natürlichen Heilungsreaktion kommt es an der Riss-Stelle zu einer stabilen narbigen, in der Regel etwas verdickten Verbindung. Um die optimale Adaptation der Riss-Enden sicherzustellen, muss der Patient mit einem Spezialschuh versorgt werden, sodass der Fuß in der Spitzfußstellung fixiert wird. Im Laufe der Behandlung wird diese Spitzfußstellung nach und nach abgeschwächt, bis der Fuß innerhalb von sechs bis acht Wochen wieder in der Normalstellung steht. Auch wenn der Heilungsprozess dann abgeschlossen ist, ist die Achillessehne für sportliche Aktivitäten noch nicht fit genug. Wie bei Verletzungen des Sprunggelenkes müssen die Strukturen mobilisiert und allmählich auf ihre eigentliche Tätigkeit vorbereitet werden. Dazu sind krankengymnastische Behandlungen, aber auch Übungen in Eigenregie notwendig. Wenn beides konsequent durchgeführt wird, ist die Sehne samt dazugehöriger Muskulatur spätestens nach sechs Monaten so gut trainiert, dass die Achillessehne wieder voll belastbar ist.

Lassen sich die Riss-Enden jedoch nicht ohne Weiteres adaptieren, ist eine operative Naht erforderlich. Diese kann entweder offen über einen etwa sechs Zentimeter langen Schnitt oder endoskopisch, also minimalinvasiv, durchgeführt werden. Die Nachbehandlung mit Spezialschuh ist identisch. Insgesamt sind die Ergebnisse bei einer Operation zwar etwas besser als bei einer konservativen Behandlung, allerdings sind bei der Entscheidung auch die Operationsrisiken wie Entzündungen und Infektionen zu berücksichtigen.

Hinzu kommt, dass die Belastbarkeit der Sehne trotz bester Versorgung – ob nun mit oder ohne OP – in vielen Fällen nie mehr so hoch ist wie vor dem Knall.

Wenn nur noch eine Operation hilft

Mein alter Universitätsprofessor in der Klinik pflegte immer wieder zu betonen: »Wir Orthopäden operieren gut und gerne, aber unser oberstes Ziel muss es sein, eine Operation zu vermeiden!« Dieser Leitspruch bestimmt mein ärztliches Handeln bis heute. Als Assistenzarzt habe ich viele Operationen an den Füßen durchgeführt, wobei ich nie ein Freund von filigranen Operationen war, sondern meine operative Erfüllung bei größeren Knocheneingriffen fand. Ziemlich schnell hatte ich erkannt, dass man für Eingriffe am Fuß ein gewisses Händchen mitbringen muss. Und niemand kann in allen Dingen gleich gut sein – auch wenn manche meines Faches genau das gerne von sich behaupten. Trotzdem muss die Perfektion der Anspruch unseres täglichen ärztlichen Wirkens sein. Wer immer alles gibt, hat die größte Chance, Erfolg zu ernten. In der Medizin müssen zudem Patient und Arzt Hand in Hand arbeiten, um gemeinsam erfolgreich zu sein. Ich habe das Wissen um die Ursache für Beschwerden und deren Behandlung und muss es dem Patienten verständlich machen, damit dieser sich richtig verhalten kann. Dennoch kann ich niemals garantieren, dass ein operativer Eingriff zu vermeiden ist, wenn alle konservativen Maßnahmen ausgeschöpft werden. Genauso wenig kann der Operateur eine hundertprozentige Zufriedenheitsgarantie geben. Darum werden Patienten vor einer Operation über mögliche Beschwerden nach dem Eingriff ebenso aufgeklärt wie über Risiken und etwaige Komplikationen.

Keine (Fuß-)OP ohne Risiko!

- Mitunter kommt es zu einer Nachblutung, die zu Druckschmerzen führen kann.
- Durch Ruhigstellung des operierten Beines oder verlangsamten Blutfluss ist das Risiko einer Thrombose oder Embolie (siehe Seite 181) erhöht.
- Keine Operation ohne Hautschnitt, weshalb auch immer ein Infektionsrisiko besteht. Natürlich wird im Operationssaal steril gearbeitet, aber ein gewisses Restrisiko bleibt.
- Auch eine Wundheilungsstörung ist möglich, vor allem bei Rauchern, Diabetes, Über- und Unterernährung, Durchblutungsstörungen und einem geschwächten Immunsystem.
- Im Operationssaal selbst wird der betreffende Fuß optimal gelagert, das heißt, dass zum Beispiel eine zusätzliche Polsterung dafür sorgt, dass Haut und Nerven nicht beschädigt werden. Da mit Skalpell, Scheren und anderen chirurgischen Instrumenten operiert wird, kann es trotzdem zu einer Gefäß- oder Nervenverletzung kommen. Insbesondere eine Nervenverletzung führt unter Umständen zu einer dauerhaften Einschränkung von Gefühl und/oder Muskelsteuerung.
- Bei Fehlstellungen werden üblicherweise auch ein (oder mehrere) Knochen mit einer Säge bearbeitet, wobei das Risiko besteht, dass der Knochen an unerwünschter Stelle bricht. Das Gleiche kann übrigens passieren, wenn eine Schraube eingebracht wird. Denn ein Röntgenbild lässt nicht immer eine zuverlässige Aussage über die Knochenqualität zu. Wird eine Fehlstellung über einen operativen Eingriff am Knochen korrigiert, müssen die Knochenenden in der Regel wieder zusammenwachsen. Bleibt eine effektive Knochenheilung aus, entsteht eine sogenannte Pseudoarthrose, die Schmerzen verursachen kann und eventuell einen weiteren Eingriff nach sich zieht.

- Grundsätzlich können sich alle eingebrachten Materialien wie Schrauben, Platten, Drähte und künstliche Gelenke irgendwann lockern – meist infolge von Mikrobewegungen.
- In sehr seltenen Fällen bilden sich im Weichteilgewebe Verknöcherungen, die Schmerzen und/oder Bewegungseinschränkungen auslösen können.

Angesichts all dieser drohenden Gefahren kommt unweigerlich die Frage auf, ob es wirklich sinnvoll ist, den Fuß zu operieren. Diese Frage kann ich guten Gewissens mit Ja beantworten – vorausgesetzt, dass die folgenden fünf Kriterien erfüllt sind:

1. Es liegt ein klarer Befund mit einer gesicherten Ursache vor.
2. Das konservative Behandlungsspektrum ist ausgeschöpft.
3. Der Leidensdruck ist so groß, dass die Lebensqualität enorm eingeschränkt ist.
4. Sie haben einen guten und erfahrenen Fußchirurgen gefunden, zu dem Sie in einem persönlichen Gespräch Vertrauen gefasst haben.
5. Ihr behandelnder Arzt unterstützt Sie in Ihrem Vorhaben.

Da jeder Arzt zur Neutralität verpflichtet ist, wird Ihnen Ihr behandelnder Arzt auf keinen Fall unaufgefordert einen geeigneten Operateur nennen. Wenn Sie ihn jedoch konkret darum bitten, eine Empfehlung auszusprechen, wird er Ihnen sicher gerne mit seinem Wissen um entsprechende Fachleute zur Seite stehen. Das ist auch sinnvoll, denn obwohl fast jeder chirurgisch tätige Orthopäde auch eine Qualifikation für Fuß-OPs auf seiner Webseite ausweist, macht nicht jeder jeden spezifischen Eingriff in der gleichen Häufigkeit. Und neben den operativen Fähigkeiten ist die Nachbehandlung von Fußoperationen sehr wichtig. Ein guter Fußchirurg entlässt seinen

Patienten nicht ohne klare Empfehlungen, und zwar sowohl für den Patienten selbst als auch für den weiterbehandelnden Facharzt. Es ist ja nicht damit getan, operiert zu werden, einige Zeit lang zu pausieren, um dann wieder voll durchzustarten. Da mit einer Fußoperation in der Regel ein Eingriff an der Fußstatik verbunden ist, muss die Statikveränderung nicht nur in der Nachbehandlung, sondern auch im Alltag des Patienten berücksichtigt werden. Andernfalls kann es passieren, dass es zu Fehlbelastungen und, daraus resultierend, zu einer erneuten Fehlstellung kommt. Muss der Fuß dann noch einmal operiert werden, steigt das Operationsrisiko.

Nach einer Operation an der Großzehe, zum Beispiel bei einem Hallux valgus, ist in der Regel ein sogenannter Vorfußentlastungsschuh zu tragen, damit der Knochen in Ruhe heilen kann. Hier sollte sich der Betroffene konsequent an die Anweisungen halten, wenn er den Heilungsprozess nicht gefährden möchte. Andere Operationen erfordern es, dass eine oder mehrere Zehen weitere sechs Wochen mit Pflasterstreifen gezügelt werden. Hier darf man ebenfalls nicht schludern, wenn man nicht Gefahr laufen möchte, dass die OP umsonst war. Noch einmal, weil's so entscheidend ist: Das Operationsergebnis am Fuß wird nur optimal, wenn der Patient von Anfang bis Ende mitarbeitet. Natürlich ist eine gewisse nervöse Skepsis vor einem Eingriff normal, aber wenn Ihnen ernsthafte Zweifel kommen, ob Operation und Operateur richtig für Sie sind, sollten Sie auf jeden Fall eine Zweitmeinung einholen. Meinen Patienten biete ich das übrigens unaufgefordert an, wenn ich einen Anflug von Skepsis in ihrem Gesichtsausdruck erkenne.

Fazit: Die operative Versorgung am Fuß ist eine ebenso gute wie sichere Methode zur Behandlung von Beschwerden, die sich mit anderen Therapiemöglichkeiten nicht wesentlich beeinflussen lassen.

4 Wellness für Ihre Füße

4.1 Die richtige Fußhygiene

Wer schöne und gesunde Füße haben möchte, der muss sich darum kümmern. Haben Sie schon einmal über die richtige Fußhygiene nachgedacht? Wenn ja, so ehrt Sie das. Bei vielen anderen Menschen sieht es nämlich anders aus. Da bekommen die Füße nur ab, was beim Duschen am Körper herunterläuft und zwangsläufig auf die Füße trifft. Anschließend noch rasch mit dem Handtuch drüber – fertig ist die »Pflege«.

Fußpflege am Morgen erspart Kummer und Sorgen!
Während wir uns dem Gesicht bisweilen stundenlang widmen können, ist die Zeit für die morgendliche Fußpflege begrenzt. Sie aber wissen ja jetzt um die Einzigartigkeit Ihrer Füße. Schenken wir ihnen also jeden Morgen die verdiente Aufmerksamkeit. Unter der Dusche empfiehlt es sich, in der Duschwanne Platz zu nehmen. Moderne Duschen werden mittlerweile sogar immer öfter mit einer bequemen Sitzbank ausgestattet. Auch ich genieße diesen Komfort. So kann ich mich entspannt und ohne große Verrenkungen meiner Füße annehmen. Zunächst bekommen sie eine extra Portion Duschgel, bevor ich dann mit dem Bimsstein zart, aber herzlich über die Fußsohle und deren Außenkanten rubbele, um in einem ersten Schritt überschüssige Hornhaut zu entfernen. Wenn ich mit dem Duschen fertig bin, ist das Abtrocknen an der Reihe. Dabei müssen die Zehenzwischenräume unbedingt einzeln getrocknet werden. Es reicht nicht, das

Handtuch einmal über die Fußsohle und den Rücken zu ziehen und darauf zu hoffen, dass die Zeit bis zum Anziehen der Socken ausreicht, um die Restfeuchte zwischen den Zehen verdunsten zu lassen. Wenn Sie – anders als ich mit Schuhgröße 49 – Schwierigkeiten damit haben, Ihr Handtuch zwischen die Zehen zu bekommen, nehmen Sie entweder ein Riesenwattestäbchen, sogenannte Watteträger, oder umwickeln Sie einen Bambusspieß mit Küchenrollenpapier.

Ein Hinweis für Diabetiker: Bei allen Anwendungen müssen Sie sehr vorsichtig sein, vor allem wenn es ums Nagelfeilen und -kürzen geht, weil sie wegen der diabetischen Angio- und Neuropathie besonders verletzungsgefährdet sind.

Ab in die Wanne!

Können Sie sich noch an die Zeiten erinnern, als Eltern oder Großeltern ein heimisches Fußbad machten? Scheint lange her zu sein; trotzdem gibt es in jedem Kaufhaus nach wie vor Fußbäder zu kaufen, sogar mit Sprudelmassage. Dass aber offenbar die wenigsten von uns ihren Füßen diese Wohltat angedeihen lassen, ist angeblich dem modernen Zeitmangel geschuldet, doch wenn man genau hinhört, scheuen die meisten den vermeintlichen Aufwand: Ich muss das Gerät mit Wasser füllen, dann zum Sitzplatz tragen, meine Füße nach dem Bad wieder abtrocknen, das Gerät entleeren und säubern. Zeit dafür hätte jeder genug – oder sitzen Sie nicht mehrmals in der Woche auf der Couch und schauen Fernsehen? Vielleicht mangelt es ja nur an überzeugenden Argumenten pro Fußbad. Stellen Sie sich vor, Sie gelangen auf einer Wandertour an einen kristallklaren, sanft plätschernden Gebirgsbach. Was würden Sie als Erstes tun? Vermutlich die erhitzten Füße aus den Wanderschuhen und -socken befreien und sie mit dem erfrischenden

Bergwasser erfreuen. Warum dann nicht nach einem langen Arbeitstag? Schließlich sind wir Tag für Tag mit unseren Füßen auf Wanderschaft. Zwar laufen wir nicht über »Felder und Wiesen und Auen«, doch der Großstadtdschungel möchte auch gemeistert werden. Pfiffig also der, der seinen Füßen ein Fußbad gönnt. Für den gewissen Wohlfühlkick sollen Zusätze in Kristall- oder Ölform und den köstlichsten Duftnoten sorgen. Klingt auch alles sehr vielversprechend, doch schon ein kleines Experiment zeigt, dass man seinen Fußbadzusatz mit Bedacht auswählen muss. Denn was Sie wahrscheinlich noch nicht wussten: Unsere Füße können auch schmecken. Glauben Sie nicht? Dann besorgen Sie sich beim Gemüsehändler um die Ecke ein paar Knoblauchzehen. Nun schälen und halbieren Sie diese, und stecken Sie sie dann in eine Plastiktüte. Jetzt noch schnell den nackten Fuß dazu und die Tüte luftdicht mit Klebeband verschließen – immerhin geht's hier ja ums Schmecken und nicht ums Riechen. Nach spätestens einer Stunde werden Sie es merken: In Ihrem Mund verbreitet sich ein deutlicher Knoblauchgeschmack. Das Ganze funktioniert übrigens auch mit Zwiebeln. Wir nehmen also verschiedene Stoffe mit den Poren an unseren Füßen auf, die sich dann über den Blutfluss zu einer anderen Stelle des Körpers bewegen können. Beim Knoblauch ist es der Stoff Allicin, den wir dann mit unseren Geschmacks- und Geruchsrezeptoren wahrnehmen. Für Ihr nächstes (oder auch erstes) Fußbad bedeutet das, dass Sie die Wirkung von Zusätzen nicht unterschätzen sollten:

- *Bittersalz* lindert Schmerzen, beugt Gerüchen vor, bekämpft Nagelpilz, entspannt Muskeln und Gelenke.
- *Lavendel* entspannt (auch die Psyche).
- *Teebaumöl* wirkt gegen Bakterien, Viren und Pilze.
- *Apfelessig* hilft gegen Schweißfüße.

etc.

Schaut man sich die Fußbäder im Kaufhaus einmal genau an, stellt man fest, dass einige Hersteller auch Massagerollen eingebaut haben. Das ist gar nicht mal so verkehrt. Warum nicht während des zehn- bis 15-minütigen Bades gleich noch eine aktive Fußtherapie absolvieren? Und das bei einem gemütlichen Glas Tee oder Wein ...

Manche Geräte verfügen übrigens auch über eine integrierte Heizung, was es erlaubt, stets die optimale Wassertemperatur zu haben, ohne bereits nach fünf Minuten warmes Wasser nachfüllen zu müssen. Dass sich unsere Füße über Reizempfinden stabilisieren, sollten Sie beim wöchentlichen Fußbaden auskosten. Dazu ist nicht mal ein komfortables Fuß-Spa mit Massagerollen nötig, es genügen schon ein paar Kieselsteine im Becken, die man versucht zu greifen. So machen Ihre Füße spielerisch Turnübungen. Probieren Sie es aus!

Schon Kurvater Sebastian Kneipp hat Fuß- und hier insbesondere Wechselbäder empfohlen. Im 19. Jahrhundert musste er dazu auf zwei verschiedene Wannen mit Wasser zurückgreifen: So wurden die Füße erst fünf Minuten in die Wanne mit 35 °C warmem Wasser getaucht, anschließend zehn Sekunden in die Wanne mit 15 °C Grad kaltem Wasser. Es gibt kaum etwas Besseres für den Stoffwechsel, vor allem bei Krampfadern und Durchblutungsstörungen.

Keine Chance für Hornhaut!

Ein warmes Fußbad ist auch Voraussetzung, um Hornhaut bestmöglich entfernen zu können. Bei stark verdickter Hornhaut sollte man etwas Salz mit ins Wasser geben. Das reinigt, wirkt keimtötend und schleust Feuchtigkeit in die Haut. Letzteres schaffen übrigens auch Bäder mit Avocadoöl oder Harnstoff (Urea), denn beide Stoffe wirken ebenfalls feuchtigkeitsregulierend. Sobald die Haut weich und schrumpelig wird, heißt es, Abschied vom Wasser zu nehmen. Der Diabetiker sollte diesen Zustand lieber gar nicht erst erreichen, sondern sicherheitshalber bereits nach fünf Minuten das Becken verlassen.

Nun gilt es, die überschüssige Hornhaut abzutragen. Dazu hat die Industrie vielerlei Hilfsmittelchen im Angebot. Ich persönlich halte nicht viel von einem scharfen Hornhauthobel, einer Raspel oder einer Feile für den Hausgebrauch – all diese Instrumente sehe ich lieber in der Hand eines Fußpflegeprofis –, sondern empfehle den guten alten Bimsstein. Dieser birgt wenigstens nicht die Gefahr, die Haut zu verwunden ... Doch auch mit dem Bimsstein braucht es ein bisschen Fingerspitzengefühl, um nicht zu viel Hornhaut abzutragen. Kommt es beim Rubbeln zu einem Schmerzgefühl, sind Sie definitiv schon übers Ziel hinausgeschossen. Aber nicht nur das: Unser Körper registriert eine Verletzung und leitet sofort eine Gegenreaktion ein, indem er jetzt erst recht Hornhaut bildet. Tragen Sie also bitte lieber nicht alles ab.

Zum krönenden Abschluss Ihrer Fußpflege nutzen Sie eine feuchtigkeitsspendende Creme. Hierbei frische ich regelmäßig meine Urlaubserinnerungen an Fuerteventura wieder auf, denn diese Insel rühmt sich mit den besten Aloe-Vera-Pflanzen. Aloe Vera, kombiniert mit Urea und Lipiden stellt die ideale Fußcreme dar. Das Eincremen der Füße kann natürlich auch vom Partner oder der Partnerin übernommen werden. Denn auch eine Fuß(reflexzonen)massage ist eine wahre Wohltat (siehe Seite 247).

Nagelpflege – aber richtig!

Bevor Sie eines Tages wegen eines eingewachsenen Fußnagels zu einem Chirurgen müssen, möchte ich Ihnen hier die wichtigsten Tipps rund um das Thema Nagelpflege geben:

Kontrollieren Sie Ihre Nägel einmal wöchentlich im Hinblick auf Form, Beschaffenheit und Verletzungen!

Zu starkes Kürzen des Nagels ist Gift für Ihre Fußgesundheit und meistens der Grund für einen – ziemlich schmerzhaften – eingewachsenen Nagel. Der gesunde Nagel wächst entlang der rinnenartigen Nagelfalz, seiner »Führungsschiene«, nach vorn. Seitlich des Nagels sehen wir den sogenannten Nagelwall.

Der Zehnagel

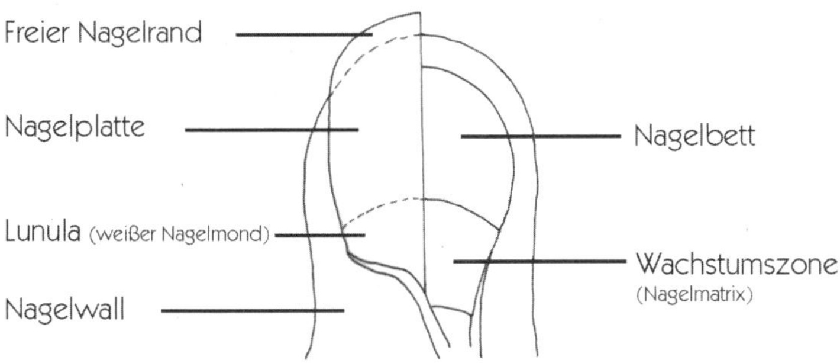

Drucktechnisch sind Nagel und Nagelwall Gegenspieler. Wenn man nun den Nagel kürzt, trifft der Nagelwall auf keinen Widerstand mehr. Dafür erfährt der Nagelwall bei beengendem Schuhwerk einen umso stärkeren Druck von außen. Infolgedessen verändert sich auch die Führungsschiene, indem sie zum Zehenende spitzer wird. Der nachwachende Nagel hingegen hat nichts von seiner ursprünglichen Breite eingebüßt und bahnt sich deshalb seinen Weg gegen den Widerstand nach vorn: Er drückt in die verengte Nagelfalz – und das tut dann mehr oder weniger weh. Vor allem dann, wenn die Nagelkanten nicht rund geschnitten wurden, sondern kleine Nagelspitzen wie ein Fremdkörper wirken und damit eine Entzündungsreaktion provozieren. Die Haut schwillt an, ist gerötet und überwärmt. Wenn sich nun noch Keime einen Weg in das umgebende Gewebe bahnen, kann es zu einer eitrigen Entzündung kommen. Sobald Sie eine Entzündungsreaktion entdecken, sollten Sie handeln – sonst riskieren Sie einen operativen Eingriff mit möglichen Komplikationen. Suchen Sie im Zweifelsfall einen Podologen oder Hautarzt auf, statt selbst herumzudoktern oder einfach wegzuschauen. Die ersten Beschwerden lassen sich mit heimischen Fußbädern samt beruhigendem Kamillenextrakt sowie einer desinfizierenden Lösung oder Salbe, die sie auf die gereizte Stelle aufbringen, lindern. Unter Umständen ist es aber auch notwendig, eine operative Teilentfernung des Nagels inklusive Nagelmatrix durchführen zu lassen.

Fazit: Je früher Sie handeln, desto weniger Komplikationen und Schmerzen kommen auf Sie zu. Und handeln Sie vorbeugend, indem Sie auf zu enges Schuhwerk verzichten. Das kann nämlich nicht nur zu Stellungsveränderungen der Zehen führen, sondern hat auch direkten Einfluss auf das Nagelwachstum. Eine klare Empfehlung, ob Sie Ihre Nägel rund oder gerade schneiden sollen, kann ich Ihnen leider nicht geben; dafür sind unsere Nägel einfach zu individuell. Neben der Fuß- und Zehennagelform spielen aber auch andere Faktoren wie Belastung durch Gewicht, Arbeit, Schuhwerk und Gangbild eine entscheidende Rolle.

Gehen Sie also mit Bedacht an die Nagelpflege. Und investieren Sie ruhig einmal in eine podologische Fußpflegebehandlung, denn hier bekommen Sie bestimmt sehr gute Tipps für Ihre persönliche Fußpflege.

4.2 Die Erotik des Fußes

Unsere Füße haben nicht nur eine phänomenale statische Bedeutung für den gesamten Körper. Auf manch einen wirken sie darüber hinaus sexuell stimulierend. Die Begriffe »Schuhfetischist« oder »Fußfetischist« sind ja auch nicht gerade neu ... Bei aller Fußanatomie und den medizinischen Zusammenhängen darf Mann bzw. Frau also eines nicht vergessen: Der Fuß – nackt, verhüllt in Strümpfen oder aufreizend im Schuh drapiert – ist in vielen Augen ein erotisches Kunstwerk und wird als solches seit Jahrhunderten in unterschiedlichen Kulturen zelebriert. Medizinisch wie moralisch ist daran auch überhaupt nichts auszusetzen. Denn Sex ist vielfältig und bunt wie das Leben – und alles, was einem selbst oder einem anderen Menschen nicht schadet, ist meiner Meinung nach normal.

Doch was bedeutet eigentlich »Fetisch«, der so eng verbunden ist mit Erotik? Das Wort leitet sich vom lateinischen »facticius« ab, was so viel heißt wie »nachgemacht« oder »künstlich«. Die französische Ableitung »fètiche« (»Zauber[mittel]«) trifft es allerdings besser. Eigentlich bedeutet »Fetisch« nämlich die Verehrung eines Gegenstandes, dem magische Kräfte zugesprochen werden. In unserer westlichen Gesellschaft hat es sich jedoch eingebürgert, bestimmte sexuelle Neigungen als (sexuellen) Fetisch zu bezeichnen. Mündet diese Neigung in zwanghafte Verhaltensweisen, die über einen Zeitraum von mehr als sechs Monaten anhalten und unter Umständen sogar die Misshandlung anderer Menschen in Kauf nehmen, wird Fetischismus als Krankheit gewertet und muss ärztlich behandelt werden.

Der Fußfetischismus hat per se erst mal nichts mit Erniedrigung und Demütigung zu tun, auch wenn Fußfetischisten nicht selten unterwürfig sind. Vielmehr beschreibt er das (erregte) Betrachten, Berühren oder Liebkosen der Füße einer anderen Person. Hierbei gibt es eine Vielzahl an Spielarten, wobei sich der Fetisch auf den nackten oder den bekleideten Fuß beziehen kann. Insofern unterscheidet man auch im Allgemeinen drei Hauptgruppen: Schuhfetischismus, Strumpf- bzw. Sockenfetischismus und reiner Fußfetischismus.

Der Schuhfetischist weist eine sexuelle Fixierung auf Schuhe auf. Dabei dienen Schuhe als direktes oder indirektes Hilfsmittel zur Erregung. Sie können aber auch stellvertretend für einen realen Partner mit besonderer Aufmerksamkeit bedacht werden.

Die meisten von Ihnen haben jetzt bestimmt schon konkrete Schuhmodelle vor Augen, oder? Damit liegen Sie auch gar nicht so falsch. Dennoch handelt es sich nicht nur um High Heels und Pumps, auch Zehentrennersandalen und Winterstiefel können bei dem einen oder der anderen die sexuelle Erregung steigern. Und so manche Frau dürfte auch ein fetischartiges Verhältnis zu ihren Schuhen, insbesondere zu ihren High Heels haben. Immerhin zaubert dieser Schuhtyp – so schlecht er für die (Fuß-)Gesundheit sein mag – lange Beine und damit ein wachsendes Selbstbewusstsein, was wiederum ausgesprochen sexy wirken kann. Natürlich möchte Frau wie Mann dem Gegenüber gefallen – und beim Blick in den Spiegel vor dem ersten Date hält Frau sich selbst oft für attraktiver, wenn sie hochhackige Schuhe trägt. Dieses Schönheitsideal scheint in vielen Köpfen verankert zu sein. Leider, denn es macht nicht nur uns Fußspezialisten das Leben schwer. Keine Frage, auch ich schätze den Reiz eines Frauenbeines mit hochhackigem Schuh – solange dieser nur zu besonderen Anlässen getragen wird und dem Fuß keinen Schaden zufügt. Denn kaputte Füße sind nun mal keine Augenweide.

Apropos besondere Anlässe: Wissen Sie, was »Bettschuhe« sind? Das sind Schuhe, in denen das Laufen wegen ihrer Absatzhöhe sehr schwerfällt und daher in vielen Fällen nur horizontal getragen werden (können). Wenn Sie sich noch nichts darunter vorstellen können, empfehle ich eine Reise nach Hamburg zur sündigen Reeperbahn ...

Der Reiz von Pumps oder High Heels kann durch das Tragen entsprechender Strumpfmode potenziert werden, womit wir beim Strumpf- bzw. Sockenfetischismus angekommen wären. Wissen Sie eigentlich, wie die Strumpfhose zu ihrem Namen gekommen ist? Der modische Mann trug im Mittelalter ein kurzes Beinkleid samt zeitgenössischem Schuhwerk.

Um sich vor unangenehmer Kälte zu schützen, entschloss er sich, den sogenannten Beinling anzuziehen, der am Gürtel befestigt wurde. Im 15. Jahrhundert wurde der Beinling kürzer und an einen Zwickel angenäht. Der Vorläufer der heutigen Strumpfhose war geboren. Erst im 17. Jahrhundert kam Mann auf die Idee, längere Hosen zu tragen. Dadurch entfiel die Notwendigkeit eines Zwickels, und die Strumpfhose in ihrer ursprünglichen Form verschwand, um dann Ende des 18. Jahrhunderts wiederentdeckt zu werden. Da trugen die Männer nämlich entweder lange Unterhosen ohne Fußteil oder sogenannte Pantalons, lange Unterhosen mit Fußteil.

Mit der Zeit eigneten sich auch die Frauen die Strumpfhosenmode an. In den 1920er bis Ende der 1930er Jahre nähten Schauspielerinnen und Tänzerinnen in Deutschland ihre Baumwollstrümpfe an die oberschenkellange Unterhose an. 1935 begann in den USA der Siegeszug der Nylon- oder auch Perlonstrumpfhose, als die erste Nylonfaser erfunden wurde. Das Wort »Nylon« ist übrigens eine werbewirksame

Abwandlung des englischen »no run«, zu Deutsch: »keine Laufmasche«. Am 24.10.1939 schließlich werden die ersten 4000 Paar Nylonstrümpfe verkauft. Das Tragen von Nylonstrümpfen mit der unverkennbaren Naht an der Rückseite des Beines wird zu einem Symbol der damaligen Zeit – und die moderne Frau möchte den Filmstars und Mannequins hinsichtlich Beinbekleidung in nichts nachstehen. Ab 1960 kann dann auf die Verwendung der Strumpfhalter verzichtet werden, da die Chemiefaser Elasthan, heute vielen besser bekannt als Lycra, entwickelt wird. In Kombination mit dem Nylon lassen sich die Strümpfe nun um ein Vielfaches dehnen, ohne ihre Form zu verlieren.

Nylonstrümpfe und -strumpfhosen haben für viele Menschen aufgrund ihrer seidigen Transparenz eine starke erotische Ausstrahlung – und können den weiblichen Fuß verschönern. Für den wahren Fußfetischisten aber ist der unbestrumpfte Fuß das erfüllende Ein und Alles. Denn Fußfetischisten lieben es, nackte Füße zu betrachten und zu liebkosen. Dabei kann sich die besondere Anziehung auf bestimmte Teile des Fußes wie Fußsohle und Zehen beziehen oder auch auf den Geruch. Man kann den Fuß streicheln, küssen, lecken oder daran riechen ... Manche Männer mögen es auch, von einem weiblichen Fuß stimuliert zu werden. Sexualwissenschaftler unterscheiden zwischen einem partiellen und einem kompletten Fetischismus. Partiell heißt, dass der Fetisch nur der Erregung dient, jedoch nicht zwingend zur sexuellen Befriedigung erforderlich ist. Ist der Orgasmus hingegen nur möglich unter Zuhilfenahme des Fetischs, handelt es sich um einen kompletten Fetischismus.

Darüber hinaus gibt es natürlicherweise das sinnliche Empfinden des Fußes selbst. Denn unser Fuß ist bekanntermaßen mit Tausenden von Rezeptoren ausgestattet, so dass wir eine Menge Reize aufnehmen können. Reize, die über unsere Regelkreise an das Gehirn weitergeleitet werden und dort unsere Lust steigern können. Schade, dass dieser Quell der Sinnlichkeit gar nicht so vielen Menschen bewusst ist. Denn dadurch berauben sie sich der Chance, ganz neue Sinneseindrücke zu sammeln und ein neuartiges Lustgefühl auszulösen. Von zarten Streicheleien bis hin zum gezielten Drücken erogener Punkte gibt es allerlei Spielarten der Fußeslust. Bitten Sie doch mal Ihren Partner/Ihre Partnerin darum, Ihre Füße zu verwöhnen ...

Fazit: Viel können wir über unsere Füße steuern. Auch Lust und Entspannung. Insofern ist die Erotik des (gesunden und gepflegten) Fußes eine Bereicherung für das Leben und Lieben.

4.3 Weil's einfach guttut: Die Fußmassage

Mit gepflegten Füßen lassen sich wunderbare Dinge erleben. Nicht zuletzt eine Fußmassage. Als das Aussehen meiner Füße noch von Fuß- und Nagelpilz bestimmt war, habe ich nicht im Entferntesten daran gedacht, mich einer derartigen Behandlung hinzugeben. Dafür schämte ich mich zu sehr ... Wer seine Füße also erst mal im heimischen Spa auf Vordermann bringen möchte, kann ihnen auch mit den eigenen Händen eine Massage angedeihen lassen. Ist man dabei mit seinen eigenen Füßen im Reinen, wirken sich die Effekte – bessere Durchblutung, Stärken der Tiefenwahrnehmung durch das Reizen der Rezeptoren und natürlich Entspannung – auf den gesamten Körper aus.

Kraftquelle für zwischendurch: die Selbstmassage der Füße

- Verwöhnen Sie den ersten Fuß – sagen wir beispielsweise den linken – mit einer Feuchtigkeitscreme oder einem guten Körperöl.
- Nun bilden Sie mit der rechten Hand eine Faust und fahren Sie mit einer der beiden Knöchelchenreihen langsam und in mehreren Bahnen die Fußsohle auf und ab. Die Dauer der jeweiligen Griffe bestimmen Sie selbst.
- Anschließend lassen Sie einen oder beide Daumen an der Fußsohle mehrmals in spiralförmigen kleinen Bewegungen von der Ferse bis zu den Zehen kreisen.

Tipp: Verliert die Haut zu schnell an guter Gleitfähigkeit, geben Sie noch etwas Öl oder Creme auf den Fuß.

- Was der Fußsohle guttut, ist auch für den Fußrücken entspannend: Lassen Sie einen oder beide Daumen mehrmals in spiralförmigen kleinen Bewegungen vom Sprunggelenk hinab zu den Zehen kreisen.
- Nun bekommt jede Zehe ihr persönliches Verwöhnprogramm: Umschließen Sie eine Zehe mit Daumen, Zeige- und Mittelfinger, und umkreisen Sie sie mit leichten Streichbewegungen. Zusätzliches Ziehen (an jeder Zehe) entspannt die Gelenke. Wenn's dabei knackt, ist dies nicht schlimm – Sie haben das Gelenk dann nur wieder in die optimale Position zurechtgerückt.
- Abschließend setzen Sie beide Daumen in der Mitte des Ballens ab; streichen Sie dann bei leichtem Druck zu den Seiten hin aus.

Schon mithilfe dieser einfachen Griffe haben Sie den Bandapparat Ihres linken Fußes entlastet und die Durchblutung angeregt. Nun ist der andere Fuß an der Reihe!

Wenn Sie Ihre Hände entlasten oder die Massage ausdehnen möchten, können Sie auch auf Hilfsmittel zurückgreifen. Ein *Igelball* ist schnell auf den Boden gelegt, um mit der Fußsohle darauf auf- und abzurollen. Den gleichen Effekt erzielen Sie mit einem *Fußmassageroller*. Ich selbst empfehle immer ein genopptes Balancekissen (siehe Fuß-Gym, Seite 257), weil es besonders vielseitig verwendbar ist.

Volle Pulle Entspannung und mehr: die (Paar-) Fußreflexzonenmassage

Besser als jedes Hilfsmittel ist der richtige (Massage-)Partner. Das kann auch eine gute Freundin sein.

- Sorgen Sie für eine möglichst angenehme Atmosphäre, und machen Sie es sich auf Liege, Bett oder Couch bequem.
- Legen Sie eine Handtuchrolle unter das leicht gebeugte Knie. Wenn Sie mit Öl arbeiten, empfiehlt sich noch ein großes Handtuch als Unterlage.
- Nun kann sich der »Masseur« Ihren Füßen widmen, während Sie sich nur noch fallenzulassen brauchen ...

Bei der *Fußreflexzonenmassage* handelt es sich um ein alternativmedizinisches Behandlungsverfahren. Als langjähriger Dozent der Forschungsgruppe Akupunktur weiß ich um die positive Wirkung von Nadeln im Fußbereich auf den gesamten Körper. Insofern gehe ich auch davon aus – und viele Patienten berichten davon –, dass die gezielte (Druck-) Stimulation von Punkten und Arealen ähnliche Effekte hat und befürworte eine Fußreflexzonenmassage daher im Rahmen einer Schmerztherapie und bei Durchblutungsstörungen. Wie die Akupunktur, so hat auch diese Massageform ihren Ursprung in den fernöstlichen Ländern. Elemente finden sich in der historischen Thai-Massage, der ayurvedischen

Massagetradition und in der chinesischen Tuina. Es war der US-amerikanische Hals-Nasen-Ohrenarzt William Fitzgerald, der der westlichen Welt Ende des 18. Jahrhunderts den Zugang dazu eröffnete. Allerdings beruhte Fitzgeralds System auf entsprechenden Methoden der indianischen Volksmedizin. Dazu teilte er den Körper in zehn senkrechte Zonen ein: die Zonentherapie von 1917. Später wurden diese Längszonen noch in jeweils drei Querzonen unterteilt. Die heute üblichen (westlichen) Druck- und Grifftechniken der Fußreflexzonenmassage wurden Ende der 1930er-Jahre von der US-amerikanischen Masseurin Eunice D. Ingham entwickelt und haben sich von den USA aus über England den Weg zu uns gebahnt. Vor allem Heilpraktiker, Physiotherapeuten und Masseure bieten die Fußreflexzonenmassage an. Grundlegend für deren Wirksamkeit ist die Vorstellung, dass die Füße über Nervenbahnen mit allen Organen des Körpers verknüpft sind. Behandele ich eine Arthrose im Kniegelenk mittels Akupunktur, setze ich dazu ebenfalls Nadeln an speziellen Punkten im Fußbereich. Unumstritten ist, dass die Fußreflexzonenmassage sowohl die Durchblutung als auch den Lymphabfluss anregt.

Um Reflexzonen effektiv zu massieren, ist es natürlich wichtig zu wissen, wo diese liegen. Da es ganz schön viele sind, finden Sie selbst bei jedem Profi eine entsprechende »Fuß-Landkarte«.

Die Fußreflexzonen

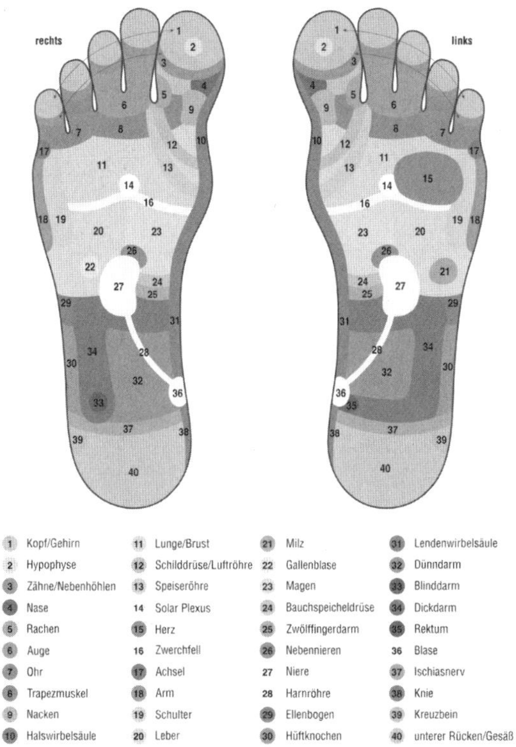

Der erfahrene Therapeut wird zunächst ein Anamnesegespräch mit Ihnen führen, um die akuten Beschwerden zu erfahren und zu erfragen, ob und wenn ja welche ärztlichen Therapie bereits erfolgt sind. Denn das Ziel der Massage ist es nicht, möglichst viele Reflexzonen anzuregen, sondern einzelne möglichst wirksam. Dabei sollte wie bei jeder anderen Massage auch eine Wohlfühlatmosphäre herrschen. Angenehme Temperatur, Kerzen, gedämpftes Licht, duftende Öle und Entspannungsmusik helfen dabei, den Alltag loszulassen.

Bei der Reflexzonenmassage wird im Grunde nicht massiert, sondern gedrückt. Das setzt viel Einfühlungsvermögen und Aufmerksamkeit des Masseurs voraus. Die ausgewählte Reflexzone wird mit der Daumenkuppe langsam eingedrückt (ein bis drei Sekunden), gehalten (fünf–30 Sekunden) und langsam wieder gelöst (ein bis drei Sekunden). Trifft der Masseur auf eine schmerzende oder verhärtete Stelle, wird diese ausgiebig bearbeitet, bis der Schmerz nachlässt. Die Verhärtung löst sich möglicherweise erst nach der dritten oder vierten Massage. Sind die Schmerzen allerdings sehr stark, so dass bereits dieser zarte Druck zu viel ist, sollte nur um die Stelle herum gearbeitet werden. Dabei muss der Masseur jederzeit in Kontakt zum Patienten stehen, um dessen jeweilige Gefühlslage zu erspüren.

Werden größere Zonen wie die des Dickdarms bearbeitet, erfolgen auch feste Streichbewegungen. Zwar darf der Druck auch mal für Momente etwas schmerzhaft, im Endeffekt aber immer erträglich und lindernd sein.

Eine Fußreflexzonenmassage dauert in der Regel 20 bis 45 Minuten.

4.4 Bewegung ist das A&O

»Das Schönste, was Füße tun können, ist Tanzen«, sagte Ernie aus der Sesamstraße. Recht hat er! Sich nach Musik zu bewegen liegt uns im Blut. Von Kindesbeinen an bis ins hohe Alter. Wenn mein dreijähriger Neffe Musik hört, zuckt es durch seinen Körper. Erst beginnt der Oberkörper, hin und her zu schaukeln, dann pendeln die Arme vor und zurück, und schließlich steigen auch die Füße ein. Tanzen ist die Fähigkeit des Gehirns, einen Rhythmus zu erkennen und diesen in Bewegung umzusetzen. Dazu bedarf es der perfekten Koordination unterschiedlicher Hirnregionen. Nachdem der Grundrhythmus herausgefiltert wurde, werden die Signale im Gehirn verarbeitet, woraufhin eine aktive Entscheidung in der Großhirnrinde dazu führt, dass Arme und/oder Beine bewegt werden. Schon Neugeborene reagieren auf Rhythmen ...

Fakt ist, dass wir zum Tanzen meistens auch die Füße benutzen. Füße sind immerhin der Motor unserer natürlichen Fortbewegung. Über das frühkindliche Laufen entwickeln sich die Strukturen des Körpers. Die Form unserer Wirbelsäule beispielsweise ergibt sich aus dem Drang des Menschen zu laufen. Und wer sicher zu Fuß ist, kann Gefahren, die durch Hindernisse auf dem Boden oder eine nicht erwartete Bodenbeschaffenheit auftreten, geschickt umgehen. Stichwort Propriozeption: Wenn ich *unerwartet* auf einen dicken Ast trete, reagiert mein Körper auf zweierlei Arten. Über die trainierte und somit funktionierende Sensomotorik erfasst er die Situation im Nullkommanichts und leitet umgehend Kompensationsmechanismen ein. Blitzschnell werden alle Muskeln des Körpers so gesteuert, dass ich nicht stürze oder umknicke. Bei einem Fehler in Wahrnehmungssystem oder Reizverarbeitung hingegen sind das Umknicken und damit oft auch der Sturz vorprogrammiert. Während das bei einem Kind zu keinem nennenswerten Schaden führt – ein Dino-Pflaster auf der Schürfwunde ist sogar »cool« –, bedeutet so ein Sturz für den älteren Menschen oft einen Knochenbruch. Besonders häufig treten der Bruch des Oberschenkel- oder eines Wirbelkörperknochens auf. Nun ist natürlich niemand vor einem Sturz gefeit, doch wir können viel tun, um vorzubeugen bzw. die Heilungschancen zu erhöhen. Die Zauberformel lautet: Bewegung. Wer sich möglichst oft und abwechslungsreich bewegt, trainiert natürlicherweise seine Koordination. Wer sich hingegen ausruht, gefährdet aktiv seinen Gesundheitszustand. Das gilt für jeden von uns, in besonderem Maße aber für ältere Menschen. Sätze wie »Ich habe mein ganzes Leben lang gearbeitet, jetzt kann ich es auch ruhig angehen lassen« höre ich fast täglich, doch stoßen sie bei mir glücklicherweise nicht auf taube Ohren. Im Gegenteil: Ich verstehe es als meine Pflicht, mein Gegenüber zu motivieren, immer schön aktiv zu bleiben bzw. zu werden. In puncto Gesundheit können wir uns nämlich nicht auf die sportlichen Leistungen von vor 20 Jahren verlassen. Vielmehr sollten wir die Gegenwart nutzen, um an einer guten (gesundheitlichen) Zukunft zu bauen.

Lassen Sie sich nicht gehen, sondern gehen Sie!

Ein gesundes Körperbewusstsein und regelmäßige körperliche Bewegung sind das A&O, um nicht nur in Sachen Fußgesundheit möglichst lange stabil zu sein:

- In jedem Alter gehört es dazu, sein Körpergewicht zu optimieren. Das heißt nicht, dass Sie ein »Schmalhans« werden sollen – Untergewichtige neigen zum Beispiel zu einer Osteoporose –; übermäßig viele Kilos belasten jedoch Gelenke und Muskeln unnötig stark und fördern den Verschleiß.
- Bewegen Sie sich so oft wie möglich. Auch wenn Sie bereits am Rollator unterwegs sein sollten.
- Im Alter ist das Risiko hoch, an der peripheren Polyneuropathie (siehe Seite 206) zu erkranken. Das heißt, dass die Reize an unseren Füßen nur reduziert oder gar nicht aufgenommen und verarbeitet werden können. Dadurch steigt die Gefahr zu stürzen erheblich. Es muss also ein Sturzprophylaxe-, sprich *propriozeptives Training* her. Dabei wird zum Beispiel mithilfe von Balancekissen oder Weichschaummatten die Koordination trainiert. Leider wird meiner Meinung nach immer noch viel zu viel Zeit und Geld in die Therapie bestehender Krankheiten oder Verletzungsfolgen gesteckt, statt den Ursachen gezielt entgegenzuwirken.

– Gesundheit muss man sich in den meisten Fällen verdienen. Das kostet zwar Fleiß und Zeit, kann aber durchaus Spaß machen, vor allem wenn die Erfolge sicht- bzw. spürbar werden. Also bewegen Sie sich. Am besten in einer Gruppe mit Gleichgesinnten. Das ist abwechslungsreicher, lustiger und hilft, den inneren Schweinehund zu überlisten. So bieten beispielsweise die gesetzlichen Krankenkassen den sogenannten Rehasport an. Fast 90 Prozent der Personen, denen ich diesen Tipp gegeben habe, sind mir dankbar dafür. Denn schon nach wenigen Wochen merken fast alle, dass die sportliche Bewegung von Kopf bis Fuß guttut und körperliche Schmerzen lindert.

4.5 Barfußlaufen oder: Die unterschätzte Therapie

Sie wollen Füße und Körper entspannen und stärken? Dann laufen Sie barfuß! So oft wie möglich. Wenn ich barfuß schreibe, dann meine ich auch barfuß: ohne Schuhe und Strümpfe. Zunächst in den eigenen vier Wänden, auf der Terrasse und im Garten. Wenn Sie dann auf den Geschmack gekommen sind, können Sie auch mal über Stock und Stein gehen, es muss ja nicht gleich ein Sprint übers Stoppelfeld sein. Barfußlaufen muss nämlich langsam erlernt werden. Also geben Sie Ihren Füßen die Gelegenheit, sich darauf einzustellen. Beginnen Sie mit kurzen Distanzen, zum Beispiel im nahegelegenen Wald oder Park. Für manch einen mag auch ein sogenannter Fußparcours für den Einstieg hilfreich sein: Diese Barfußlaufstrecke besteht aus unterschiedlichen Materialfeldern, so dass der Barfußläufer über Kies, runde Steine, Holz, Stroh, Gras etc. laufen muss, womit er seine Sensomotorik stärkt. Solche Barfußparcours gibt es in Kindergärten und vielen Senioreneinrichtungen, sind aber auch leicht selber anzulegen. Hauptsache, der Untergrund ist schön abwechslungsreich, damit unsere Füße mit möglichst vielen Reizen konfrontiert werden.

Die 7 goldenen Gründe fürs Barfußlaufen

1. Barfußlaufen stärkt die Fuß- und Unterschenkelmuskulatur!
   Die Zehen erfüllen ihre eigentliche Funktion und nehmen Kontakt mit dem Boden auf. Hierdurch werden die kleinen Fußmuskeln gestärkt, und der Fuß bleibt stabil. Das Fußgewölbe muss das Körpergewicht (ohne Unterstützung des Schuhs) bei jedem Schritt abfedern.
2. Barfußlaufen sensibilisiert die Lauftechnik!
   Über unsere sensomotorischen Regelkreise werden die Füße unwillkürlich behutsamer aufgesetzt, da sich die Aufprallkräfte dadurch verringern. So wird der Fersenläufer fast automatisch zum Ballenläufer. Das reduziert die Stoßbelastung für Sprung-, Knie- und Hüftgelenke sowie die Wirbelsäule erheblich.
3. Barfußlaufen senkt das Risiko für eine Fuß- und Nagelpilzerkrankung!
   Wo ein guter Luftaustausch stattfindet und Feuchtigkeit schnell verdunstet, finden Pilze keinen guten Nährboden, um zu gedeihen. Auch der typische Schweißgeruch fällt weg, da der Hautflora zur Verstoffwechselung kein übermäßiges Schweißangebot zur Verfügung steht.
4. Barfußlaufen macht die Füße unempfindlicher gegen Druckstellen, Verletzungen und Fußfehlstellungen infolge muskulärer Schwäche!
   Dank unterschiedlicher Bodenbeschaffenheiten erfahren die Füße eine natürliche Form der Fußmassage. Zwar nimmt man am Anfang noch jede Kante und jedes Stein-

chen an der Fußsohle wahr, doch im Laufe der Zeit wird das Fußsohlenfettpolster unter der Haut kräftiger, was die Fußsohle wiederum schmerzunempfindlicher macht.

5. Barfußlaufen stärkt die Immunabwehr!
   Wer über Stock und Stein, durch Bäche und Meerwasser stapft, ist weniger erkältungsanfällig – Stichwort: Kneipp'sche Wechselbäder.
6. Für die Jogger unter uns: Barfußlaufen erhöht die Laufleistung!
   Je kürzer die Schrittlänge und je höher die Schrittfrequenz, desto geringer die Dauer des Bodenkontakts. Das ist die Grundvoraussetzung für einen schnellen, effektiven Laufstil. Wer seinen Laufstil darüber hinaus optimieren möchte, sollte den Unterschenkel mittels der rückseitigen Oberschenkelmuskulatur aktiv hochziehen, statt das Bein vor dem Körper hochzuziehen.
7. Barfußlaufen verbessert die Körperhaltung!
   Unsere gesamte Körperhaltung hat Einfluss auf unsere Füße – und umgekehrt. Fehlstellungen an unseren Füßen, ein muskuläres Ungleichgewicht oder Verletzungen wirken auf die weiter oben gelagerten Strukturen.

Fazit: Wer viel barfuß läuft, erlangt automatisch eine natürliche und somit gute Gangart. Der Fuß wird an der richtigen Stelle aufgesetzt, die Muskeln werden gefordert, und das Abfedern vom Boden wird optimiert. Diese (wieder)erlernte Gangart können wir dann auch mit – nicht zu hohen, nicht zu engen und nicht zu weiten – Schuhen an den Füßen anwenden.

4.6 Revierdoc's Fuß-Gym

Willkommen in meinem »Fuß-Gym«!

Die meisten Menschen würden jetzt sicher klagen: »Was soll ich denn noch alles für meinen Körper tun?«, »Wann soll ich denn auch noch die Zeit für Fußübungen finden?«, »Und was bringt mir das?« Aber da Sie das Buch aufmerksam gelesen haben, wissen Sie, dass schon ein wenig Zeit für die Füße am Tag eine gute Investition in Zukunft und Lebensqualität ist.

Damit sich Ihr Auto reibungslos bewegt, muss der Motor gut laufen und gepflegt sein. Der Motor für Ihre Füße sind die Fuß- und Unterschenkelmuskeln. Sind diese geschwächt, reduziert sich die persönliche »Motorleistung«. Also machen Sie ihre Füße zu einem schnittigen und robusten Alltagsauto, an dem Sie lange Freude haben und das Sie überall hinbringt: mit den aktiven/passiven Bewegungsübungen aus dem »Fuß- Gym«.

Im Gegensatz zum Motorsteuerungsmodul beim Auto können wir unser körpereigenes »Sensomotorisches Motorsteuergerät« optimieren: mit der Proprio(zeptions)übung aus dem »Fuß-Gym«.

- Die meisten Übungen lassen sich schnell und leicht nachvollziehbar durchführen.
- Bei allen Übungen ist Vorsicht besser als Nachsicht, soll heißen: Sorgen Sie dafür, dass in der Umgebung nichts steht, was Ihre Gesundheit gefährden könnte. Insbesondere bei den Gleichgewichtsübungen empfiehlt es sich anfangs, eine Person zur Absicherung dabei zu haben, die bei Bedarf stabilisieren kann.
- Im Zweifelsfall fragen Sie bitte vor dem ersten »Fuß-Gym«-Training ihren behandelnden Arzt, ob irgendetwas gegen die eine oder andere Übung spricht.

PROPRIO-ÜBUNG

Hilfsmittel:
Hierzu benötigen Sie ein (luftgefülltes) Balancekissen oder auch ein Schaumstoffkissen. Beide Artikel erhalten sie im Sanitätsfachhandel. Alternativ können Sie auch eine Matratze oder eine zusammengerollte Decke verwenden.

Ziel der Übung:
Sowohl die Kraft der Fuß- und Unterschenkelmuskulatur als auch die Sensomotorik werden bei dieser Übung trainiert. Sie eignet sich übrigens auch hervorragend nach Verletzungen im Sprunggelenksbereich, weil diese in der Regel mit einer Störung der Propriozeption einhergehen.

Los geht's:
Stellen Sie sich mit beiden Beinen auf das Kissen. Die instabile Unterlage erfordert eine ständige Haltungskorrektur, damit der Körper sich nicht aus dem Lot bewegt und zur Seite kippt. Der Körper muss blitzschnell auf die Lastverteilung regieren. Zu Anfang werden die Kompensationsbewegungen noch relativ grob sein, mit zunehmender Übung werden die Ausschläge jedoch kleiner.

Achten Sie bei dieser Übung stets auf eine gerade Fersenhaltung!

Wenn Sie sich ausreichend sicher fühlen, versuchen Sie mal, ein Bein anzuheben … Und Proprio-Profis probieren es mal bei geschlossenen Augen.

Und so können Sie diese Übung problemlos in Ihren Alltag einbauen: Die Zeit beim Zähneputzen morgens und abends ist vollkommen ausreichend. Bereits 30 Sekunden am Stück genügen. Wenn Sie diese Zeit deutlich überschreiten, riskieren Sie hingegen eine Überlastung.

AKTIV-ÜBUNG 1

Hilfsmittel:
Treppe mit Geländer

Ziel der Übung:
Zur Behandlung von Knickfuß und bei Instabilität des Sprunggelenkes: Stabilisierung von Ferse und Sprunggelenk sowie bessere Beweglichkeit im Sprunggelenk.

Los geht's:
Stellen Sie sich mit beiden Vorfüßen auf die unterste Treppenstufe und halten Sie sich dabei am Geländer fest. Die Fersen ragen über den Stufenabsatz hinaus. Nun heben und senken Sie langsam und abwechselnd die Fersen, wobei diese nicht nach innen abknicken dürfen. Vermeiden Sie bitte auch, in den Ballenstand zu kommen, denn diese »High-Heels-Position« begünstigt einen Spreizfuß.
Machen Sie 30 Wiederholungen, und zwar am besten morgens und abends.

AKTIV-ÜBUNG 2

Hilfsmittel:
Ein Stuhl

Ziel der Übung:
Zur Behandlung von Spreizfüßen: Kräftigung der tiefen Ballenmuskulatur, die das Quergewölbe des Fußes stabilisiert.

Los geht's:
Setzen Sie sich auf Stuhl, Hocker oder Couch, die Füße (mit etwas Abstand) nebeneinander auf dem Boden. Nun beginnen Sie mit einer langsamen Beugung in den Zehengrundgelenken, während die übrigen Zehengelenke in Streckung verbleiben. Sobald Sie die maximale Beugung erreicht haben, halten Sie diese Position zehn Sekunden lang, um danach wieder langsam in die Streckung zu gehen.
Wenn Sie das täglich zwei Minuten üben, werden Sie feststellen, dass es Ihnen immer leichter fällt.
Doch bevor Langeweile aufkommt: Je mehr Gewicht Sie bei dieser Übung auf den Vorfuß bringen, desto schwieriger wird das Beugen. Aber irgendwann schaffen Sie diese Übung sogar im Stehen.

AKTIV-ÜBUNG 3

Hilfsmittel:
Ein Stuhl

Ziel der Übung:
Zur Behandlung von Senk- und Plattfüßen: Stärkung der inneren Fußspirale, um das Längsgewölbe zu stabilisieren.

Los geht's:
Setzen Sie sich auf einen Stuhl. Legen Sie nun zunächst den einen Fuß mit der Außenkante auf den gegenseitigen Oberschenkel. Auf diese Weise haben Sie freien Blick auf das zu trainierende Längsgewölbe. Während die Ferse auf dem Oberschenkel ruht, liegen Vor- und Mittelfuß frei und werden von unseren beiden Händen umschlossen.
Sie beginnen mit der aktiven Übung, indem Sie den Vorfuß zunächst Richtung Fußsohle bewegen. Dabei wirken Ihre Hände

aber als Widerstand und geben der Bewegung nur langsam nach.
Das Ganze folgt nun auch in die Gegenrichtung: Der Vorfuß wird Richtung Fußrücken bewegt, wobei beiden Hände dieser Bewegung entgegenwirken. Natürlich können Sie sich selbst beschummeln, aber was hätte das für einen Sinn? Spüren Sie lieber, wie sich Ihre Fußmuskeln gegen den Widerstand anspannen und dadurch trainiert werden. Machen Sie 30 Wiederholungen, und zwar am besten morgens und abends.

Neben der Hoch- und Runterbewegung können auch die seitlichen Eindrehbewegungen mit derselben Technik trainiert werden.

PASSIV-ÜBUNG 1

Hilfsmittel:
Ein Stuhl

Ziel der Übung:
Zur Behandlung des Hohlfußes: Ziel ist es, die Muskelspannung an der Fußsohle zu reduzieren.

Los geht's:
Sie sitzen auf dem Stuhl, legen einen Fuß auf den Oberschenkel des anderen Beines und fassen nun mit der einen Hand die Ferse, mit der anderen Hand den Vorfuß.
Dehnen Sie entgegen der inneren Fußspirale das verstärkte Längsgewölbe auf. Halten Sie diesen Zustand mindestens 15 Sekunden lang.
Machen Sie hier fünf bis zehn Wiederholungen, und zwar am besten morgens und abends.

Je häufiger und intensiver Sie diese Übung machen, desto länger kann auch die Aufdehnzeit werden.

PASSIV-ÜBUNG 2

Hilfsmittel:
Ein Stuhl

Ziel der Übung:
Zur Behandlung von Hallux valgus und Hallux rigidus): zeitweise Beschwerdelinderung im Großzehengrundgelenk erzielen.

Los geht's:
Sie sitzen auf dem Stuhl, legen einen Fuß auf dem Oberschenkel des anderen Beines ab und umfassen mit der Hand das Großzehenendglied.
Indem Sie nun daran ziehen, entlasten Sie das schmerzhafte Gelenk.

AKTIV-ÜBUNG 4

Hilfsmittel:
Treppe mit Geländer

Ziel der Übung:
Zur Behandlung einer Reizung der Achillessehne oder der Plantarfaszie: Reduzierung der Entzündungsreaktion in der Achillessehne bzw. der Plantarfaszie.

Los geht's:
Stellen Sie sich auf die unterste Treppenstufe und halten Sie sich am Geländer fest. Stellen Sie sich mit dem betroffenen Fuß auf die Zehenspitzen, wobei sich der Fußballen direkt an der Kante

der Treppenstufe befindet. Das andere Bein wird im Kniegelenk gebeugt und berührt die Stufe daher nicht. Das Standbein hingegen ist gestreckt.
Aus dieser Haltung heraus erfolgt nun ein langsames Absenken der Ferse – so weit wie möglich. Die erreichte Endposition wird 2 Sekunden lang gehalten, bevor Sie den Fuß dann zügig wieder in die Ausgangsstellung zurückheben.

Beginnen Sie mit 15 Wiederholungen 1 x täglich. Wenn dies beschwerdefrei möglich ist, steigern Sie das Pensum auf 2 x bis 3 x täglich.

Nach Abschluss der Übung sollten Sie die Sehne zehn Minuten lang kühlen.

* * *

Obwohl diese Übungen nur einen kleinen Auszug aus dem großen Spektrum möglicher Fußübungen abbilden, ist deren regelmäßige Anwendung auf jeden Fall ein Gewinn für Ihre Fußgesundheit!

Leben Sie leichtfüßig! – Ein paar Worte zum Schluss

Laut DUDEN steht das Adjektiv »leichtfüßig« für »mit leichten Schritten« und »keine Schwerfälligkeit in der Bewegung aufweisend«. Leichtfüßig zu sein bedeutet für jeden Einzelnen von uns, mobil zu sein, um so das Leben in vollen Zügen genießen zu können. Wenn wir »mit beiden Beinen auf der Erde stehen«, haben wir alles im Griff. Aber auch unsere Füße? Ich hoffe, dass dieses Buch dazu beitragen konnte – immerhin sind Füße das Fundament unseres Körpers. Jede Veränderung, jeder Schmerz hat direkten Einfluss auf unser Gangbild und die gesamte Körperstatik. Insofern sollten wir unsere kostbaren Füße hegen und pflegen. Putzen wir uns nicht auch mehrmals täglich die Zähne? Dabei gibt es für die sogar notfalls Ersatz. Für unsere Füße nicht. Sind diese verschlissen und deformiert, können wir sie nicht einfach austauschen, sondern müssen uns mit orthopädischen Einlagen oder orthopädischen Schuhen herumschlagen.

Die Pflege fängt schon im Kindesalter an. Als Elternteil haben Sie die Pflicht, bestmöglich auf die Füße Ihres Kindes achtzugeben. Stellen Sie Veränderungen fest, suchen Sie bitte rechtzeitig einen Fußspezialisten auf. Und lassen Sie Ihr Kind ganz viel barfußlaufen.

Dabei sollten Sie natürlich auch Ihre eigenen Füße im Auge behalten. Ignorieren Sie Auffälligkeiten an den Füßen nicht einfach, denn diese spiegeln in vielen Fällen den Gesundheitszustand Ihres Körpers bzw. anderer Organe wider. Schenken Sie Ihren Füßen hingegen die verdiente Aufmerksamkeit, dann sind Sie das, was ich jedem von uns wünsche: Leichtfüßig!

Danksagung

Ich danke meiner Frau Melanie Manke für ihre Liebe und die tägliche Unterstützung privat wie beruflich. Nur durch ihr Organisationsgeschick und den Verzicht auf die ohnehin schon knapp bemessene gemeinsame Zeit, war es mir möglich, einen ausreichenden Freiraum zum Schreiben dieses Buches zu finden. Als Nicht-Medizinerin war sie zudem ein scharfer Kritiker in puncto Textverständlichkeit und holte mich sofort auf den Boden der »Umgangssprache« zurück, wenn ich mal wieder im Begriff war, einen Ausflug in Richtung medizinische Fachausdrücke zu unternehmen.

Danke an meine beiden großartigen Kinder Marlene und Max. Denn, auch wenn wir weniger gemeinsame Zeit als andere Väter mit ihren Kindern haben, so bin ich mir ihrer Liebe stets hundertprozentig sicher – und sie sich meiner allzeitigen Unterstützung.

Danke an Cindy Witt vom Bastei Lübbe Verlag für ihr Vertrauen, dass sie in mich gesetzt hat, im Unwissen über meine literarischen Fähigkeiten.

Daher auch einen großen Dank an meine Lektorin Swantje Steinbrink, dich mich mit ihrem Sinn für Struktur, der Kunst, die perfekte Formulierung zu finden, und ihrem Humor immer wieder begeisterte.

Danke an Christina Schmitt und Jürgen Evers von kick. management für die tolle Betreuung und Organisation aller Projekte wie auch diesem hier.

Dank an meinen Fotografen Thomas Haensgen, der beim Cover-Foto-Shooting mit dem ersten Foto bereits das entscheidende Bild geschossen hatte – dann aber bei der Nachbearbeitung des Fotos die Bauchverkleinerung vergessen hat.

Dank gebührt auch meinen ärztlichen Kollegen, die mich im Laufe meines ärztlichen Handelns begleitet und bei diesem Buch beraten haben: Prof. Dr. Roland Willburger, Orthopäde und mein Doktorvater; Dr. Heinrich Kleinert, Orthopäde und Unfallchirurg; Dr. Victor Kirschmann, Dermatologe; Dr. Robert Schulte, Allgemeinmediziner; Dr. Andreas Falarzik, Orthopäde; Dr. Patrick Julius, Orthopäde.

Dank auch an meine weiteren Experten: Andreas Brede, Orthopädieschuhmachermeister; Michael Kranz-Wayllant, Orthopädietechnikermeister; Jacqueline Neubrand, Orthopädietechnikerin; Deborah Strehl; Podologin; Christoph Winkelmann, Orthopädieschuhmachermeister.

Sachwörter